災害看護の本質

語り継ぐ黒田裕子の実践と思想

柳田邦男
酒井明子
：編著

日本看護協会出版会

●

執筆者一覧

【編者】

柳田邦男　ノンフィクション作家／災害看護支援機構顧問

酒井明子　福井大学医学部看護学科教授／日本災害看護学会理事／災害看護支援機構副理事長

【執筆者】

序 章		柳田邦男	前掲
第１章	1	柳田邦男	前掲
	2	南 裕子	高知県立大学特任教授／日本災害看護学会副理事長
	3	井戸敏三	兵庫県知事
	4	似田貝香門	東京大学名誉教授
	5	片田範子	関西医科大学看護学部長・研究科長／日本災害看護学会監事
	6	室﨑益輝	兵庫県立大学大学院減災復興政策研究科教授
	7	村井雅清	被災地 NGO 恊働センター顧問
	8	小原真理子	災害看護支援機構理事長／日本災害看護学会理事／清泉女学院大学教育文化研究所特任教授
	9	宇都幸子	阪神高齢者・障がい者支援ネットワーク代表
	10	髙石好志	ソニー生命保険ライフプランナー／ソニー生命ボランティア有志の会元会長
	11	石口房子	日本ホスピス・在宅ケア研究会副理事長
第２章～第４章		酒井明子	前掲

【取材協力】

第２章　阪神・淡路大震災および東日本大震災被災者の方々

はじめに

黒田裕子さんは、故郷島根県の病院で、「死ぬのは怖くないが時間がないのが悔しい。まだ、やり残したことがたくさんあったのに」と繰り返しながら、出雲大社の弥山に沈む夕日と厳かな夕映えを暗くなるまでの約三時間じっと見続け、自身のこころを癒すかのように旅立つ前の穏やかな時間を過ごした。そして、その五日後、二〇一四年九月二四日、七三歳で逝去された。

黒田さんが入り日を見たいと言った時、気温は一三度。とても肌寒かった。一九日に自身の検査値（桁違いの異常値）を知り、「あと数日ね」と言いながら時間がないことを悔やみ、やり残したことを悔やんでいた。死を目の前にしながらも、いつもと変わらない会話で周囲を気遣っていたが、こころは揺れているようだった。黒田さんは、神々しい故郷の夕日を見続け、徐々に暗くなっていく景色にこれまでの自身の人生を重ねつつ、今消えていくいのちを愛おしく思うように穏やかな表情になっていった。そして、日が沈んだ時、悲しみを心の底にそっと置いて、死を受け入れるように「ありがとうございます。感謝します」と言った。

本書は、黒田さんの願いであった。同年八月二八日に西宮の病院に入院し、がんの宣告を受け、九月一八日に故郷である島根の病院に転院する二～三週間の間、黒田さんは、阪神・淡路大震災二〇年を目前に、「まだ、やり残した課題を多く抱えており無念だ」と繰り返し、「自分の生き方が災害看護に役立つならば本にしてほしい」と言い続けた。

黒田さんは、看護師として終末期医療や在宅医療に取り組んでいたが、一九九五年、阪神・淡路大震災発生時に自らが被災してからは、当時勤務していた宝塚市役所を退職し、被災地支援に奔走する道を選んだ。

黒田さんは、「私は被災者です。私は震災時の早朝に原稿を書いていたので助かった。私の背中には六、四三四人のいのちがかかっています。これからは、助かった自分のいのちを人々のために捧げていきたい」と語り、その決意は固かった。

黒田さんは、徹底的な現場主義で、現場に真実があると言い、常に現場に身を置いていた。「人のいのちと暮らしを守る」「最後の一人まで見捨てない」「孤独死をなくす」など、黒田さんが信念を持って主張してきた数々の言葉は、現場からの確かな響きであり、災害看護の本質を見通す言葉であった。

黒田さんの活動は、阪神・淡路大震災、新潟県中越地震、能登半島地震、東日本大震災など国内のあらゆる災害はもちろんのこと、トルコ地震やスマトラ沖地震、四川大地震、ハイチ地震など海外の災害現場にも及ぶものであり、常に被災者一人ひとりの暮らしに全身全霊で寄り添った活動だった。また、被災者に寄り添う一方で、組織的な活動も重要視していた。被災者との日常の関わりから、気がついた者が社会に向けて言語化し、政策提言・提案をし、発信し続けることが、最後の一人までも大切にされる社会を創っていくことになるという考え方であった。常に、いのちと暮らしと社会に視点を当て、「人間」「暮らし」「地域」が一体化された中で看護に視点を置くことの重要性を、全国に発信し続けていた。

また、黒田さんは、常に活動には意味があり、活動の根拠は責任を持って明確にすることを常としていた。特に関心を持っていたのは、睡眠とトイレ問題であった。七二歳で取得した学位の博士論文題目は、「阪神淡路大震災後17年経過時における被災者の生活リズム、睡眠健康、心的外傷後ストレス障害に関する疫学的研究」であり、睡眠の質を保ち、朝型生活を導入することによって、心的外傷後ストレス障害の症状を緩和し、睡眠薬を使用せずに被災者の精神健康度を向上させ、眠れるようにする日常生活支援の重要性を示唆していた。黒田さんは、その後も被災地において、避難所や仮設住宅における生活環境を改善するための体制を整えるなど、八月末に入院する直前までその姿は被災地にあり、不眠不休の活動を続けた。

黒田さんは、今後の看護の未来を見通し、看護の再構築を望んでいた。これからは、病気を治療するだけでなく、多角的な側面からのアプローチが求められる。そのためには、疾患のみならず、その人を取り囲む複雑なシステムを捉える必要がある。今一度、自らの足跡を確認し、人間が「人間」として成立するための真の看護を再発見し、再構築する必要がある、ということが黒田さんの主張であった。人間を不在にしない看護である。東日本大震災など大災害が発生し、「災後」という言葉が飛び交うようになり、日本あるいは日本人は、大災害後、戦後日本の経済成長、効率主義の価値観、町づくりのあり方、科学技術、人々のライフスタイルやいのちの感覚、死生観などを根源から問い直す状況となった。また、日本の看護が、地域包括ケア時代を目前に病院から在宅へ、医学モデルから生活モデルへと変化する中で、生活の質が重要視されるようになり、これから、さらに看護の意識の拡大が求められる時代を迎えようとしている。しかし、現実の看護は、どうであろうか。今の臨床現場は、合理的・効率的・システム的に変化し、看護本来の機能が果たせなくなってはいないだろうか。実際に我々は、この大震災後、何を問い直し、何を取り戻すことができたのだろうか、今一度、失われつつある感性を取り戻さねばならないと思う。つまり、今こそ、看護独自の機能とは何かに立ち返って、黒田さんの言う、「人間」と「暮らし」と「地域」が一体化したケアについて考える必要があるのではないかと考える。

本書は、いのちのある限り被災地支援活動を続けた黒田裕子の実践を通して、災害看護の本質を紐解き、今後の看護のあり方にまで迫ろうとするものである。我々に今できることは、黒田さんの意志を受け継ぎ、黒田さんと活動を共にした方々と、黒田さんが抱いていた夢、やり残した課題、その精神の永遠性を見出すことから旅を始めることであると思う。

本書では、まず第1部序章で、黒田裕子の人生の物語を聴き、黒田さんに「死後生」という言葉を送った柳田邦男さんに、その精神性は永遠であることを黒田さんとの繋がりから執筆していただく。次に第1章では、どのような場面から黒田さんの精神性が永遠であると考えるのか、「黒田語録」を軸に、黒田さんの実践における精神性を所縁のある方々に執筆していただく。

第2部第2章では、被災者の声を掲載する。被災者に寄り添い、被災地活動に生ききった黒田さんの活動は、被災者の自立にどのように繋がっていったのか。被災者と支援者の相互作用の視点から災害看護のあり方を振り返ることにより、今後の社会に繋げるべきテーマを明確にし、問題提起したいと考える。被災者と支援者との距離を可能な限り縮めることができるならば、私たちは、この被災という受難の、苦しみの出来事を媒体にして、被災者の自立や復興への想い、希望の心情と共に、可能な限り、被災地の復興と被災者自立の道筋の未来が共有できると考える。続く第3章では、災害時の「暮らし」にどのように向き合うかについて、人間のいのちと暮らしを守る視点と、人間としての寄り添いの視点から、黒田さんの博士論文の概説も含め、その実践を紹介する。最後に第4章で、今後の看護・地域の再構築に向け、災害時の「人間」と「暮らし」と「地域」の一体化の実践の知を考察したいと思う。

本書の出版に当たって、黒田さんの実践と根底にある思想についてご執筆くださった諸先生方に感謝申し上げたい。また、日本看護協会出版会社長の井部俊子氏には「今だから書けることがある」と背中を押していただき、編集部長の古山恵里氏には、企画の段階から多大な労をおかけした。

二〇一八年二月

編者を代表して
酒井 明子

●目次

第2部　「人間」と「暮らし」と「地域」の一体化に向けた実践　酒井明子

資料（巻末始まり）

第1部

黒田裕子の思想

序章

「死後生」を生きて

「死後生」を生きて

柳田邦男
ノンフィクション作家

「死とはその人の人生が短期間にintegrate（インテグレート＝統合、集積）されて出てくるものではないか」

がん医学者・杉村隆先生が国立がんセンター研究所長時代に、人の「生と死」について私のインタビューの中で語っていた言葉だ。この言葉は人間の真実を捉えていると、私は受け止めている。

黒田裕子さんとは、二〇年間にわたり交流させていただいた。その中で、災害時のボランティア活動のあり方、特に専門的な知識と技能を身につけた人のボランティア活動のあり方を始め、災害看護の目指すもの、現場主義に基づく若い世代の育て方など、数々の学びをさせていただいた。

そして、黒田さんがその七三年の人生に終止符を打とうとする寸前に、かけがえのない貴重な会話をする時間を与えられ、黒田さんならではの、激しくも豊かな人生をintegrateする姿を目の当たりにすることができたことは、私にとって人が生きることと死ぬことについての至高の学びとなった。その二時間ほどの対話の情景と言葉には、黒田さんの全人生が集約され凝縮されたかたちで映し出されていると思うので、黒田さんと活動を共にした人々の証言集と言うべき本書の始めに、その内実を書いておきたい。

二〇一四年八月半ば、東京で開催された日本災害看護学会に出席していた黒田さんは、途中で激しい腹痛に襲われ、応急手当を受け、学会終了後、気仙沼の仮設住宅に移動した。しかし、症状がただ事でないので帰途に就き、親交のある医師が病院長をしている西宮市の明和病院に入院した。病院長の診断結果は、肝臓がんだった。しかも、がんは腹部全体に広がるほど進行していた。

黒田さんは、宝塚市立病院で看護部の副総婦長をしていた頃から、日本ホスピス・在宅ケア研究会の立ち上げに中心的な役割を果たすなど、がんの終末期医療にかかわっていたから、肝がんの末期については、よく知っていた。病院長は、がんの進行状態について説明するとともに、率直に告げた。

「残念ながら積極的な治療をする段階は過ぎています。残された時間は、あと一カ月くらいと考えなければなりませんね」

黒田さんは、その説明にすぐに納得したという。黒田さんが末期の肝がんで入院したことは、いち早くボランティア活動の仲間たちに伝えられた。仲間たちは、続々と病院に駆けつけ、黒田さんの身の回りの世話や見舞い客の整理などの態勢を固めた。

黒田さんが病気で倒れたのを私が知ったのは、九月一四日になってからだった。病室で付き添っていた福井大学の酒井明子さん（本書編者）から、突然電話で知らされたのだ。酒井さんは、黒田さんが重篤な状態になっていることを簡潔に話され、「黒田さんが柳田さんと話したいとおっしゃってます」と言って、携帯電話を黒田さんに渡された。

「センセ、わたし、がんになっちゃって……センセにお会いしたくて……」

私に講演や被災者支援などの頼み事をする時のやや甘えるようないつものトーンを感じさせつつも、何となくたどたどしい言葉のテンポに、切羽詰まった感じが漂っていた。

「お会いして、聞いてほしいことがあるんです」という言葉に、私は黒田さんの心中を思った。

《自分に残された時間はあまりに短い。来年一月一七日は、阪神・淡路大震災から二〇年になる。二〇年という節目の時に、自分がやってきた被災者支援の活動や災害看護の活動をさらに発展させるために、いろいろと企画を考えなければならないのに、こんなことになってしまって……》

どんなにか辛く口惜しいだろうなと推察すると、私は一瞬言葉に詰まってしまった。だが、すぐに答えを出せる問題ではないのだから、案ずるより行動することだと思い直した。

「黒田さん、明日伺います。午後になりますが、よろしいでしょうか」

翌九月一五日午後、私は羽田から伊丹空港に飛び、伊丹からタクシーで西宮の病院に直行した。病室の前に着くと、NHKのテレビクルーが黒田さんのインタビューを終えて部屋から出てくるところだった。室内が静けさを取り戻すのを待って入室すると、頬がすっかりそげてしまった黒田さんが少しばかり斜めに上げたベッドから、こちらに笑顔を見せてくれた。

「センセ、ありがとうございます」

いつものトーンだったが、やはり声に張りがなかった。

「大変ですね」

私がすっかり細くなった手を握ると、精一杯握り返してきたが、握力はなく弱々しかった。栄養補給の管は口に通されていなかった。会話ができるので、私はほっとした。一刻一刻が大切な時期に、会話ができなくなったら、人生を総括する言葉を残せない。黒田さんがどのような言葉を残すのか、それはどうしても聞いておきたいし、記録しておかなければならないことだ。端的に言うなら、その記録者として、私はここに来たのだとさえ思っていた。

「黒田さん、やり通したいことはたくさんあるでしょうが、もう体力的に難しくなった今、これから後を継ぐ人たちに伝えたいメッセージは、どういう言葉でしょうか」

非礼と知りつつ、あえて死を前提にした質問を投げかけた。黒田さんは、しばらく黙した後に、直接的な答えでなく、無念の思いを口にした。

「医療の現場でいろいろ学んできたから、死は怖くないです。ここまで病気が進行したら、死は避けられないでしょう。でも、怖くはないです。でも、やり残したことがあるのに、残された時間が短すぎる。時間がない……」

黒田さんは、そう言うと、右手で自分にかけられた布団をバサッと叩いた。

「時間がない」

絞り出すようにもう一度言うと、また右手で布団を叩いた。無念の思い、口惜しさが惻々と伝わってきた。私はしばらく言葉を失ったが、今黒田さんにかけるべき言葉は何か、頭の中で整理して率直に話した。

「傲慢かもしれませんが、黒田さんだからこそ言わせてください。黒田さんは、阪神・淡路大震災以後の二〇年近い時の流れの中で、被災者支援の新しい取り組み方を広めたのをはじめ、日本災害看護学会を立ち上げたり障害者支援のケアホームづくりといった地道な活動をしたりするなど、一人で一〇人分の活動をしてこられましたね。それは騎士が馬に跨って疾駆するようでした。でも黒田さんがやってこられたこと、これからやろうと考えておられること、そうした具体的な活動は、黒田さんと一緒にやってきた人たちや教えを受けた若い人たちが、黒田さんの思いを胸に抱きしめて継いでいくことができると思うんです。でも黒田さんにしかできないことが残されていると思うんですね。それは黒田さんの生き方、人生、看護職の目指すべきもの、ボランティア活動のスピリット、次の時代を生きる若い世代へのメッセージ――そういったものを語り遺すことです。たとえ身体は病んでも、そういう精神性の次元のことは、まだまだできるはずです。黒田さん、黒田さんの思いを語り遺してください」

私はそう語りながら、熱っぽくなっている自分に気づいた。でも、そう語りかけることしか、黒田さんの最後の日々を支える道はないと考えての話しかけだった。

黒田さんは、黙って耳を傾けておられた。そして、少し間を置いて、こう言葉を継いだ。

「さっきね、NHKの取材班が来て、被災者やがん患者や障害者の支援活動をしてきた人が自ら進行がんになって、これまでの活動についてどう思うかインタビューさせてほしいと言うの。私はこう言いました。ローカル・ニュースで、黒田ががんになったとか、思い残しはこうだとかといったことを伝えるだけなら、お断りします。もっとテーマを広げて、被災者の支援とは何かとか、こころのケアとは何か、災害看護という領域はなぜ必要かといった問題について、現場で活動してきた私のメッセージを、全国に広く伝えるねらいの番組をつくるなら協力しますとね。そういう番組をつくるのです、と答えてくれたので、ついさっき、そのインタビューを受けたんです」

意気軒昂たるところをしっかりと保持しているなと感じた私は、黒田さんの背中を押すような気持ちで言った。

「いいですね。これからはそういうインタビューに絞って、しっかりと語り伝えるのが、一番大事な仕事ではないでしょうか」

私が黒田さんを唆《そそのか》すように言ったのは、人生一代記を語り遺すべきだといった、大変に時間のかかることではなかった。八月半ばに医師から「あと一カ月」と告げられたことから推測するなら、私が駆けつけた時には、すでにその持ち時間が切れかかっている時期になっていた。私が期待したのは、一言でも二言でもいい、黒田さんのスピリットを象徴するような言葉を誰かに語っておいてほしいということだった。

その日、私は別の仕事を抱えていたので、病室を辞した後、病院長にお会いして、黒田さんの病状について説明を聞いてから伊丹空港に戻り、帰京した。

三日後の九月一八日、黒田さんと親しくしている石口房子さん(本書第1章11項執筆者)から電話があった。石口さんは、広島県立病院と在宅ケアの現場との連携のコーディネート役を務めている人で、かねて広島地域での生と死を考える会の活動の中心になっていたことから私も交流していた。石口さんによると、黒田さんは、どうしても故郷の島根県出雲市で最期を迎えたいというので、体調の無理を押して、伊丹空港から出雲空港にケアスタッフの付き添いで航空便で移動し、島根大学医学部附属病院の緩和ケア病棟に転院したという。仲間たちは機内で病状が急変することも想定して緊急時の応急治療の準備までしていたが、心配したようなことは起こらず、無事出雲に移動できたけれど、あと何日もつかという状態とのこと。私は石口さんに言った。「明日は福岡市で講演があるので行けませんが、明後日、福岡から出雲空港への日航機の直行便で行きます。出雲から病院へはタクシーで向かいますから黒田さんにそう伝えてください」

約束どおり、その翌々日の九月二〇日午後、秋の夕日が傾き始めた頃、私は島根大学医学部附属病院の緩和ケア病棟に着いた。設立からまだあまり年月が経っていないこともあってか、明るい病棟だった。黒田さんの病室は五階にあり、窓の外には患者が外気に触れたい時のために、四階部分の屋上がルーフテラスとして展望台のように開放されていて、その向こうには田んぼが広がり、遠くにごく低い里山の峰が畑の畝のように横たわっているのが見えた。その窓際のベッドに黒田さんが伏しておられ、傍《そば》に酒井さんが立っていた。

「センセ」

いつもの言葉で、黒田さんは笑顔を私に向け、手を伸ばされた。その手を私は両手で握った。少し冷たかった。

《生きておられる。黒田さん、生きておられるじゃないですか。黒田さんが死ぬなんてことはないですよ。黒田さんのいのちは、永遠です》——私は頭の中でそんなことを無言で呟いていた。

「無事故郷へお帰りになれてよかったですね。どこか痛みはないですか」

私が聞くと、黒田さんは、「ないですよ。だいじょうぶ」と言ったが、その声のトーンは、西宮の病院におられた時より弱々しくなっていた。私が窓の外の風景に目をやりながら、

「黒田さんが生まれ育ったのは、この辺りなんですか」

と尋ねると、黒田さんは、ベッドからは田んぼは見えないのだが、青空の広がる外に顔を向けて、

「そうですよ。田んぼの向こうに、少し大きな川があってね、その川原で男の子と喧嘩をしたこともあ

りました」

「へえ、小学生の頃?」

「五年生か六年生の頃だったかなあ」

「それで勝ったの、負けたの?」

「もちろん負けるもんですか。始めは遠くから石の投げ合いをしていたんですが、そのうちに傍まで走って行って殴ってやりました。男の子は逃げてった」


そう言って笑う黒田さんだったが、そんなことを思い出すのも、故郷に帰り、故郷の昔の名残りを感じる風景の中にいるからのことだろう。その語り口からは、自分の少女時代への懐旧の心情が漂っているように感じられた。ホスピスや老人ホームなどを訪れて、ギターを弾きながら歌うある音楽療法士によると、リクエスト曲で一番多いのは、誰でもが知る「故郷」だという。やはり、こころの奥底に刻まれた幼少期や青春時代に過ごした故郷の山や川の風景や幼馴染の友だちといったものは、人生を終えようとする時に、最後に帰るべきところとして魂を揺さぶるのであろう。そして、そういう郷愁の思いが満たされた時、人はこころの平安を得ることができるのかもしれない。

私は黒田さんの少女時代の回想に耳を傾けながら、もう一つの思いが頭の中に浮かんできた。黒田さんが大災害の被災地に飛び込み、さまざまな困難や壁にぶつかっても、決して怯むことなく、苦境にある被災者一人ひとりの問題解決のために果敢に粘り強く取り組んできた原点は、すでに少女時代の負けん気に始まっていたに違いないと。

そんな故郷回顧の話をしているうちに、黒田さんは、前日の夕刻に見た夕焼けの美しさのことを話し始めた。西宮の街中《まちなか》の病院と違って、懐かしい田園風景の広がる故郷の病棟に移れた安堵心も加わってか、夕刻になった頃、外の空気を吸いたいと、車椅子を押してもらい病室の外にある一階屋上のテラスに出た。折しも西の空に日が沈もうとしていた。雲が落日の光に照らされて、赤々と映えていた。「きれいやなあ」黒田さんはそうつぶやいて、夕焼けをじっと見つめていた。秋の日暮れの冷たいそよ風が頬をなでていたが、黒田さんは、何も言わずにいつまでも動こうとしなかった。赤い空が次第に蒼ざめていくように灰色に変化していったが、それでも見続けていた。深い深い悲しみの中に身を委ねているかのように、酒井さんたちには見えた。夕焼けの赤が完全に消え、空がすっかり暗くなって、冷気が肌を刺すようになった時、黒田さんはやっと、「部屋に入ろ」と言った。

黒田さんは、私にその時の夕焼けの美しさを、まるで懐かしい思い出のように話してくださったが、なぜ西の空が暗くなるまで見続けたのか、その理由については、何も語らなかった。言葉で話してしまったら、魂に染み渡るような、ある意味で霊的な啓示を受けたような感懐を矮小化してしまうように思ったのかもしれない。私は「その時、どんな思いでしたか」などと野暮ったい質問をするのは控えた。

人はなぜ、人生の黄昏に夕日に魅せられるのか。私は、黒田さんが夕焼けをいつまでも見続けた話を聞きながら、サン=テグジュペリの『星の王子さま』の中で、主人公のぼくと王子さまが交わす会話を思い浮かべていた。王子さまは、「日の暮れるころが、だいすきなんだよ」という。王子さまの住む小惑星はとてもちっぽけなので、座っている椅子をほんのちょっと前へ動かすだけで、夕焼け空を追いかけることができるのだという。いつまでも夕焼け空を見たいと思ったら、どんどん椅子をずらしていけばいいのだ。私が思い浮かべたのは、次の会話だった（内藤濯訳、岩波書店）。

〈「ぼく、いつか、日の入りを四十四度も見たっけ」

そして、すこしたって、あなた（＝王子さま）は、また、こうもいいましたね。

「だって……かなしいときって、入り日がすきになるものだろ……」

「一日に四十四度も入り日をながめるなんて、あんたは、ずいぶんかなしかったんだね？」

しかし、王子さまは、なんともいいませんでした。〉

第二次大戦中、サン＝テグジュペリは戦乱の欧州を避けて、アメリカで暮らしていたが、ついに決意して、ナチスドイツ軍と戦う自由フランス軍に参加するため、「行かないで」と懇願する妻コンスエロを残してニューヨークを去る。その時、自宅に残されていたのが、『星の王子さま』の原稿だった。この小説は、ある意味で妻への遺言だったのだ。そういう事情を知ると、「かなしいときって、入り日がすきになるものだろ」という王子さまの言葉が、特別にしんみりと感じられてくる。誰しもが、いつかは直面する人生のかなしみについて表現した言葉として。

この王子さまの言葉には普遍性があると、私はかねて思っていた。感慨深いエピソードがある。かつて評論家の山本七平さんが、がんで亡くなる二日前の夕方、妻のれい子さんが夫に少しでも日射しを浴びさせようと、車椅子に乗せて散策した後、マンション七階の自宅玄関前に戻ると、はるか西の空に沈みゆく真赤な太陽と赤々と広がる夕焼け空に気づいた。山本さんは、「おお」と感動の声を上げると、そのまま室内に入らずに、夕焼け空を色褪せるまで眺めていたと、後にれい子さんから伺った。沈みゆく夕日には、悲しみの中にある人を深い思索に誘う不思議な磁力線があるのかもしれない。

私は黒田さんが、夕焼け空を暗くなりかかるまで見つめていたことを、しんみりと語るのを聞きながら、大事なことに気づいた。黒田さんは、今、人生の最後の極めて重要な局面に入りつつあるのだ、と。黒田さん自身が意識しているかどうかはわからないが、そう私が判断したことには、三つの理由があった。

一つは、西宮の病院に入院していた時には、右手で布団を叩いては、「時間がない」と言って口惜しさ、無念さを吐き出していたが、その行為が見られなくなっていたことだ。

二つ目は、生まれ育った故郷での少女時代への自然なこころの回帰が生じているように見えたこと。

そして、三つ目は、落日に魂を委ねることで、生死の境へのこだわりを超越したように見えたことだ。

もちろん私は、その場でエビデンス（証拠）を揃えて分析するような、黒田さんとの間に距離を置いた覚めた目で事態を見ていたわけではない。頭の中で直観的に感じ取ったことを、後になって振り返ってみると、そういう思考回路が働いていたことがわかったということだ。

そう判断した背景には、もう一つ、死を前にした人に対して傾聴ボランティア活動をしている人からしばしば聞く感銘深いエピソードの知識もからんでいた。近づく死を前に不安や恐怖を感じている人が、傾聴者にじっくりと人生を振り返る話をしていき、人生一代記とも言うべき自らの長い歩みを語り終えると、険しかった表情が柔らいで、運命をあるがままに受容する穏やかさを見せるようになるという。人生の辛かった時のことでさえ、暗い気持ちで見るのでなく、それを乗り切った自分をほめることのほうに気持ちが動いたり、ぎくしゃくしていた家族に対し和解したいと思うようになったりするなど、まるで悟りを開いたかのような心境になるのだ。私はそういう人間のこころの不思議な変化について強い関心を抱いていたこともあって、言葉や表情の微妙な変化から、黒田さんはいよいよ人生の完成あるいは窮極の成熟の刻《とき》を迎えつつあるのだと感じたのだ。

そこで、私は、黒田さんに最後の安心感を抱いてもらうには、どんな言葉をかければよいのか考えた。私は、思い切って、最近辿り着いた生と死に関する、借り物でない、私なりの捉え方、考え方について話そうと思った。それは、あの世に旅立っていったいろいろな人々の最後の生き方や遺された人のこころの中に刻まれたものについて、長年にわたり取材をしてきた経験、あるいはそれらの物語との出会いから到達した死生観のことだ。

「黒田さん」。私は、あらたまって切り出した。「黒田さんは、ほんとに多くの人々のこころに、気づきや学びをプレゼントしてきましたね。凄いことですね。一人の人がこれだけ多くの人々とつながり、多くの人々を助け、多くの人々を成長させるなんて、誰にでもできることではないです」

「いやぁ、そんな大変なこと、やってませんよ」

「黒田さん自身がどう思おうと、黒田さんが拓いてきた道は、半端なものじゃないですよ。黒田さんの語った言葉、実践した行動。そして黒田さんの活動。それらは、関係のあった人々のこころの中にしっかりと刻まれています。たとえ黒田さんがあの世に旅立っても、関係のあった人々のこころの中で、消えることはないです」

黒田さんは、断続的に眠りに陥るようになってきたと、二日前の石口さんからの電話で知らされていた。全身機能の低下からだろうが、緩和ケアのための眠気かもしれないし、肝性昏睡の予兆なのかもしれない。ともかく早くお会いしないと、意識が薄れて、しっかりとした会話ができなくなるおそれがある。だからこそ、私は福岡から急いで飛んできたのだ。そのような状態になっていても、黒田さんは、私を見つめ、全神経を集中させているかのように、私の話すことに耳を傾けていた。

「最近、私は人の死後について、こう考えるようになりました。そのキーワードは、『死後生』です。私が勝手に作った用語なんです。どういう意味かと言うと、これは人間のライフサイクル論にも通じる用語なんですが、従来のライフサイクル論によると、人は生まれてから乳幼児期、少年期、青年期、中年期と成長し、懸命に働いて社会的に貢献するようになるとともに家庭を持ち、子どもを育てる。中年期あるいは壮年期には、大きな仕事を成し遂げたりする。しかし、やがて定年を過ぎて初老期を迎え、老年期に入ると、社会活動も少なくなり、体力も衰えてきて、病気を抱えるようになりがちです。そして、人生の晩年を迎え、死でもって終わる。これをグラフにすると、ゼロから出発して、次第に上昇曲線を描くけれど、中年期に頂点に達した後は下り曲線になり、大きな弧を描くようにして、遂にはゼロの地点、つまり死で、その人の一生は終わるという形になります。

これは、高度経済成長の時代に流布されたライフサイクルの曲線なのですが、この人生の捉え方は、人間の身体的成長や所得の規模を含む社会活動の度合いなどに重点を置き過ぎていて、生きるいのちの精神性の側面についての評価が抜けていると思うんです。人間の精神生活あるいはいのちの精神性の側面に焦点を合わせるなら、人の精神的いのちというものは、定年を過ぎようが、高齢者になろうが、その人の生き方次第で、決して下り坂になるものではないですよね。むしろ、がつがつと働かなくてもよいようになったり、病気を患ったりするようになったりしてからのほうが、人生で一番大切なものは何かとか、他者への思いやりの大切さとか、生きることの本質を考えるようになる。そして、ボランティア活動をしたり、読書や芸術を愛したり、趣味を持ったりするようになる。その延長線上にある死は、決して終わりではなく、人生の成熟度を完成させる到達点だと位置づけるべきだと思うんです。しかも、精神的いのちは、死では終わらない。たとえ肉体はなくなっても、その人の成熟への道を歩んだ生き方や遺した数々の言葉は、次の時代を生きる人たちの心の中で生き続け、それらの人たちの人生を支え膨らませさえするエネルギー源になるのです。そのように死後も人々の心の中でなおも生き続ける精神的ないのちのことを、私は『死後生』と名付けました。この『死後生』という視点で、例えば私自身の今を考えると、自分は決して消滅しない、たとえ死が訪れようと、私のいのちはいつまでも生き続けるのだと確信することができます。

黒田さん、西宮の病院におられた時、私はこう言いましたよね。黒田さんでなければできないことが残されています。それは黒田さんが次を生きる人々への言葉を遺すことです、と。西宮でもここ島根に転院してからも、NHKのテレビチームのインタビューに、しっかりと語っておられたようですね。それで十分です。いや、そのインタビューがなかったとしても、黒田さんは被災地の現場や学会や講演会などで沢山の言葉を語ってこられたし、何よりも活動そのものでスピリットを示してこられたし、看護学会や神戸の市民活動の基盤もしっかりと根を下ろしてきました。黒田さんの遺産は、もう十分過ぎるほどです。安心してください。黒田さんの遺産は多くの人々の心の中で生き続け、それぞれの人生を膨らませます」

私が言葉を切ると、黒田さんはしばらく沈黙しておられた。私も黙って黒田さんの顔を見つめ、言葉を待った。黒田さんは、私が言いたかったことを、頭の中で反芻していたのだろう、ゆっくりと口を開いた。

「今の『死後生』という言葉、いいですね。センセ、忘れないように、その言葉を書いておいてください」

私は、自分の鞄の中から、取材用のノートと筆入れを取り出した。すると、酒井さんが部屋から急ぎ足で出て行った。数分後、酒井さんがどこから見つけてきたのか、色紙とサインペンを持って戻って来た。

「あ、こちらのほうがいいですね」と私は言って受け取った。ノートに書き始めたメモを止めて、色紙を膝の上に置き、サインペンを手に持った。

「死後生」と、色紙の右側にやや大きく書いた。中央に簡潔にその意味を綴り、最後の行に「黒田さんのいのちは永遠です」と書き、「黒田裕子さんへ」と為書きを記した。色紙を渡すと、黒田さんはゆっくりと声に出して読み、色紙を抱きしめた。

「センセ、この色紙、あの世に持って行きたい。私の棺に入れていいですか」

私は一瞬、喉を詰まらせた。深刻な顔はしまいと思ったが、引きつっていたかもしれない。

「そこまで私の言葉を大事に思ってくださるなんて、ありがたい限りです。黒田さんの今の言葉、ここに刻んで忘れません」

窓の外は、はや夕闇の帳《とばり》に包まれようとしていた。時計を見ると私が入室してから二時間余り経っていた。東京行きの最終の航空便に間に合うには病棟を出なければならない時刻になっていた。私は黒田さんの手をしっかり握って別れを告げたが、「さよなら」とは言えなかった。「さよなら」ではないと打ち消す声が頭の中に響いていたからだった。黒田さんは右手を弱々しく握りながら、左手で色紙を胸に当てていた。

二日後、黒田さんは昏睡状態に陥り、さらに二日後の九月二四日午前〇時二七分、息を引き取られた。

この二時間余りの最後の面会を通して、私は、黒田さんがその人生をintegrateして人生の成熟への道程を完成させる姿を目の当たりにする機会を与えられた。その凝縮された時間から、逆に阪神・淡路大震災以降の黒田さんの輝いた一九年間の活動と言葉の意味を深く理解することができたのだった。その活動と言葉の広がりと深さとこれからの時代への意味については、本書の中で深い交わりを持った人たちによって、黒田さんの息づかいまで聞こえるようなリアルな形で記述されていくだろう。

第1章

黒田裕子語録に秘められた魂

1 現場主義と「最後の一人まで」

柳田邦男
ノンフィクション作家

神戸市の西端にある西区の一角に出現した西神《せいしん》第七仮設住宅は、阪神・淡路大震災（一九九五年一月一七日）の後に神戸市内各地に急遽建設された仮設住宅の中では、最大規模のものだった。私がそこを初めて訪れたのは、大震災から一年余り経った一九九六年二月の寒い日だった。

第七仮設には、家屋の倒壊や広域火災で、住む家やアパートの部屋を失った被災者たち一、〇〇〇世帯余りの約一、八〇〇人が入っていると、事前に聞いていた。だが、タクシーで敷地内に入るや、想像外の雰囲気に愕然となった。プレハブ長屋とも言うべき仮設住宅が見渡す限りぎっしりと並び、樹木も緑地もない光景は、第二次大戦中にアメリカ西部の荒野に設置された日系人強制収容所を私に連想させた。すでに小規模の仮設住宅は見ていて、とりあえずの仮住まいとしては仕方ないかと思っていたが、これだけのスケールの〝仮設団地〟となると、印象は異様に映ったのだ。

タクシーは、敷地の中央辺りに建っている独立した木造の小屋の傍に着いた。小屋と言っても、まあまあのしっかりした造りになっていた。第七仮設を訪ねたのは、震災被災者支援のボランティア活動の中心になっていた黒田裕子さんから、仮設住宅の被災者たちがどのような問題を抱えているのか、ぜひ見に来てほしいと頼まれたからだった。黒田さんとは、震災の少し前から、終末期医療のことで、知り合いになっていた。

黒田さんは震災直前に宝塚市立病院の副総婦長から同市老人保健施設準備室に異動し、震災が発生するや、臨時救護センターで活動を始めた。その中で被災者の切実で多様なニーズに応えるには、行政の枠にとらわれないフリーな身になったほうが動きやすいと考え、被災者支援のボランティア活動に身を投じたのだ。私は、震災の他の取材に追われていたので、そのことを知ったのは震災後かなり経ってからだった。

黒田さんが第七仮設で活動の拠点にしていた小屋は、〝ふれあい広場〟と呼ばれていた。仮設住宅が建てられた直後は、青テントを張って〝ふれあいテント〟と名づけ、拠点にしていた。仮設住宅への入居は、抽選で決められていたため、隣近所はそれまで全くつき合いのなかった人たちばかりとなり、入居者のそれぞれが、アカの他人の中で暮らすのを余儀なくされていた。特に高齢者が全体のほぼ半数を占めていたから、孤立して孤独に暮らす人が多かった。

そこで、黒田さんたちは、青テントにコーヒーやお茶、菓子などを用意し、時には広場で花火大会やボランティアのミュージシャンによる歌やバンドの演奏会を催したりして、住民が顔見知りになるようにしていた。それにしても、拠点がテント張りでは窮屈なので、黒田さんが神戸市の被災者支援の担当部に働きかけて、二〇〇〇万円の建設予算で木造の集会所を建ててもらったのだ。

小屋に入ると、一〇人程のボランティアの人たちが、訪れる住民にコーヒーを出したり、話し相手になったりしている中に、黒田さんがいた。私が声をかけると、「まあセンセ、遠いところを来てくださってありがとうございます」と、黒田さんは笑顔で歓迎してくださった。

「ここには一、〇〇〇世帯もの人たちが入居しているんだそうですね。あまりの規模の大きさにびっくりしました。一口に支援と言っても、これだけの住民を支えるのは大変なことでしょう」

「そうですね、高齢で独り住まいの方が多いし、隣同士のおつき合いも少ないので、体調を崩して寝込んでしまうと、病院にも行かないという方もいるんです。ですから見回りがとても大事です……」

黒田さんは、そう言って、丁寧に説明してくださった。ボランティアの人々が、毎日、仮設の棟を区分けして、それぞれの持ち場を決め、朝夕に見回る。新聞が郵便受けに差し込まれたままになっていたり、配達された牛乳も取り込まれていなかったりすると、ドアをノックして声かけをする。何の返事もなく、様子がおかしい時には、警察の派出所に連絡して警察官に来てもらう。警察官に鍵をこじ開けて入ってもらうこともある。実際、牛乳が三日も取り込まれないままになっていて、警察官に入ってもらったら、心臓マヒで亡くなっていたというような事例が少なくないのだ。見回りは、防犯のためだけでなく、入居者の心身両面のケアにかかわる大切な活動なのだという。

さらに、引きこもりがちな住民には、時折茶菓子を持って訪問して、話し相手になる。特にふれあい広場で交流会や楽しいイベントをする時には、そのことを忘れないようにする。広場に来られない人が放置されないように気配りすることこそ、こころのケアとして大切にしているのだ。そして、必要があれば、医師かカウンセラーに来てもらうように手配する。

そんな話に私がノートを取りながら聞いていると、黒田さんはちょっと語調を変えて、

「センセ、今日はお手伝いしていただけませんか」

「何でしょうか、ぼくにできることなら、何でもいいですよ」

「まだ六〇歳前の男の方なのですが、引きこもりがちでしてね。震災より前に転んで頭を打ち、右半身麻痺になって職を失ったため生活保護を受けておられるんです。ここに来てからは知っている人が一人もいないので、毎日生活保護手当てでお酒を飲んでしまうんです。アルコール依存症になっていると思うんです。下村さん（仮名）という方です。センセ、下村さんのところに行って、話し相手になっていただけませんか。こちらにたまに来られても、誰とも話をしないで、お茶を飲むだけで帰ってしまうので、センセが話しかけてくださったら、気分が変わると思うんです」

「そうですか。じゃあ、これからお訪ねしましょう」

黒田さんの頼み事を聞いて、私は黒田さんが仮設住宅で暮らす被災者一人ひとりの日常を、いかにきめ細かく見守っているかを実感することができた。それは、ずっと後になって知ることになる、黒田さんたちが生み出した被災者支援の思想を表す数々のキーワードの中の「たった一人を救う救援プラン」や「最後の一人まで」を実践するものにほかならなかった。

黒田さんは、早速私を下村さんの住まいに案内してくださった。黒田さんがドアをノックすると返事があり、間もなくドアが開けられた。寝起き顔の男がよれよれのパジャマ姿で立っていた。この時、私は六〇歳、下村さんは六〇歳前と聞いていたから、私より若いはずなのだが、顔色が黒ずんで疲れ切った表情

からは、とても六〇歳前とは思えなかった。しかも顔には真新しい擦り傷があり血痕が残っている。

黒田さんは私が作家として震災の問題を取材していることを簡単に説明すると、「下村さん、震災の時のことや今困っていることなどを、柳田さんに話してあげてください」と言って、帰られた。

私が狭い室内に入り、「下村さん、どうぞ休んでいてください」と言うと、下村さんは万年床のせんべい布団にもぐった。やはり起き上がる気力もないのだろう。枕許には空になったラーメンのどんぶりとビールの空き缶があった。

「その顔の傷、どうなさったのですか」

そう聞くと、下村さんは照れ気味の笑顔を見せて言った。

「夕べ飲み過ぎて転んでしまってね」

このやり取りで、下村さんは私に対し、ざっくばらんの気持ちになれたのか、地震の時、どこで被災したのですかという私の質問に、その時の情景を昨日の出来事であったかのようにリアルに語り始めた。

「長田区の鷹取商店街に近い小さなアパートにおったんや。木造の古いアパートやったから、すごう揺れて恐ろしかった。飛び出したんや。地震がおさまってから部屋に戻ったら、何もかも散らかっていて、手のつけようもないほどやった。そのうちに商店街や住宅地の何カ所かから火の手が上がったのが見えるんやけど、消防車が来んのよ。どんどん火事は広がってきて、これは逃げなあかんと思うとったら、近くの潰れた住宅から悲鳴が聞こえてきてね。『助けて、助けてくれやーっ』と、叫び続けてるんや。年老いた夫婦が住んでるのを知っとるので、助けてあげたいんやけど、潰れた家の中からの声だったし、物凄い勢いの火の手がすぐそこまで迫ってきてるので、からだの不自由な私には、どうすることもできんかった。

自分が身の回りのものを紙袋に詰めて逃げるのが精一杯やった。申しわけなくてね。助けてやれなくて。あの声は、今でも聞こえてくるんや……」

下村さんは、目に涙を浮かべていた。《ああ、深い心の傷になっているんだなあ》と、私は下村さんが現場から逃げ出す時の情景を想像しながら、下村さんの心中に思いを寄せた。

「辛いですね。でも、下村さんのからだでは、どうしようもなかったですよね。人間には、できることとできないことがあるから、あんまり自分を責めないほうがいいんじゃないでしょうか。精一杯、亡くなられたご夫婦のご冥福をお祈りしましょうよ」

下村さんは、しばらく目を閉じていた。私は、少し話題を変えた。

「鷹取商店街の一帯は、ほんとに一面焼け野原になってしまいましたね。地震後間もなく、取材であの辺りを歩いたんです。最近も訪れたんですが、ポツポツ新しい家が建ち始めてるけど、まだまばらですね。早く復興して鷹取に帰れるといいですね」

それは無理な話であることは私にもわかっていた。仮にアパートが新築されても、家賃は高くなり、生活保護者にはとても入れないだろう。それでも、下村さんの気持ちを少しでも未来に向かうようにしてあげたいという思いから、そう言ったのだった。

「うん……長田には何でもあるもん。ここは物は高いわ、バスに乗ってかなあかんわ。長田は物がすごい安いで。映画館も六、七軒あった。もう一軒もあらへんわ。こないだ長田神社まで行ったら、何かやっとった。あんなん見るの好きやけどな……」

そう語る下村さんの言葉には、とても帰れないだろうというあきらめの気持ちが滲んでいた。下村さんは私に対しすっかりと打ち解けた気持ちになったのか、生い立ちや家族の話まで打ち明けられた。実の姉がいるが、北陸のほうに住んでいること、最近は何の連絡もないことなど、聞いていると寂しくなるばかりだった。世の人々の生活や人生というものは、表面を見ているだけでは、何とか平穏に過ごしているようでも、屋根の下では、どの家もさまざまな問題を抱えているものだ。災害で家を失い仮設住宅での暮らしを余儀なくされると、家庭内のぎくしゃくしていた問題が否応なしにむき出しになってくる。

気がつけば、下村さんの部屋を訪ねてから、二時間が過ぎていた。

「またお伺いしますね。今日はいろいろと立ち入った話を伺わせていただきありがとうございました。気が向いたら、散歩などしてはいかがでしょうか」

「ありがとうございました」と言って、下村さんは起き上がって、私を見送ってくださった。

私はふれあい広場に戻って、住民の利用の仕方やボランティアの人々の動きなどを、しばらく観察しつつ、忙しい黒田さんが一息つくと、あれこれ尋ねたりしていた。夕方になったので、少し外気を吸おうと思い、仮設住宅の敷地内を散策した。すると、向こうから身体を右に傾け右足を引きずるようにして歩いてくる男性が見えた。近づいてよく見ると、下村さんではないか。厚手のジャンパーを着込んでいる。

「あれ、下村さんじゃないですか」

声をかけると、下村さんは立ち止まり、笑顔で会釈した。

「先程はお邪魔しました。少し元気が出たようですね。やっぱり外の空気を吸うのはいいでしょう」

私が話しかけると、下村さんはうなずいて、

「ええ、ちょっと散歩したくなってね。いろいろ聞いてくださってありがとうございました」

「ふれあい広場でお茶でも飲んで、誰かと世間話をするといいですよ。黒田さんもいますよ」

私は広場の小屋のほうを指差して、そう勧めた。下村さんは、「はい」と言って、また歩き出した。

一週間後、私は再び神戸に出かけ、鷹取の焼け跡に取り急ぎ建てられたプレハブ仮設のキリスト教会で、ボランティア活動家たちから活動状況について聞き取りをした。その後で、一年経った焼け跡の整理状態を見て回った。ところどころに新しい家が建てられてはいたが、まだまだ復興は遠い感じだった。すると、焼け跡の中を通る道路で、身体を傾けて歩いている下村さんにばったり出会ったのだ。

「下村さんじゃないですか。こんにちは！　よく出て来られましたね」

私は下村さんの手を握ると、下村さんも笑みを浮かべて手を握り返してくださった。下村さんは一週間前と表情がまるで違っていて、生き生きとしていた。

「やっぱり、鷹取は懐かしいですか。こんなふうになっても」

「そうですね」と言って、下村さん目を遠くに向けた。「でも、すぐに帰れるあてはないしねぇ」。明るい表情の中にも、やはり陰りがちらほらする。私は明るさを大切にしてあげようと、

「でも仮設にこもっているよりは、こうやって、時々鷹取に来て散歩するだけでも、気分が晴れていいと思いますよ」と言った。

「でも、交通費が高いんや。バスと地下鉄を乗り継いで往復すると、一、〇〇〇円もかかるんで」

「そうですか。結構かかるんですね。でも、仮設にこもっていたんでは、からだにも精神的にもよくないですから、月に二〜三回は心の医療費だと思って外出するほうが、カンチューハイにお金を使うよりいいんじゃないかと思いますよ」

生活保護者にとって、一回一、〇〇〇円の交通費は負担になるのを承知しつつも、私はあえてそう言った。この一週間の下村さんの変化を見て、人という文字の成り立ちを思った。人は一人では生きられない。一人でこもっていると、底なしの暗闇に落ちて行くばかりで、一本の枝でもいい、手に触れるものがあれば、それを掴んで這い上がることができる。誰かが話を聞いてくれる、誰かが話し相手になってくれるということは、そういう一本の枝に相当するものだろう。

そういう、ささやかながら大事な取り組みを、黒田さんたちは仮設住宅で孤立し孤独になっている中高年の被災者に対して行っているのだ。そのような「たった一人を救う」「最後の一人まで」というキーワードで普遍化される活動を、黒田さんは私に実感としてわかってもらおうと、下村さんとのおつき合いを私に託したに違いない。おかげで私は、黒田さんが編み出したボランティア活動の真髄を、単なる知識や概念としてでなく、心身全体に染み渡る実践知として体得することができたのだ。

黒田さんのそういう実践知の原点は、もともと看護師として臨床の現場を重視し、患者の状態やニーズに応える看護のあり方を追い求めていた姿勢にあったと言えるだろう。そして大震災に直面し、まず宝塚市の臨時救護センターや避難所で活動する中で、行政の立場で対応し得ることの限界を痛感したことから、市職員を退職してボランティア活動に身を投じ、被災者の実に多様な切迫したニーズにきめ細かく対応していく中で、実践知の思想を磨いていったのだ。もちろん病院や行政の役割を否定したのではない。

例えば、仮設住宅での孤独死を防ぐための見回り活動とか、障害者の外出・移動へのサポートは自治体の行政区域内に限られ、時間も夜八時を過ぎるとだめとか、給食サービスのメニューは一律で、食事制限のある病人のことまでは配慮しないなど、制度化された支援活動には限界がある。黒田さんたちは、そういう制度の限界を「隙間」と呼び、「隙間」を埋めることをボランティア活動の柱の一つに掲げていた。

黒田さんと共に、阪神・淡路大震災後の災害ボランティア活動の旗手的な役割を担った人物として、さらに二人を挙げておくべきだろう。一人は、手づくり靴の工房で仕事をしていて、震災後、ボランティア活動に参加し、後に被災地NGO協働センター代表になった村井雅清さん(本書第1章7項執筆者)。もう一人は、かねて障害者活動を進めてきて、震災後、被災地障害者センターを設立した大賀重太郎さんだ。

震災から一年、三年と経ち、それまでになかったボランティア活動のスピリット（spirit：精神）や思想が形成されていった。そうしたスピリットや思想は、後の新潟県中越地震や3・11東日本大震災など数々の震災や豪雨災害の被災者支援活動を多様な内実のあるものにしていく。

そのスピリットや思想を具体的に表したキーワードの主要なものを、いわば「用語創作者」別に改めて列挙すると、次のように多様だ。

●黒田裕子さん「最後の一人まで」。人と人、人と組織、組織と組織を柔軟に結びつけていく「つなぎあわせる」。「自己の可能性をみつめる」。

●村井雅清さん「たった一人を大切に」。「最後の一人まで」。ボランティア活動はその人なりの生き方と取り組み方を大事にして参加してもらうという意味で「なんでもありや」。

●大賀重太郎さん「顔の見える関係」。人それぞれの生き方や価値観を大切にすることを支援の前提にする意味で「違いを認め合う」。

これらの平易だがユニークな言葉は、どこかの市民活動教本や社会思想の本にあるものではない。都市構造の激変や災害リスクの高い中山間地域の宅地開発、超高齢社会への移行、格差社会の進行など、時代変化に伴って起こる新しい災害形態の現場で、被災者一人ひとりの個別の事情と向き合う中で生み出されたものなのだ。まさに現場主義に基づく合言葉と言ってよい。

黒田さんとは、その後、さまざまな災害現場やシンポジウムなどでお会いしてきたが、災害現場で最後にお会いしたのは、3・11東日本大震災で甚大な被害が生じた宮城県気仙沼市の仮設住宅でだった。気仙沼は大津波に襲われただけでなく、大小の貨物船や漁船の停泊する港湾で船舶の重油が流れ出して大火災となり、住民を恐怖に陥れた。

黒田さんは、災害直後から地元の知り合いのボランティア活動家と連絡を取り合い、阪神高齢者・障害者ネットワーク(旧称)の仲間たちと共に気仙沼に駆けつけた。直後は青テントを張って拠点にし、公共施設や学校の講堂などの避難所を回って、避難者の健康管理や生活用品支給の活動をしていた。

夏が近づき、仮設住宅があちこちに建設されると、気仙沼市南部の面瀬《おもせ》中学校校庭に建てられた面瀬仮設住宅の一棟の四分の一くらいのスペースを集会所として確保してもらい、活動拠点にした。ボランティアスタッフは、はるばる関西から交代でやって来て、いつも最低三人が常駐して二四時間体制で対応できるようにするというシフトを組んだ。スタッフは、集会所の片隅に設けた和室と炊事室で寝泊まりして自炊するという、いわば〝臨戦態勢〟で対処していた。

黒田さんが被災者の生活のために考え出した現場主義ならではの〝生き抜く知恵〟は多いが、その一つ、新聞古紙の利用法は、実に有効な災害時の知恵と言えるだろう。寒気が入ってくる避難所の体育館などで寝る時、古紙を三〜四枚重ねて広げて身体にかけ、その上に布団をかけると、毛布を一枚増やしたに等しいくらい暖かくなる。津波や雨で濡れた衣類を古紙に挟んでおくと寒い日でも乾きやすいなど、ずいぶんと役に立つのだ。古紙は新聞社や販売店から提供してもらう。

仮設住宅に移ってからは、集会所をふれあい広場にして、茶菓を出しての懇親を始め、朝のラジオ体操、地元のミュージシャンによる音楽会、三月一一日にはたくさんのローソクを灯しての津波犠牲者の追悼会など、被災者たちが互いに繋がりを持てるような行事を行っていた。

西神第七仮設の時と一番違ったのは、黒田さんがいることで、東北地方や首都圏などの看護大学や看護学校が、面瀬仮設住宅を災害看護や被災者支援に関する現場実習の場として学生を送ってくるようになったことだった。

それは黒田さんにとって、大歓迎の変化だった。

黒田さんは、阪神・淡路大震災から五年が過ぎた頃から、災害看護のあるべき取り組みや災害ボランティアのスピリットについて、しっかりと若い世代に伝え、全国的に根づかせなければという思いを強く持つようになっていた。日本災害看護学会の設立に力を注いだのは、その思いを具体化しようとするものだった。そして、もう一つは、災害の現地に集まってくるボランティアの学生たちに、被災者支援の大事なポイントを実践を通じて体得させることに情熱を注いだことだった。

私が面瀬仮設住宅に黒田さんたちの活動を手伝うために訪れたのは、大震災から三年経った二〇一四年三月と五月の二回、のべ五日間だった。東京電力福島第一原子力発電所の事故調査や、放射能汚染地域からの避難を余儀なくされた小学校の児童たちの支援活動などに追われていたため、なかなか気仙沼まで出かけられなかったのだ。気仙沼へは、東北新幹線で一ノ関駅まで行き、そこでレンタカーを借りて、国道を東に向かって一時間ほど走れば着く。

黒田さんは、相変わらずエネルギッシュに動き回っておられた。私が最初の三月の訪問時に予め頼まれていたのは、三月一一日夕の追悼慰霊の集いに参加して追悼の言葉を述べてほしいこと、集会所で入居者のために心を癒す「お話し会」をしてほしいこと、そして毎日夕刻に活動から帰ってきたボランティア学生たちの報告と問題点を学び合う会に参加して感想を述べてほしいことの三つだった。

追悼慰霊の集いに参加したことは、床に並べたローソクを灯してのお祈りを共にし、その後の簡素な茶話会もあったので、入居している被災者たちと面識を得、どんな日常を過ごしているかを知るうえで、とてもいい機会だった。

お話し会については、私はお説教じみた話をするよりは、少しでもこころが開放されるものにするのがいいと思い、私が撮りためている美しい雲、動物や鳥や怪獣の形をした雲などの写真を「雲は詩人」というテーマで編集してパワーポイントで投影し、映像に合わせて楽しいコメントを挟んでいくという内容にした。集まった人たちの中には、「これからは、外に出たら空を見上げ、雲を楽しむようにします」と話してくださる人もいて、私はほっとした。

夕刻の学生たちの報告会は、なかなかに有意義なものだった。学生以外の若者たちも参加して、一〇人余りが車座のように椅子を円形に並べて座り、一人ずつ順に、その日の活動を報告する。活動は面瀬仮設内の高齢者のケアが多いが、他の仮設住宅や福祉施設などに出向いてケアの手伝いをする例もある。

一人の報告が終わると、その都度、黒田さんが厳しい質問をする。配慮すべき点や自立に繋がるようなお手伝いのあり方などについて、学生の活動を検証するような問いを投げかけるのだ。それは、どんな意識でその行為をしたのか、手伝いながら、どういうことに気づいたかといった、学生のこころの中まで点検するような問い方だった。

《そこまで掘り下げた自己検証をしなければ、本物のボランティアスピリットは血肉に染み込む学びにならないのだろうな》と私は思いながら耳を傾け、多くのことに気づきを得たのだった。

黒田さんは、看護学生に対しては、特に厳しかった。私が滞在中、看護大学の大学院生三人が参加していたが、院生に対する助言と指導は、行為の専門性を含めて特別のものに思えた。

二度目の五月に気仙沼に出かけた時に頼まれたのは、津波によって園舎が流されたため高台に移設された幼稚園で、子どもたちに柳田さんならではの絵本の読み聞かせをしてほしい、ということだった。

私は月並みでない読み聞かせの仕掛けを考えた。それは小学生や幼稚園・保育園児を対象に何度もやってきたことだった。いろいろな雲のカラー写真をB４サイズの紙にカラーコピーをして持参し、目の前の床に集まって座ってもらった子どもたちに、一枚ずつ見せては、「これ、何に見える？」と問いかける。

「犬！」「カタツムリ！」「クジラ！」「怪獣！」と、子どもたちの叫び声が上がる。一枚ごとに、最初は雲だけの写真を見せ、子どもたちがひとしきり動物名などを叫んでから、次には私が同じ写真の雲に動物などの姿をいたずら描きしたものを見せると、ワーッと笑い声が上がる。そんな遊びを一五分くらいすると、子どもたちは私に対し〝武装解除〟をしたかのように親近感と集中力を持つようになる。そのタイミングを掴んで、私が「それでは、これから紙芝居を読むね」と言うと、子どもたちは一人残らずキラキラした目をこちらに向けてくるのだ。

気仙沼の幼稚園でも、そのやり方で雲のいたずら描き遊びと紙芝居の読み聞かせをしたら、子どもたちは昂奮気味の目を紙芝居の絵に向け、物語の世界にしっかりと入ってくれた。一緒に幼稚園を訪れた黒田さんは、私が子どもたちと楽しい遊びの時間を過ごしている間、少し離れた所の床に座って、終始笑顔で見ていてくださった。

その穏やかな雰囲気からは、四カ月後に肝がんで急逝するなどとは、想像だにしなかった。私がその時感じたのは、黒田さんは被災地の子どもたちがこころの中に秘めているに違いない震災のトラウマを、少しでも解消してあげなければならないという問題についても、しっかりと視野に入れておられるのだということだった。ただ、後になって振り返ってハッとなったのは、黒田さんがずっとマスクをつけておられたことに、私は何となく違和感を抱いていたことだった。「ちょっと風邪気味で」と言っておられたが、本人は《どうも体調がよくない》と感じておられたのではなかろうか。

そして、八月に倒れたのだ。序章で書いたように、九月一五日に西宮の病院に駆けつけた時、黒田さんが「時間がない」という無念の思いの文脈の中で、お腹をさすりながら張り上げるような声で語った言葉が、私の脳裏に深く刻まれている。

「最近の看護の仕事は理論に偏り、ケアのこころが薄くなっている。看護を患者中心に変えないと。大事なのは現場です。現場にしか本物はない。現場から解決法を提言していくんです」

天に翔けた黒田さんに、私は伝えたい。

「大丈夫です。黒田さんと思いを共有し、行動を共にした仲間たちや若い世代の人たちが、黒田さんの言葉をしっかりと記憶に刻み、そのスピリットを継承していますから」と。

2 黒田裕子さんとフローレンス・ナイチンゲール

高知県立大学特任教授
南 裕子

黒田裕子さんが他界されて早三年半余、しかし、彼女がいかに偉大であったかという思いは強まる一方である。自然災害であれ、人為的災害であれ、災害が発生し、私たちに何ができるのだろうかと思う度、黒田さんの姿を追い求めている自分があるのに気づかされる。そして、かつてのように電話もかけられないのだと気がつくと、「黒田さんならどうなさるのか」と問うている。この思いは私の知っている、そして私は知らないけれど、黒田さんと活動を共にされた多くの方々と共感するものであると思われる。

私が黒田さんの名前を知ったのは阪神・淡路大震災が発災して間もなくからで、それは主にマスコミの報道の中で、避難所や仮設住宅で被災者に寄り添い、寝食を共にして活動されていた姿であった。あの、黒田さんの活躍には目を見張るものがあり、看護師であるとお聞きし、秘かに誇りに思っていた。

彼女と初めてお会いしたのは、一九九八年四月のＷＨＯ神戸センター開所式関連の行事であったと記憶する。やっと会えた喜びで飛びついて自己紹介しながら、旧知のような懐かしさを感じていた。その頃、私たちの仲間は日本災害看護学会の設立を考えていたが、私はこの学会は大学の教員が中心となるのではなく、被災地において活動している方々に入っていただき、従来の学会にはない活動指向の高い学会にしたいと考えていた。それで、会ってすぐに、学会の発足に当たり発起人に加わってくださるよう提案すると、彼女は即答で快諾してくださった。学会はその年の一二月に発足し、兵庫県立看護大学（当時）で第一回年次大会（学術集会）を開催したが、彼女は役員として、この学会での活動を開始したのである。学会の理事会はもとより、いろいろの場で仲間として、同志として会う度に、そして学会から離れた場で彼女が築いた活動の話を聞く度に、私には、ある歴史上の人物の姿と黒田さんの姿が重なるようになってきた。

その歴史上の人物とは、フローレンス・ナイチンゲールである。そのことを、私は黒田さんと語り合ったことがある。また、黒田さんが「阪神大震災で被災した高齢者、障害者の生活支援に取り組んだ功績」で朝日社会福祉賞を受賞された時も、二〇〇五年一月の授賞式で「黒田さんは、日本のフローレンス・ナイチンゲールだ、いやそれを超える人である」と述べたこともあり、彼女は控えめに、でも笑って受け留めてくれた。

黒田さんが、ナイチンゲールをモデルとして真似たわけでは決してない。私が、二人の活動の根底がとても似ていると思うのであり、その思いは強くなることがあっても減るものではないのである。その思いの理由を、三つの側面からここに述べてみたい。

I　現場での活動の仕方について

黒田裕子さんの活動の起点が、いつも現地にあるのはよく知られていることである。

日本災害看護学会は発足直後から先遣隊という事業を行っている。これは大規模災害が発災し、被災地における人的被害が大きいと判断された（予測を含む）時、学会で認証されている先遣隊のメンバーが発災直後（多くの場合その日のうち）に現地に向かい、被災地の状況を把握し、支援をしながら、後方部隊である担当理事や理事長および副理事長に報告するという仕掛けである。そのために学会では毎年一〇〇万円の予算を計上して、対応ができるようになっている。

黒田さんは、先遣隊の中でも、いつでもいち早く活動を開始する人であった。役員との連絡は多くは電話によるものであり、被災状況や支援計画を、マスコミや個人的ネットワークを活用しながら報告してきた。電話を取った役員は相互に連携しながら、二四時間の後方支援体制を整えるのである。後方支援隊の我々の役割は、毎日一回は送られてくる情報を学会のホームページに掲載し、混沌としている状況とケアニーズを多くの関係者にわかるようにすること、支援活動に必要な物資を先遣隊の指定する場所に送ることであった。時には、黒田さんがどこにいるかわからなくなることもあって、後方支援する私など慌てさせられたものである。というのも、彼女にとっては被災地の人々の生命と暮らしが第一義的に重要であり、学会役員の思惑など何のその、自分の身の危険をさえ顧みない傾向があったからである。

ナイチンゲールも、クリミア戦争が勃発し、政府から現地へ行くことを要請された時、躊躇なく応じ、自分が選んだ優秀な看護師三八名と共に、船で災難に遭いながらも半月後には現地に到着していたと記録されている。ナイチンゲールの記録は多々あるが、ここからはフローレンス・ナイチンゲールの活動と背景について第六章から九章にわたって書かれたGeorge Pickeringの“Creative Malady”（創造を促した病弊、１９７４）に拠るものである。当時は戦地においてコレラやチフス、またクリミア熱と呼ばれていた疫病が蔓延しており、支援活動には極めて多くの困難が予測できていたと思われるが、彼女にとっては大きなリスクを覚悟しての出発であった。しかし、彼女はやみくもに無防備に、この活動を遂行したわけではない。彼女は、イギリスの軍隊と後方支援の政府およびイギリス女王の助力を得ながら活動している。また、彼女と共に行動した尼僧や看護師は、いずれも支援活動のための力量があると判断されていた者であった。ある時、人手不足を補うために軍がかき集めた女性たちを看護師として派遣したことがあったが、ナイチンゲールは憤慨し、軍に強く抗議をしている。物資の調達も、衛生物資はもとより食料や水に至るまで手を尽くして、そのための財源確保には精力的に軍や行政に向けて働きかけている。

だからと言ってリスクがなくなるわけではなく、彼女は実際何度も伝染病に侵されて病床に伏すことを余儀なくされているし、一年九カ月の活動後（三〇代半ば）に帰国してから、九〇歳で亡くなるまでの大半の時間をベッドで過ごすことになった。私財を投げ打ち、自らの健康を損ねるリスクを取ったのである。

現地での黒田さんは、あまり眠らず、食べずに活動することで有名である。被災地の人々や支援者の睡眠や飲食物には細やかな心配りをしていたし、周辺の人には心配をかけまいとして、時には自分も食べている振りをすることもあったようである。黒田さんは看護師としてベテランであり、看護へのコミットメントの高い人であるが、彼女は、まず被災地の人々の生活を重視して、看護の域を超えることが多かった。

これもナイチンゲールと共通していることであり、傷病兵の療養環境を改善するだけで死亡率を四二％

から五％まで軽減したというデータを自ら示している。ナイチンゲールの活動したクリミアやスクタリの病院などは劣悪な環境であり、まずその環境を改善することに精力を傾けている。黒田さんの活動のエピソードの一つに、砂利を何トンもトラックに運ばせたというのがある。彼女が活動していた西神第七仮設住宅は大規模な仮設住宅であったが、もともとが公園だったので、雨が降るとぬかるみで住民が外に出づらくなっていたからである。孤独な高齢者が多かったので、外に出られないと生活力が低下する恐れがあった。黒田さんは行政や業者に働きかけ、通り道に砂利を敷くことで住民が外に出やすくしたのである。

一方、ナイチンゲールは環境だけではなく、一人ひとりの傷病兵のケアを重視していた。傷病兵の負傷の手当てはもとより、死に臨んだ傷病兵には「一人で死んでいくことはさせない」という信念があり、「ランプを持って夜見回る」行為はそのためでもあった。個別のケアの重要性を示すものであるが、黒田さんも避難所や仮設住宅では「一人も死なせない」信念で、発災直後の避難所、仮設住宅では自分も泊まり込んで二四時間ケアの体制を整えていたし、復旧から復興期において長期にわたって仮設住宅や被災地に通い続けたのも、被災地の人々を孤独にしないためであり、生活に寄り添いながら、人々が自らをケアできるようになるまで見守っていた。

私には、自分の無力さを感じさせられるエピソードが多々あるが、黒田さんとの関係で二つのことを挙げたい。黒田さんの、災害の重大さの察知能力と粘り強い行動力を表すものだからである。

一つは、JR福知山線脱線事故の時であった。事故直後、黒田さんと共に兵庫県庁の会議に出ていた。会議の直前に事故の一報が入っており、その会議に出席予定であった県の防災監のような重職の方々は欠席していた。しかし、その時は、まだ何が起こっているのかわかっていなかったので、防災関連の会議であっても報告はされなかった。会議後二人で県庁からの坂を下りながら、どのような状態であろうかと想像してみたが、その時点の情報は少なかったので、様子を見ようということになった。それで私は自分の職場に帰ったが、彼女は現地に直行していた。後に、この違いに私は大いなる反省をしたものである。

もう一つは、ハイチの地震における大災害のことである。黒田さんは、日本災害看護学会の募金担当理事であったので、すぐに会員に募金を呼びかけることになった。それまで、海外での大規模災害には義援金を持って支援に入ったこともあったので、私は国際看護師協会（ＩＣＮ）のルートを伝って、その可能性を探ってみた。しかし、ハイチには看護師協会はあるが、ＩＣＮもコンタクトができない状態であり、言語もフランス語なのでカウンターパートナーが見つからない限り難しいと、日本災害看護学会の理事会では話し合っていた。募金も宙に浮くことになるが、長い目で見てハイチの看護職に届けようということになったのである。ところが、黒田さんは居ても立ってもいられなかったようで、ハイチと繋がりのあるルートを見つけ出してきて、自らが現地に入ったのである。早々と無力感に苛まれていた私との違いに驚嘆したエピソードである。

黒田さんの災害看護の活動は、阪神・淡路大震災以後二〇年間、途切れることなく、自ら行ったものである。その意味で、実際の現場での活動が二年足らずであったナイチンゲールを超えていると言えよう。

Ⅱ　災害看護の教育について

黒田さんは、根っからの現場の活動家である。しかし、教育の重要性は誰よりもわかっていて、災害看護に関心のある看護職のみならず、実に多くの方々に災害について、災害支援について、防災対策についてなど、経験と知識に基づく教育を精力的に行った。私が最後に黒田さんに会った時の言葉が、「南先生、時間が欲しい。若い人に私の経験と考えを伝える時間が欲しい」であった。亡くなられる数日前の言葉であった。災害看護関連のテキストも書かれていたし、自ら大学の専任講師である時期もあったが、多くの大学の非常勤講師として基礎教育と大学院教育を行うだけではなく、学会の教育委員として、また看護協会の開催する研修会も精力的に企画し実行していた。看護系の五大学院が共同で持つ災害看護グローバル養成プログラム（博士課程）に対しても、院生の現地での研修にいつも協力していた。残された私たちは、黒田さんが若い人に伝えたかったことを、遺された資料から深く読み取る務めがあると私は考えている。

ナイチンゲールが看護教育の祖であることは有名であるが、彼女は軍に医学校がないことを憂えて、その設立を強力に働きかけている。教育の重要性を誰よりもわかった人であったし、そのための活動を多岐にわたって行っていた。もし、黒田さんが九〇歳まで生きていたら、残りの二〇年間をどのように過ごしただろうかと思うと、彼女は災害支援ナースの育成や専門看護師を超えた力量のある看護職の育成ならびに災害に備える市民への研修など、ナイチンゲールを超える活動をされたのではないかと思えるのである。

Ⅲ　災害に関係する学術的活動について

ナイチンゲールは、クリミアからの帰還後には膨大な資料を整理して、重要な提言を政府に提出すると共に、後世の人々が引用できる調査結果を呈示している。傷病兵の置かれた収容所や病院の環境改善の効力を示した前述のデータは、図式化もされていて説得力が高かった。また、軍に統計局を設けて常時データの蓄積をすることを提言し、実行されるように働きかけている。

黒田さんも、知の集積と活用に積極的であった。二〇〇九年に、日本災害看護学会第一一回年次大会を主催されたが、看護学を超えた学際的な学術集会として大成功を収めた。これは、彼女の知の集積が災害看護学に留まらず、極めて広い分野の知との出会いを大切にした成果でもあった。彼女は被災地での経験に基づく研究に着手していて、避難所などのトイレの研究会をつくり研究をしていた。また、災害だけではなく、がんに罹患した人々の「死」についての研究論文もある。

彼女は多忙な日々の中、高知大学大学院において博士論文「阪神淡路大震災後17年経過時における被災者の生活リズム、睡眠健康、心的外傷後ストレス障害に関する疫学的研究」を二〇一二年に発表している（本書資料として巻末に論文概要を掲載）。被災地の人々の睡眠と心のケアに関心を寄せ続け、同論文を英文研究論文として完成させたものが人生の遺稿となった。彼女が博士論文に取り組んでいたことを事前に知っていた人は決して多くはないようだ。探求心の高い彼女のことだから、ナイチンゲールのように長生きしていたら、きっと経験知を発展させた本格的な研究による知の集積を行われたことは間違いない。残念である。

黒田裕子さんの偉業は語り尽くせず、ナイチンゲールとの比較もさらなる分析が必要であると実感しながら、彼女の功績を後世に残すことを、私のこれからの仕事の一つにしようと改めて思うのである。

一つひとつのいのちに寄り添って 3

井戸敏三
兵庫県知事

黒田さんの原点――いのちに寄り添う

「自分のいのちをかけても、一つひとつのいのちが生ききれるように寄り添っていく」。これが、私の知る黒田裕子さんの真骨頂である。あの阪神・淡路大震災を契機に、看護師からボランティアの世界へ飛び出し、被災地という被災地を駆け回り、昼夜を分かたず、とにかく人に寄り添った。だから自分の時間はない。ある時、「黒田さん、いつ眠っているのですか」と尋ねたことがあるが、「三時間ぐらい」との答えだった。まさに、こころのあったかい〝サイボーグ〟と言われるゆえんだ。

看護師時代から、黒田さんは、一人ひとりの患者さんに寄り添ってこられた。納得のいく仕事のために誰よりも早く来て遅く帰る。どんなに忙しくても、患者さんやご家族の不安や疑問には、どこまでも耳を傾ける。当時を知る皆さんからも、幾度となく、そうしたストイックな仕事ぶりをお聞きしたことがある。

一九九五年一月一七日午前五時四六分。その時も四時に起きて、看護雑誌に連載していたエッセーの原稿を執筆しておられた。そして、寝ているはずであったベッドには、大きなタンスが倒れていたという。あの日、もし起きる時間が違っていたら……。それが黒田さんに託された運命だったのだろう。黒田さんのその後の活動により、多くの人々のいのちとこころが救われた。阪神・淡路大震災が黒田さんの人生を大きく変えていくこととなった（本書九四、一〇二頁参照）。

震災直前まで、宝塚市立病院の副総婦長であった黒田さんは、地震直後から各病院に負傷者が殺到する状況を見るや、緊急救護所の開設を主導。救護所と避難所を兼ねた市内の体育館で、着の身着のまま、約一カ月間家にも戻らず、負傷者への看護活動と避難所全体の陣頭指揮に当たられた。

避難者の数は一時、約一、五〇〇人に。極限状態の避難生活に人々のストレスや不安が高まり、人間関係、安全面、衛生面などの問題も次々に出てくる。誰もが決して冷静ではいられなかった。しかし、どんな状況下にあっても、「その人がその人らしく過ごせるように」と、一人ひとりに目を配られたのが黒田さんである。被災者の自立と共生を目指す黒田さんの活動の原点がここにあった。

災害支援のモデルを築く

阪神・淡路大震災のあった一九九五年は、ボランティア元年と呼ばれる。黒田さんこそ、その先頭を走り続けたと言えよう。

黒田さんが、ボランティアの世界に身を投じたのも一九九五年の夏。新聞紙面で毎日のように報じられる被災者の「孤独死」という言葉が頭から離れなかった（本書六七、八二、一〇三、一一八頁参照）。「今彼らを支える行動をとらなければ、さらに死者は増える。せっかく助かったいのちがみすみす失われるようなことは、決してあってはならない」。黒田さんは、看護師の職を辞して、被災者に寄り添う道を選ばれた。

その拠点となったのが、神戸市内最大の仮設住宅、西神第七仮設住宅だ。一、〇六〇世帯・一、八〇〇人のうち、高齢独居者が四五〇人を超え、まさに超高齢社会へと移り変わる日本の社会を先駆けるものであった。

そこでの活動は、まず住んでいる人を確認することからスタートした。対象としたのは、西神第七仮設に加えて、さらに周辺の仮設住宅を含む約三、〇〇〇戸。初めは住んでいる人数すらわからない。それを一軒一軒訪ね歩き、声をかけて回る。返事がない時は、周りの人に聞いてみる。電気のメーターを確認し、改めて生活の匂いを嗅いで歩く。状況が把握できれば定期的に訪問し、日常生活の介助も行った。

そして、仮設住宅を改修して、一人暮らしの難しい方々が支え合って暮らせるようグループハウスをつくった（本書一一〇頁参照）。仕事のない方々には、集会所での内職を用意して、働く場や交流の場を提供した。支援活動の拠点となったテントは、住民がふらりと立ち寄り、他愛もない会話ができるようにと、二四時間体制で開放した。

「被災者は、日が暮れてから寂しさが募る。その寂しさにこそ、ボランティアは寄り添うべき」。黒田さんはそう考え、二四時間常駐ボランティアのリーダーを引き受けたのだという。きっと夜中じゅう、いろいろな課題が生じ、寝るいとまのない状態が続いたのではないか。そうして黒田さんが築き上げた生活支援や自立支援の活動は、今の災害支援のモデルとなっている。

ボランティアの輪を広げる

また、黒田さんの活動に心を打たれた人たちが、新たな仲間として黒田さんを支えた。自分たちの「まち」をよくしたいと、仮設住宅にも自治会が生まれ、地元ボランティアも活躍するようになった。黒田さんには、たくさんの人々を巻き込んでいく、そんな不思議な力があった。

西神第七仮設では残念ながら三件の孤独死が認定されたが、大規模仮設住宅では異例の少なさと言ってよい。〝仮設のマリア〟〝仮設のマザー・テレサ〟と慕われた（本書八二頁参照）黒田さんを中心に、多くの人々の力が結集し、大規模仮設にあっても一人ひとりに寄り添ったきめ細かな支援が展開されたのである。

その後も黒田さんは「阪神高齢者・障害者支援ネットワーク（旧称）」「しみん基金・ＫＯＢＥ」「災害看護支援機構」など、さまざまなボランティアグループやＮＰＯのリーダーを務められ、被災地の高齢者や障害者の暮らしを支えながら、次代を担う多くのボランティアを育成し、ボランティアの輪を広げていただいた。

被災地を駆け回る

黒田さんの活動に、場所や言語は関係なかった。トルコ、台湾、中国、インドネシアを始め、内外の被災地にいち早く駆けつけ、被災者を励まし続けてこられた。「あなたを助けたい。そうした思いに言葉の違いも何もない。いつでも被災したその人自身とそこにある文化を尊重していくことが大切」なのだと、災害支援ボランティアの心構えを教えていただいた。

また、東日本大震災では、発生翌日に現地入りされ、二四時間体制の見守り活動やコミュニティづくりに加え、在宅避難者の生活支援にも力を注がれた。

「被災地が心配だから……」。当時、本県の委員会にも参画いただいていたが、会議が終わればすぐにとんぼ返りされた。そこには、被災地を支えるボランティアとしての責任感だけでなく、黒田さんを待つ皆さんへの母性のようなものもあったのかもしれない。しかも、現地の看護体制の構築が不十分で、リーダーも不在、そのような中だからこそ、黒田さんも自認されていたに違いない。

黒田さんが亡くなられた時、活動拠点であった気仙沼市立面瀬中学校仮設住宅の集会所には、黒田さんを偲び、遺影や花が飾られた。一人ひとりと本気で向き合い、献身的に支援してこられた黒田さんの思いが伝わっている証である。

震災の経験と教訓を伝える

黒田さんと出会ったのは、阪神・淡路大震災の翌々年、副知事の時。私が委員長を務めた県・市町生活復興支援委員会の委員に入っていただいた。黒田さんを始め、NPO関係者や専門家の方々と、毎週のように三宮のフェニックスプラザに集まり、直面する日々の課題について議論を重ねたことが懐かしく思い出される。

家族を失いうつ状態に陥る人、震災前のコミュニティから離れて閉じこもる人、高齢者の介護に疲れ果てる人、アルコール依存に苦しみトラブルを起こす人、それぞれの人に真剣に向き合う黒田さんの言葉が議論を熱くした。

黒田さんの立ち位置は常に現場である。震災によって平穏な日常が奪われ、混乱や不安の中にある被災者一人ひとりが、どうすればこころの安定を取り戻し、明日に向けて歩み始めるのか。今求められる対応は何なのか。現行制度による支援だけではなく、制度を超えた、まさに、人による人への支援の大切さを訴えかけられた。

その後も、避難所のトイレ対策や「災害時要援護者支援指針」の改正などに当たり、貴重なご意見をいただいた。また、阪神・淡路や東日本など、さまざまな現場での経験と教訓を私たちに残してくださった。黒田さんの一つひとつの言葉は、埋もれている声を捉え、人々のいのちと暮らしを守るのだという強い使命感に溢れていた。そして、あの日、最後にお会いした時も、黒田さんの使命感は揺らぐことはなかった。

最後の提言

黒田さんが、最後に故郷・島根に向けて出発される日、私は感謝状をお渡しすべく、入院されていた西宮市内の病院を訪ねた。

「課題は現場にあります。だから、しっかりと被災者一人ひとりの声に耳を傾けてください。それから被災者は一人ひとり状況が異なる。がんの患者、人工透析が必要な方、被災者のそれぞれの状況に合わせて避難所が対応できるよう、福祉避難所をしっかりと運営できるようにしてください」。痩せられた手で、私の手をぎゅっと握りしめておっしゃった。これが黒田さんからいただいた最後のご提言である（本書六九頁参照）。私が「震災二〇年を機にまとめる提言に黒田さんのお考えを盛り込みます」と申し上げたところ、ほっとした表情を見せていただいた。

黒田さん亡き後も、大きな災害が毎年のように発生し、その度に高齢者や障害者の方々への支援が問題となっている。二〇一六年の平成二八年熊本地震では、福祉避難所の運営にも課題が残った。もし、黒田さんが生きておられれば、真っ先に被災地に駆けつけられたであろう。

兵庫県では、黒田さんのご遺志とも言うべき取り組みを着実に進めている。二〇一七年三月には、災害時要援護者支援を推進する条例の整備を全国に先駆けて行った。しかし、県民のいのちを守る取り組みに終わりはない。南海トラフ地震を始め大きな自然災害の発生が懸念される中、未だ多くの課題が山積している。だからこそ、私たちは、全身全霊で被災者に寄り添ってこられた黒田さんの志をしっかりと胸に刻んで、人と人が繋がり合い、一人ひとりのために支え合うことのできる防災減災社会の構築を目指し歩み続けねばならない。

最後まで被災者とともに

最後に、黒田さんらしいエピソードをもう一つ紹介したい。

二〇一四年七月二五日、がんの告知を受ける約一カ月前。黒田さんは、「1・17（土）に神戸市営地下鉄などに特別ダイヤを要望する会」を立ち上げた。これは、一月一七日の阪神・淡路大震災追悼式典に、より多くの市民が駆けつけられるよう、始発時刻の繰り上げを求めるものである。

黒田さんは、体調が悪い中でも懸命に署名運動を続けられ、入院前日となる八月二七日に神戸市交通局にようやく要望書を提出した。この日は四〇度の熱を出し、点滴も二本打って活動に臨んでいたという。被災者とともに歩み続けた黒田さんの、最後の力を振り絞った活動だ。黒田さんが旅立たれて間もなく、臨時便の運行が決定された。

病院から黒田さんを見送った際、「一月一七日までは見届けましょうね」と呼びかけていただけに、それが叶わなかったことは本当に残念である。しかし、これまで多くの困難を乗り越え、不可能を可能にしてきた、実に黒田さんらしい最期ではなかったか。

一月一七日当日、東遊園地には過去最多となる一〇万一、〇〇〇人の人々が集い、震災二〇年の節目にふさわしい素晴らしい追悼式典が執り行われた。これまで参加をあきらめていた被災者がともに祈りを捧げることができた。黒田さんのことだから、きっとどこかで見守ってくれていたと信じている。

苦《く》ともせず　労《ろ》もいとわず　断《だ》固とし　広《ひろ》く活躍　宏《こ》道のため

（短歌　兵庫県社会賞ご受賞にあたって贈る　二〇一二年一月三一日）

その瞬時を生きる

4

似田貝香門
東京大学名誉教授

「時間ってどんな意味を持っているのか」

東日本大震災が起きる数カ月前、黒田裕子さんから日本災害看護学会第一三回年次大会（二〇一一年九月九、一〇日開催）で、「ボランティアが社会を変える～時間軸によりいのち・くらしを支える～」というテーマでの報告を依頼された。その後、3・11が起こった。「我々はいつも時間軸の中にいます。被災者の方もそのとおりですが、時にはその時間が立ち止まっている時もあるかもわかりません。その時間が何か。また、時間ってどんな意味を持っているのか」等という、極めて具体的な内容の問いかけが黒田さんよりあった。

その時、私が黒田さんに返信した内容は次のようであった。「災害と時間、被災者と時間、支援者と時間、これらの出来事や立場を異にする人々の間で時制が異なってしまっている。これだけで、時間の持つ多層性という他者から制御できない（その時間に加われない、同時間とならない）時間という複雑性を経験いたします。しかし、同じ人もまた多層な時間を、時に持ちます。多くの人は、この自己の内部に否応なく現れる、異なる時制の時間を制御します。しかし制御できない場合はどうするのか、また支援者と被災者との間での時間の差異を、どのように扱うのか。その方法は何か。このことを〈実践知〉の中で考えることで、黒田さんがこれまで何度も繰り返し論じてこられた『いのち、くらし、ちいき』の自立について、時間論からのパースペクティブのヒントを得られるような気がします。どうなりますか」（二〇一一年九月六日）。

この学会に先立つ日本災害看護学会第一二回年次大会（二〇一〇年八月二八、二九日開催）での報告者への注文は、以下のようであった。「参加している看護師たちが、災害看護の重要性……災害が起きたからと言っていい加減ではなく、日頃より相手との向き方が一人の人としてのいのちを重んじることを、また、どんな状況下にあってもその人はその人であるため、その人らしいケアの本質を見ていくことの重要性を説いていただけたらと思います。そして、事実に目を向けることの大切さを言っていただけたらと思います」（二〇一〇年五月二三日、傍点筆者）。

黒田さんと私の出会いは、阪神・淡路大震災以来である。そして支援のあり方について多く学ぶことができた。黒田さんの支援活動は、〈実践知〉を常に伴うものであった。[1] この〈実践知〉のコアにあるのが、「いのち、くらし、ちいき」をめぐる「一人の人として」を目指す支援活動であった。その内容についてはこれまでも、度々論じてきた（似田貝、二〇〇六ａ、二〇〇六ｂ、二〇〇八、二〇一二）。

要約すれば、それは生命こそ人間を人間ならしめるもの、という個々の被災者の持つ一回きりのいのちへの支援、あるいは個々の人の歩んできた生（「自分らしく生きる」）ということへの支援のこだわりであった。私たちは、このような支援の基本線を〈生の固有性〉へこだわる実践思想と呼んできた。それは、新しい自立の支援活動の基本思想であった。黒田さんはこの実践思想の形成の中核にいた。

黒田さんにとって「人としていのちを重んじる」「最後まで生ききる」というのは、生活者として、その人の積み重ねてきた人生、生活、苦しみ、願い等を、支援者自らが人としても受け止めることなしには支援を引き受けられないということであり、それを肌身で感じ取っていた。その上で、その人の生き方に深く関心・関与することによって約束を果たすということだけでなく、同時に自らもまた、その目的に向かって自己自身の生きるあり方、自己を拘束し、したがって自らを変えなければならぬ課題にも直面していた。それが、「阪神大震災をとおして自己の可能性をみつける」（似田貝、二〇〇六ａ）、という厳しい自己省察によってもわかるように、上記へのこだわりが、自己への、そして被災者への〈約束・関与＝責任 engagement〉という二重性の責任を伴っていたと言える。[2]

支援者にとって何より必要なのは、一人ひとりの被災者に直面した現場 field（「臨床の場」）を生かすことである。それがゆえに、黒田さんは自己にも、また同じ支援者にも厳しかった。また黒田さんは阪神・淡路大震災で、多くの孤独死という、ほぞをかむような苦い経験をした。だから黒田さんは、被災者を「人として」（時には死していく被災者にも）、自分も可能な限りその被災者の〈生の固有性〉を理解できる「人として」「最後まで〈人として〉生ききる」ように対応する実践思想を生み出す努力を重ねてきたのであった。この、黒田さんの〈実践知〉をその都度可能にしてきたのが、黒田さん固有の時間論であった。

「瞬間を大事にする」「瞬間々々の必要性に目を向ける」

時間論は、黒田さんにとって、〈実践知〉を持続し、また常に新しく更新させてきた同伴者である。被災者と支援者との関係の中で、時間の流れの異なり（差異）を懸命に了解しようとした。了解とは単なる理解ではない。それは実践そのものである。黒田さんは人として、いのちとくらしの結節点としての時間軸（一人ひとり異なる時間との共存は、どうしたら可能になるか）から、被災者のいのちの時間、生活（くらし）の時間との交差と繋がりを、支援活動の中で求めていた。支援活動では「瞬間を大事にする」「瞬間々々の必要性に目を向ける」が重要であると、繰り返し述べていた。

黒田さんは、「震災によって種々な苦痛を抱き、その苦痛と向き合っている人間が、今ここにいる。そして、生活をしている。このことがよりよいケアの第一歩であったからである。それによって、一人の人としてのいのちを重んじることができるからであった」「人間の生活があり、生活する人間がいる」「今を生きる」、そして「最後まで生きる」と表現している。

被災者と向き合う支援者は、まず「事実に目を向ける」ことが大切である。黒田さんは、「視点の向け方」として、次のような「きめ細やかな目配り・気配り」を重んじている。

①訪問時、「こんにちは」と言って、出て来られるまでの時間がどれくらいかかったか。
②戸の開け方（少し開いたか、大きく開いたか、戸を開ける時に、下を向いていたかどうか、目の向い

た方はどこかを見る)。

③声の張りはどうだったか。

④台所が汚れていたか、きれいだったか(きれい好きでない人がきれいな場合は、生活をされていないこともある。もしかしたら食事をしていないのかもしれない。また、買ってきたものだけ食べている可能性もある)。

⑤ゴミ箱の中を見る(ゴミ箱の中に同じ空箱があるようなら、栄養状態がどうであるかを見なくてはならない)。

⑥水屋の中を見た時に、茶碗の移動があるかどうかも見る。

⑦畳の角の汚れはどうかを見る。

黒田さんの言う「事実に目を向ける」とは、この「視点の向け方」の「きめ細やかな目配り・気配り」のことである。それは、支援者の視覚・聴覚・嗅覚・味覚・触覚という五感や、その五感から構成され、また五感を貫いて経験的に統合されていく、人としての感性形成に深く関わっている。

また「事実に目を向ける」ことは、専門職にありがちな、普遍化作業志向、抽象化、一様化するマニュアル化による〈生の固有性〉の多様な現実 reality の排除の防止を意味する。だから黒田さんは「事例を大切に」と言い、具体的な範例化の繰り返しを要請する(黒田、一九九八年八月四日ヒアリング)。

被災者は、単に生き残ったのではない。そこから「くらし」を再生していく必要がある。いのちはくらしに繋がって初めて、災害看護の意味を成す。黒田さんは、このような看護のあり方を「生活を整える」と表現する。それは何より、光、運動、食事、社会的刺激という毎日のリズムを大切にしていくこと、だと言う(「黒田裕子さんを偲ぶ会」における津久井進弁護士の話、二〇一四年一二月二一日)。そして、災害看護の意味は、人の生命＝生活への支援は、一時性から持続的に〈生〉を営むことを支援することを実践的テーマとすべきとしている。

「瞬間々々」はどのように把握されるのか

ところで、「瞬間々々の必要性に目を向ける」という、この一瞬の微妙な動きを捉える固有な感覚は、どのように把握されるのであろうか。これは〈生の固有性〉への支援にこだわる、極めて大切な実践の課題の一つ、タイミングの問題である。黒田さんの実践は、何よりまず、被災者との対話〈語る―聴く〉関係が成立している。「瞬間を大事にする」「瞬間々々の必要性に目を向ける」という表現は、同じ場所、同じ時間に、被災者―支援者の「共に」という〈出会い〉の様相を表現していることに他ならない。

黒田さんは、被災者と向き合う場で、「事実に目を向け」、そこで被災者との対話〈語る―聴く〉関係の中から、被災状況とそこからの立ち上がりを対象化し、その状況を双方が主体的に変えていく実践と省察を、「人として」のプロセスとしてテーマ化している。黒田さんの実践は言葉を通して行われる。タイミングとは、この対話によって、双方が看護を受け入れ、生きることをはっきり把握したという「現われ」のリアリティを確信した時であろう。実践語は、「正しい瞬間に正しい言葉 The right words at the right moment」(アレント、一九九四)にこそ意味がある。限りなく両者が人になっていく(「人間化 humanization」フレイレ、二〇一八)ことは、被災者および世界との関係において生きることである。

その〈出会い〉による、支援者と被災者の〈語る―聴く〉という対話を介し、その人の苦しみ（pathos）の、人生の痕跡を知る。これを聴くことは、対象者―支援者双方の身体の歴史を学ぶことになる。

この対話という関係性の成立によって捉えられるニーズは、単に支援対象の発見の位相に止まるものではない。「その人が持っているニーズを尊重しながら、（そして）その人らしさを尊重しながら、その人のニーズを満たす」（黒田、二〇〇四年八月二四日ヒアリング、括弧は筆者挿入）。時間とは、人として生きること。そのミッションを自覚し、それに応じた、その瞬時を支援者も被災者も共に生きることだ、と黒田さんは言うだろう。

黒田さんは、被災者へのケアを、「人間と生活（これが原型）」の中で捉えようとする。そして、暮らしと家族生活、地域生活を通して対応すべきと言う。被災者の生命を生活として捉え、さらにそのフレームを個人、家族、地域という自足的生活圏の環の中で捉えようとする。ケアとは、その人の生活様式の中で、生活再生の「基盤を整える」ことだ、と強調する（黒田、一九九九年三月二五日ヒアリング[3]）。

黒田さんのこの「生活を整える」という表現は、同じ黒田さんの「今を生きる」、そして「最後まで生ききる」という言葉と深く関わっている。「人間の生活があり、生活する人間がいる」。それは、単に「生きている」あるいは「生き残った」という被災者の思いを、自らの生命のただ中に自己があり、それが支援者（他者）からの対話による呼びかけによって、他者との〈共存在〉の関係で自己の生活（日常性）が存在している、と発想を転位させ、気づかせることである。この気づきによって、被災者がその時点から生活意思の持続や発展に向かって、今再び日常の生活への復帰を始めてほしい、と支援者は願うのである。それが災害看護のmissionだ、と黒田さんは言うだろう。

黒田さんの精神（魂）と、どう向き合うのか、おいでになれば、また対話で学べるが、これからは、自分で考えなくてはならない。その寂しさや苦しみを追跡する立場になった。それを自らの血肉とするかどうかが、継受という課題なのであろう。

別れ際の「また来てくれますね」「話を聴いてくれますね」、そして archaique な微笑。それが黒田裕子さん。

［註］

1 実践知（古代ギリシャではフロネーシス phronesis［知慮］）：実践の現場 field で適切な判断を下すことができる能力のこと。筆者は以下のように考えている。〈実践知〉とは、支援が必要な時、〈その都度〉〈具体的、一時的、局所的〉に、その実践のあり方を決定する、支援者の動機づけと経験よって結び合わされた諸判断の知のことである。支援者にとって、その都度生起し、刻々と変化する現場で、「いま・ここに」何が重要か、何が必要なのか、について経験に導かれて、直観し、知覚し、〈具体的、一時的、局所的〉に判断と決断とともに、それを実践に移すのが〈実践知〉である。それは経験によって深まり、また言葉によって、社会関係性を形成しながら、伝達される。〈実践知〉は単なる知の体系ではない。被災者と支援者が〈共同出現〉者として関わらざるを得ない実在する課題・対象との関係において構成される知である。この意味で〈実践知〉は被災者と支援者との関係の構成を反映している。

2 黒田さんを始め阪神・淡路大震災の支援者の、「たった一人を大切に」、「自分らしく生きる」という「こだわり」という〈実践知〉から学び、またサルトル Jean-Paul Sartre の「アンガージュマン engagement」、レヴィナス Emmannuel Levinas の「責任」概念や、イリイチ Ivan Illich の「積極的関与」等を参考にしながら、〈約束・関与＝責任 engagement〉という概念を使用することにした。

サルトルの engagement は、日本では「社会参加」（伊吹武彦）と訳されてきた。サルトルの思想の核心たるこの概念は、人間学の了解の方法論であり、それが全体性と深く関わり、かつ一個の人間について何を知り得るか、方法の主題である。このことを考えれば、engagement とは、他者への〈約束・関与〉を引き受けるとともに、そのことを自己への約束＝責任、という意味として了解すべきと考える。その意味で engagement は、自己の職能や職責の「責任看取」と訳した方がよいように思える。

3

黒田さんを始めとする阪神・淡路大震災の支援者の、被災者各自の生命＝生活にこだわる思想は、私たちの足湯ボランティアの聴いた「つぶやき」の分析の基本的視角となった。足湯ボランティア活動は、被災者の身体を「触る」という行為を介して、被災者への〈癒やし〉の行為は、被災者にとっては、生命の活動を呼び覚まされる引き金（trigger）である、と考えられた。それは、身体のマッサージによって、生命活動を呼び覚まされ、足湯と被災者の奮う生命、生命活動の賦活を呼び起こす。それは生活意思を回復し、持続しようとする意思を復権させることにつながる（似田貝・村井、二〇一五）。

【参考文献】

アレント、H（一九九四）人間の条件、志水速雄訳、ちくま学芸文庫、筑摩書房、四七
似田貝香門編（二〇〇六ａ）ボランティアが社会を変える―支え合いの実践知、関西看護出版
似田貝香門（二〇〇六ｂ）神戸ボランティア研究「支援の実践知」：〈ひとりの人として〉をめざす支援の実践知、死生学研究、七（二〇〇六春号）、八-三一
似田貝香門編（二〇〇八）自立支援の実践知―阪神・淡路大震災と共同・市民社会、東信堂
似田貝香門（二〇一二）〈実践知〉としての公共性（盛山和夫・上野千鶴子・武川正吾編、公共社会学１　リスク・市民社会・公共性、東京大学出版会、一〇七-一二一）
似田貝香門・村井雅清編（二〇一五）震災被災者と足湯ボランティア―「つぶやき」から自立へと向かうケアの試み、生活書院
フレイレ、Ｐ（二〇一八）被抑圧者の教育学―50周年記念版、三砂ちづる訳、亜紀書房

5 理念と責任

室﨑益輝
兵庫県立大学大学院減災復興政策研究科長

私は、黒田裕子さんから「大切なこと」をたくさん学んだ。その学びを紹介させていただきながら、その根底にある黒田さんの「人間愛の思想」あるいは「輝ける行動規範」を、黒田さんが好んで使った「理念と責任」というキーワードに集約してご紹介したい。

黒田さんとのつながり

黒田さんの「理念と責任」という思想や行動に触れる前に、私と黒田さんとのつながりについて紹介させていただきたい。

私は、阪神・淡路大震災の前までは、行政から研究委託を受けて被害想定の調査をするなど、どちらかというと行政に近い所で仕事をしていた。市民の安全を確保するという専門家の責任は、行政を介して果たすことができると考えていたからだ。その考え方がいかに間違っていたかを、大震災の悲惨な状況を目の当たりにして思い知らされた。市民の中に入って災害の危険を共に考え、減災の備えを共にすべきだったのに、それをしてこなかったという「後悔」があった。その後悔が、「市民と共にある専門家」への模索に私を駆り立てることになる。

阪神・淡路大震災後は、市民の目線に立って寄り添うこと、市民とのコミュニケーションに努めること、市民の輪の中に入ってゆくことを心がけるようになった。具体的には、仮設住宅などの実態調査に係わる、震災関連死の問題に取り組む、震災遺族への聞き語り調査をする、市民と共に語り部キャラバンをする、といった活動に重心を移した。その中で、市民活動や被災者支援のリーダーの皆さんとの出会いがいくつも生まれた。黒田さんとの出会いも、そうした市民の輪の中に入る過程で、自然と生まれた。

黒田さんについての私の第一印象は、「情熱と信念のある人、包容力と正義感の溢れた人」というものだった。頼もしいとも思った。その頼もしさゆえに、その後は私のほうから黒田さんに近づいていくことになる。そうして、その信念と正義感は「黒田さんの理念」に基づくものであり、情熱と包容力は「黒田さんの責任」に基づくものであることを、後に知ることになる。

それ以降、さまざまな場面や場所で黒田さんとご一緒させていただいて刺激を受けることになる。

その一つは、被災者の支援のあり方を検討するグループワークの場で、真摯な議論を展開する時には、いつも傍らに黒田さんがいた。そこでの議論で、「住宅を見るのではなく、被災者の生活を見ろ」「被災者に心を通わせ、寄り添う姿勢を持て」と、叱咤激励されたことが忘れられない。

もう一つは、私が被災現場を訪ねた時に、そこには必ず黒田さんがいて多くのことを教えていただいた。黒田さんは「一人ひとりのいのちと生活を大切に」という信念に基づいて、災害の現場に真っ先に駆けつけて支援活動を展開されていた。二〇〇四年の新潟県中越地震、二〇〇七年の能登半島地震と新潟県中越沖地震、さらには二〇一一年の東日本大震災などの被災地には、いつも身を粉にして奮闘する黒田さんの姿があった。

そうした被災地で黒田さんは、「避難所のトイレ」や「仮設住宅のゴミ箱」を私に見せ、被災者の暮らしに寄り添うことの意義を伝えようとされた。被災者との会話の場にも私を連れ出して、被災者と心を通わす大切さを教えようとされた。「立ったまま上から話をしてはだめ。腰を曲げて皆さんの目線で話しなさい」「あれこれと質問をするのは止めなさい。被災者の気持ちを知りたければ、手を握って体温で感じなさい」と、私に諭すように語りかけられた。その黒田さんの厳しい現場指導は忘れられない。

黒田さんの「理念と責任」

黒田さんは、「理念と責任」という言葉を好んで使った。「人間復興」という理念を持ち、「救援看護」という責任を果たすことが、災害時の看護師やボランティアには欠かせないという、黒田さんの思いがそこに込められている。

「大局着眼、小局着手」という言葉がある。それは「全体像を正しく捉えたうえで、現場の求めに応じ責任を果たす」ということを教えている。この、全体を理念で捉え、現場の責任を果たすというのは、黒田さんの「理念と責任」に他ならない。

　ここではまず、黒田さんの著作や講演などを基に、また黒田さんが示された行動を基に、黒田さんが求めていた理念や原点を明らかにしておきたい。黒田さんは、関西学院大学の「災害復興学」という講義の冒頭で、「人間と暮らし」「人権と価値観」「愛と互いの尊重」の三つを、被災者と向き合う原点として提起されている。最初の「人間と暮らし」は、救援看護に取り組むうえでの原理を、次の「人権と価値観」は、被災者に向き合うための姿勢を、最後の「愛と互いの尊重」は、被災者と共生し協働するための規範を、私たちに教えようとされている。

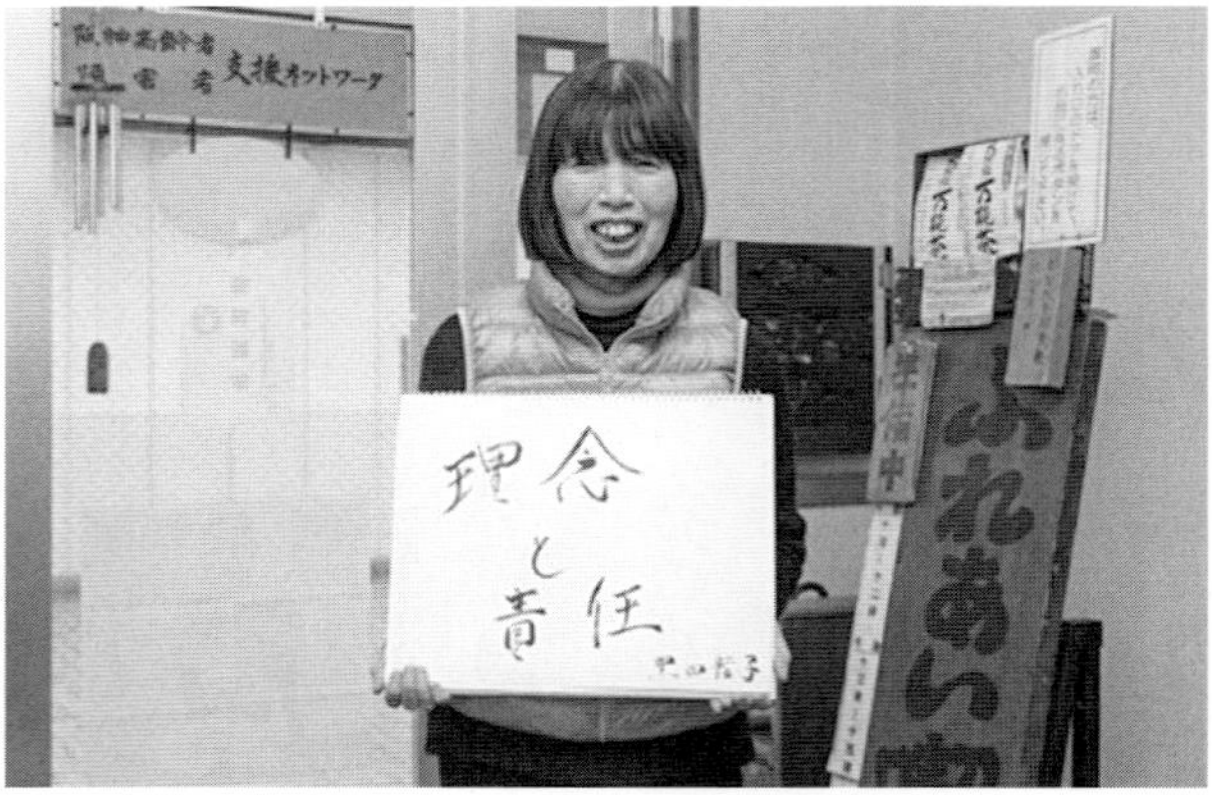

自書した「理念と責任」を掲げる黒田裕子さん（阪神高齢者・障害者支援ネットワーク［旧称］事務局にて）

1 人間と暮らし

　黒田さんの講演を聞いていると、「人間」という言葉が百回も二百回も出てくる。災害を受けて苦しむのも人間であり、災害から立ち上がるのも人間である。だから、「一人ひとりの人間を見ないといけないし、人間を大切にしないといけない」と、黒田さんは私たちに語りかける。社会全体の復興が「人間不在」であってはならないし、個々の被災者支援が「人間不在」であってはならない、とも言う。

黒田さんが人間を大切にという時、次の三つの点の重要性を強調されることが多い。

その第一は、一人ひとりの個別性を大切にするということである。一人ひとりの、人間としての強さや弱さ、喜びや悲しさに寄り添うことが欠かせない。黒田さんが、被災者一人ひとりの克明なカルテをつくられていたことは、まさにこの「一人ひとりを大切に」という思いの表れである。

第二は、人間を見る時には、その暮らしを見るということである。どのように生きているのか、どのような暮らしをしているのかを見て、その人の抱えている問題を把握し、改善すべき課題を見出すのである。泥出しをしている学生ボランティアに、「泥出しが最終目的でないわよ。泥出しの向こうに人々の暮らしがあるの。その暮らしをどうしてあげたいかを考えてね」と語りかける黒田さんの言葉を大切にしたい。

第三は、被災者の苦痛を深く、かつ温かく理解するということである。黒田さんは、被災者の苦痛には、身体的苦痛、精神的苦痛、社会的苦痛、霊的苦痛の四つがあって、そのすべての苦痛を受け止め緩和するようにしなければならない、と主張される。社会が被災者を追い詰めることで引き起こされる苦しみや、自分だけが生き残った後悔や罪責感などから来る苦しみにも目を向けて寄り添おうとされている。

2 人権と価値観

日本看護協会の倫理綱領の第一条に、「人間の生命、人間としての尊厳及び権利を尊重する」とある。その精神を体現したのが、黒田さんであった。黒田さんは、相手の人権や価値観を尊重した介入が、看護や支援に欠かせないと言われる。被災者の考え方や生き方を尊重して向き合う、被災者を傷つけないよう思いやる、もし自分が被災者だったらと考えることを、支援者や看護者に求められた。「与えるのではない、力を引き出すのだ」というのも、被災者を一人の人間として尊重する理念に基づいている。

黒田さんが、学生に対する講義の中で、被災者に対する言葉かけについて、懇切丁寧に注意を喚起されている。大切なことなので、少し詳しく引用しておこう。

被災者を傷つける言葉として「お気持ちはよくわかります」「大丈夫、よくなりますよ」「頑張ってください」「お子さんのために元気になって」「あなただけじゃありません。他にも同じような人がいる」「命が助かっただけでも運がいい」という言葉を挙げられ、被災者に受け入れられる言葉として「本当に大変でしたね」「大変な思いをなさっているのですね」「よく頑張ってこられましたね」「あなたが悪いのではありません」「泣いても怒ってもかまいません」「何でも話してください」「今までと同じようにできなくても無理ないですよ」という言葉を挙げられている。人権を尊重する黒田さんならではの「思いやり」がそこに感じられる。

3 愛と互いの尊重

私が黒田さんから最も感銘を受けた言葉の一つが「愛」である。人と人との関係は「愛」によって結ばれる。被災者との間に愛が芽生えなければ、苦難を共に目指してゆくための協働の関係も共創の関係もつくれない、というのだ。「助ける、助けられる」関係や「支援する、支援される」関係を乗り越え、共に涙する共感し合える関係をつくらないと被災者の自立は生まれないことを、黒田さんは献身的な実践の中で学ばれたのだと思う。

黒田さんの活動と思い

最後に、黒田さんの「理念と責任」に基づく素晴らしい活動を私なりの学びとしてご紹介しておきたい。以下の活動は、黒田さんの理念と責任の具現化であり、私たちに対する熱いメッセージが込められている。

1 被災者見守りへの思い

黒田さんの活動の原点は、避難所や仮設住宅における被災者の見守りや自立支援の活動である。西神第七仮設住宅では、敷地内に建てたテントに常駐し、不眠不休の見守り活動を展開された。毎日のように、一軒一軒の扉をノックして、声をかけ、生活の援助や悩みの相談に乗られた。閉じこもりの被災者に対しても、粘り強く声をかけ、手を差し伸べられた（本書一〇五、一〇六頁参照）。この献身的な見守りの結果、一、〇六〇世帯が居住する大規模仮設団地であったにもかかわらず、四年間でわずか三人の孤独死しか出していない（本書四五、八二、一〇三、一一八頁参照）。

私は、気仙沼の面瀬の仮設住宅で黒田さんに見せていただいた「支援ノート」が忘れられない。一人ひとりの被災者について、その日々の体調や言動などが克明に記されていた。「今日はお孫さんの話をされた」「昨日より顔色がよくなっている」「住宅再建をどうするか悩んでいる」といったメモがぎっしり書き込まれていた。「被災者に寄り添い、一人ひとりを大切にする」という黒田さんの思想が、そこにはあった。

黒田さんの被災者支援では、「与える支援ではなく、引き出す支援を心がける」という思想も貫かれている。黒田さんが西神の仮設住宅で真っ先に取り組んだのは、被災者相互で支え合う場をつくる、生きがいを育む場をつくるということであった。それが「ふれあいセンター」という仮設住宅内での集会所の設置であり、「伊川谷工房」というサポートセンターの設置である。伊川谷工房では、その名称にも示されているように、手芸などの生きがい仕事を身につける就業支援に力を入れており、力を引き出す支援が実践されていた（本書一〇八頁参照）。

2 避難環境改善への思い

黒田さんは、避難所や仮設住宅の「非人間的で劣悪な環境」を解消しなければ、被災者の自立も復興もないとの思いから、その環境を改善する活動に制度面も含めて積極的に取り組まれた。兵庫県は震災後、避難所のあり方を検討するための委員会を二度にわたり設置している。

その第一は、二〇〇五年の「避難所管理・運営等に関する調査委員会」であり、その第二は二〇一三年の「避難所等におけるトイレ対策検討会」である。最初の避難所管理・運営の委員会には、私もご一緒させていただき、黒田さんの発言から学ぶことが多かった。

黒田さんは、その委員会の主要メンバーとして、運営マニュアルの整備、医療看護体制の充実、仮設トイレの改善、さらには福祉避難所の設置などについて、建設的な提言をしている。避難所のトイレ問題をいち早く提起されたのは、黒田さんではなかったかと思う。震災直後の七月に出された「阪神高齢者・障害者支援ネットワーク」（旧称）のニュースレターで、「トイレに行く回数を減らすために水分摂取を控え、ひどい脱水状態となり大勢の高齢者が倒れた」とその問題点を指摘されている。

黒田さんは、仮設トイレの構造面の改善を指摘する人の多い中で、関連死や感染予防の観点から運用面の改善を提起されており、汚物の処理など現場での問題解決の道筋を示された。兵庫県の「避難所等におけるトイレ対策の手引き」(二〇一四)の中に示されている、衛生面に配慮したトイレの清掃方法、トイレにおける障害者や高齢者への配慮といった部分には、黒田さんの思いがしっかり反映されている。

黒田さんは、福祉避難所の設置とその改善にも尽力されている。二〇〇五年に設置された内閣府の「災害時要援護者の避難対策に関する検討会」の委員として、福祉避難所の必要性を強く主張されたのは黒田さんであった。二〇〇七年の能登半島地震では、国民宿舎を活用した我が国最初の福祉避難所を率先して設置されている。福祉避難所へのヘルパーの派遣を強く求めたのも、黒田さんであった。一人ひとりを大切にするという視点から、傷病者や障害者などの状態に適した介護と生活の空間がいるとの認識に立ち、福祉や看護のスペースの整備という取り組みにつながっている。

その黒田さんが、兵庫県の井戸敏三知事に「障害者はみんな同じではない、それぞれの症状に応じた支援が届けられるよう、福祉避難所を細やかに整備してほしい」と、死の間際に訴えられたと聞く(本書四九頁参照)。

3 災害看護学確立への思い

阪神・淡路大震災は、災害後の看護の重要性を強く認識させた。災害後の復旧や復興では、ハードなライフラインや住まいを提供するだけでは不十分で、ソフトな心身のケアを図る医療や看護が欠かせないことが明らかになった。阪神・淡路大震災の直後の一九九八年に日本災害看護学会が設立されたのも、阪神・淡路大震災の教訓を踏まえてのことであった。黒田さんは、この災害看護学会に理事として参画し、災害看護分野の体系化に尽力されている。

災害看護の体系を「時間のつながりで捉える、人間のつながりで捉える」ことの大切さを提起したのは黒田さんであった。時間のつながりを「災害看護サイクル」という形で定式化された。急性期あるいは応急期だけでなく、回復期や復興期での看護の必要性を説かれている。また、人間のつながりを「災害看護ネットワーク」として捉え、行政や地域や企業、さらには病院そしてボランティアが連携する必要性に加えて、医師、看護師、保健師、薬剤師などの医療関係者が協働する必要性を説かれている。

こうした災害看護の体系についての考え方は、黒田さんの著作からうかがい知ることができる。メディカ出版からの『災害看護―人間の生命と生活を守る』という書籍は、まさに災害看護学の理論的体系と実践的対処の総合化を図ったものであるが、黒田さんはその編著者として指導的役割を果たされている。また、日本看護協会出版会からの『事例を通して学ぶ避難所・仮設住宅の看護ケア』という書籍は、黒田さんの災害看護の経験知を集大成したものであるが、災害看護を志す者の必読書となっている。行動や実践だけではなく理念や理論においても、その指導性を発揮されている。

ところで、日本災害復興学会理事という肩書にも示されるように、災害看護だけでなく災害復興という新領域を開拓するうえでも、パイオニア的役割を果たされている。私が、災害復興学会を立ち上げた当初から、生活復興という視点からの貴重なアドバイスをいただいたことを、決して忘れることはできない。

4 後継者の育成への思い

黒田さんは、「被災者の見守り」「避難環境の改善」に負けないくらい、「後継者の育成」に力を入れられていたように思う。黒田さんが、看護師の卵にとても厳しい口調で指導されている姿を何度も見た（本書八三、一〇〇、一二六頁参照）。私が教鞭を執っていた関西学院にも非常勤講師として来ていただいていたが、私語をする学生に対して、「いのちに関わる非常に大切な話をしているので、気を引き締めて聞いてください」「講義は教員と皆さんとが一緒に育て上げるものですから、真摯に向き合ってください」と、丁寧にたしなめられた。そこでは、学生や次代の看護師に「人としてのあり方を教えたい、真剣に向き合う大切さを教えたい」という、黒田さんの教育者としての熱い気持ちが見て取れた。

黒田さんは、看護師向けの『災害看護』（前出）という教科書の中で、「支援活動を行う際、自分の言動が相手の人権を無視することになっていないか、相手を傷つけることになっていないかを考え、相手を思いやってほしい」と訴えられている。後継者の育成に当たって、災害看護のこころをいかに伝えるかに腐心されていたように思う。このこころを伝えるということでは、教室で知識を詰め込むよりも、現場で倫理を磨くことの方が大切と考え、現場での実践を通じての教育に力を入れられていた。若い看護師が黒田さんを囲んで教えを受けるシーンが、現場ではしばしば見られた。

黒田さんは、「現場にこそ真実がある。現場に来て学びなさい」と、何度も何度も口にされた。「大学の偉い先生は、ちっとも現場に来ない。そんな先生の言うことは信じないようにしている」という、黒田さんの私たちに対する批判は、今も私の耳元に残っている。この批判を忘れずに、黒田さんの理念と責任を受け継いで、被災者支援の現場に立ち続けたいと思う。

6 「現場こそが原点」

関西医科大学看護学部長・研究科長
片田範子

ベッドの中で繰り返した「看護は現場から」

黒田裕子さんが亡くなって四年目となる今、彼女の実践と思想を伝える本著に参加する機会をいただいた。何を書けばよいのか——阪神・淡路大震災の時から、決して近くではないが、常に彼女の存在が普通であったのはどうしてなのか、彼女と出会ったこと、学会活動を共にしたことなど思い起こしても、考えがまとまらない。土壇場になって、彼女が残した（私への）指令は何だったのだろうか、と考え始めた。それが本著の私がいただいた課題：黒田さんの言う『現場が原点』ということを、私なりに回想し、思考することと捉えた。生（なま）の言葉としては、「看護は現場からよ、現場」という言葉として残されたたことだと気づいた。

最後にお会いした時の黒田さんは、数日後に島根に帰ることが決まっていたベッドの中で、「死ぬことは恐れないけれど、やりたいことがまだまだある」と繰り返した。それと同時に、「『看護は現場から』よね」という言葉も繰り返していた。私自身、看護は現場だと共感しつつ、そこにある思考の深さの違いに圧倒される感があったと記憶している。

それぞれの持ち場を尊重する同志として

まず、私の記憶の中での黒田さんとの出会いについて述べる。

時間をさかのぼると、直接お会いしたことが最初ではなく、「仮設住宅の人々の支援に奔走している、黒田さんという方がいる」と、人々の会話に織り込まれて聞こえてきていたことが記憶される。阪神・淡路大震災直後に、仮設住宅群の一部が神戸市西区にも設置され、そこで彼女が活動していることが話題になった。宝塚の病院で勤務していた人が、医療のシステムを超えて、単身で、仮設に住む人々の暮らしや心身の負担を軽減するように動いているという『話』を何度もお聞きしていた。その後、短い期間、黒田さんは近県の大学や近隣大学にて教員として働き始められた。そして、初めて兵庫県立看護大学(当時)へ、災害についての講義に来られた時にお会いした、という経緯だったと思う。

その後、災害に遭遇した体験を持つ一人として、日本災害看護学会の立ち上げなどを含め、同志として受け止めていただいた。黒田さんには「現場」を分かち合う仲間がいた。しかし、現場に出ない私も含めそれぞれの人々の持ち場を尊重してくださっていた。その後、まもなく大学組織から離れ、NPOを立ち上げ、神戸市や兵庫県などの行政や、看護協会、社会福祉協議会など、人と組織との繋がりを広げていかれた。学生には、災害現場で何が起きているのかを話し、共有してくださり、教職を離れても学生との関係を大事にしていただいた。

現場での活動が次代の看護を創造する

私は、災害の地で黒田さんとご一緒することは一度もなかった。ただ彼女が、災害がある度に、いち早くその場に駆けつけていることは学会や看護協会、また風の便りとして知る立場を共有していた。阪神・淡路大震災から始まり新潟県中越地震、新潟県中越沖地震、三重県や愛知県の水害、東日本大震災、トルコ、四川、ハイチ等の大地震など、日本だけではなく海外にも駆けつける一方、その忙しさを押して食事会へ参加し、その度に「食べている？　これ、おいしいよ」と勧められたことを思い出す。自身の睡眠や食事など、最小限に切り詰めて人のために動き続ける、この湧き出るエネルギーは何なのだろうかと、圧倒されていた。

今それを思い起こすと、彼女は自分を現場に置き続けていた。彼女は自分の存在と経験を通して、そこにいる人々が何を必要とするかを直接的につかみ取り、その人たちを始め、さまざまな人と繋がる動的な行為へと発展させることとなった。災害時だけではなく、現場で出会った人々との体験は、彼女にとっての行動目的となり、そのために人、市民、専門家、行政、ボランティアとさまざまに繋がることは、彼女にとっての必然であり、戦略でもあったのだと思う。そこには、彼女の信念としての「看護」があり、彼女の行為の可能性に向かって、彼女の活動を創造し続けているように見えた。

黒田さんにとって「看護」とは、看護を超える活動の中に生きるということだったのではないかという思いに至った。阪神・淡路大震災が起きてから、黒田さんは自分の身を削って災害に関わり続ける決断をし、その必要があれば、どこにいても飛んでいった。このことと、病院にいた時代は繋がっていなかったかのように思っていたが、宝塚市民病院では副総婦長という職にあり、阪神・淡路大震災の直後には避難所を整備することに従事している。在職中から患者にとって必要なものは自分でつくった、と述べているように、活動することが看護であり、その視線は常に看護を必要とする人に注がれていたのだと、改めて認識した。

目的は現場にあり、そこに常に近くいること、その場を共有することは、実践の科学としての看護学の基本である。これからの看護が、地域での人々の暮らしを支えるうえで重要性を増す中、黒田さんの「看護は現場から」に立ち戻ることが、看護学教育に求められている。

この項を書き始める際に、あまりにも普通に黒田さんとお会いし、過ごしてきたことから、手元に資料が少ないことに気づき、兵庫県立大学共同災害看護学専攻に在籍する稲垣真梨奈氏にお手伝いいただき、時間の制限の中で検索していただいた文献を読み返した。三二資料の概要は、教科書の章等が五件、阪神・淡路大震災に関連したインタビュー記事、活動報告、講演資料、シンポジウム原稿などである（表1）。彼女の文筆活動のごく一部ではあるが、これらの中に、彼女の信念となる現場からの発信が、多く含まれていたことを記しておきたい。

災害サイクル	場所	種類	その他のコンテンツ	検索サイト
準備期〜中長期	避難所・救護所・遺体安置所・仮設住宅	レポート(ライターによる)	被災経験・プライバシーの確保・心のケア・感染予防・孤独死予防・災害看護	CiNii
準備期〜中長期	避難所・救護所・仮設住宅・復興住宅	講演会資料：シンポジウム（日本災害看護学会）	訓練・住民との連携	医中誌
急性期〜中長期	避難所・救護所・仮設住宅	インタビュー	看護学生へのメッセージ	CiNii
急性期〜中長期	避難所・仮設住宅・地域	インタビュー	地域での活動	CiNii
急性期〜中長期	避難所・仮設住宅・復興住宅	講演会資料：会長講演（日本災害看護学会）	被災経験・活動報告・感染・安全・衛生・孤独死・保健師との連携・グループハウス	医中誌
急性期〜中長期	避難所・救護所	特集	看護の再構築・被災経験・救護所 / 避難所活動報告・避難所生活での看護の再考・要援護者 / 高齢者問題・コンビニ福祉・グループハウス・連携の重要性	医中誌
急性期〜中長期	避難所・救護所・遺体安置所・仮設住宅	特集	看護の再構築　被災経験・救護所 / 避難所活動報告・地域社会	医中誌
急性期〜中長期	救護所・遺体安置所・仮設住宅	レポート	被災経験・救護所 / 遺体安置所の活動報告・心のケア・他職種連携・QOL・地域社会	医中誌
急性期	避難所・救護所	レポート（緊急特報）	被災経験・救護所 / 避難所の活動報告	CiNii
急性期	避難所・救護所	活動報告	避難所の看護の役割 / 保健衛生 / 安全面 / メンタルケア / 救護活動 / 受け入れ体制	医中誌
中長期	仮設住宅	メッセージ	ネットワーク・コミュニティづくり	医中誌
中長期	仮設住宅	講演会資料：基調講演（日本在宅ケア学会）	看護の再構築・コミュニティの重要性・事例報告	医中誌
中長期	仮設住宅	講演会資料：シンポジウム（日本災害看護学会）	仮設住宅での活動報告・医療 / 福祉相談・ふれあい訪問・ボランティアとの連携・ボランティアの福祉サービス	CiNii
中長期	仮設住宅	活動報告	仮設住宅での活動報告	医中誌

［表 1］ 黒田裕子関連文献リスト

学術						
阪神淡路大震災						
番号	タイトル	著者	雑誌	刊行年	災害種類	
1	災害看護に取り組む黒田裕子さん ― 阪神・淡路大震災後 10 年目をむかえた神戸で	栗原知女	看護実践の科学 31(13), p.67-71	2006	阪神・淡路大震災	
2	住民（市民）と看護者の連携、協働と参画 ― ひとりの人としてのいのちを重んじるために（シンポジウム：災害における看護の役割を発揮するために ― 連携の現状と課題）	黒田裕子	日本災害看護学会誌 (1345-0204) 6(3), p.75-80	2005	阪神・淡路大震災	
3	インタビュー 黒田裕子さん 災害ケアから看護の原点がみえてくる（特集：災害のとき医療は…）	黒田裕子	クリニカルスタディ 26(8), p.600-604	2005	阪神・淡路大震災	
4	かお 震災後 8 年、今なおボランティアとして奔走する黒田裕子さん(阪神高齢者・障害者支援ネットワーク副代表 / しみん基金・KOBE 理事長 / 日本ホスピス・在宅ケア研究会副理事長)	黒田裕子	看護 55(1), p.59-61	2003	阪神・淡路大震災	
5	地域とともに歩む災害復興と看護の経験知 ― 「いのち」と「くらし」を育む災害看護	黒田裕子	日本災害看護学会誌 (1345-0204) 11(3), p.3-15	2010	阪神・淡路大震災	
6	阪神・淡路大震災および他の災害の体験をとおして（特集：災害看護 災害の前に、そのとき、そして、その後の看護）	黒田裕子	臨牀看護 (0386-7722) 32(13), p.1900-1906	2006	阪神・淡路大震災	
7	阪神・淡路大震災から 10 年 社会は看護職に何を求めているか（特集：災害看護の現場から 災害看護学構築に向けて）	黒田裕子	看護教育 (0047-1895) 47(2), p.137-141	2006	阪神・淡路大震災	
8	災害と QOL ― 災害の体験をとおして、真の QOL とは何かを再構築（特集：看護に活かす QOL の視点）	黒田裕子	臨牀看護 (0386-7722) 33(12), p.1888-1892	2007	阪神・淡路大震災	
9	自分には何ができるか、何を求められているのか（特集：阪神大震災、その時看護は…）	黒田裕子	看護学雑誌 59(5), p.470-471	1995	阪神・淡路大震災	
10	避難所における看護ケア 救護センター併設の必要性（総特集：自然災害・事故・テロ時の看護 阪神・淡路大震災、地下鉄サリン事件から 10 年間の日本の蓄積）	黒田裕子	インターナショナル ナーシング レビュー (0919-3804) 28(3), p.52-59	2005	阪神・淡路大震災	
11	これまでの 10 年と今後に向けて(メッセージ：阪神・淡路大震災から節目の 10 年 災害看護のこれからの「進展」へ向けて ― 災害看護メッセージ 備え）	黒田裕子	ナーシング (0389-8326) 26(3), p.108	2006	阪神・淡路大震災	
12	「人間」と「地域」と「くらし」を支えるということ 被災者と共に歩んできた経験を通して	黒田裕子	日本在宅ケア学会誌 (1346-9649) 10(1), p.9-12	2006	阪神・淡路大震災	
13	仮設住宅でのボランティア活動 ―「人間」と「生活」を視点に（シンポジウム：体験を踏まえた災害看護学発展への提言）	黒田裕子	日本災害看護学会誌 2(1), p.3-9	2000	阪神・淡路大震災	
14	看護 TOPICS 阪神・淡路大震災 5 年目に考える活動の振り返りと今後の課題	黒田裕子	看護実践の科学 (0385-4280) 25(2), p.51-55	2000	阪神・淡路大震災	

	中長期	仮設住宅	活動報告	グループハウスの取り組み	医中誌
	不明	自宅	活動報告	内服管理	医中誌
	災害サイクル	場所	種類	その他	検索サイト
	準備期～中長期	避難所・仮設住宅・地域	講演会資料	活動報告・備え / 訓練・阪神淡路大震災との比較・災害看護・応援体制・二次災害・閉じこもり予防・保健師・PTSD	医中誌
	急性期～中長期	避難所・仮設住宅・自宅	活動報告	避難所／仮設住宅での活動報告・	医中誌
	急性期	避難所	レポート	先遣隊調査・看護ボランティア調整	明石学術情報館蔵書検索
	中長期	仮設住宅	レポート	喪失・スピリチュアルペイン	医中誌
	急性期	避難所・自宅	レポート（緊急）	先遣隊初期調査 避難所巡回・家庭訪問	医中誌
	準備期	地域	活動報告	シミュレーション・訓練	医中誌
	不明	不明	特集	ボランティアの心構え・医療コーディネーター	医中誌
	急性期～中長期	救護所・仮設住宅・復興住宅	インタビュー		google
	中長期	仮設住宅・復興住宅	活動報告		google
	中長期	仮設住宅・地域	総論	災害看護・教育	google
	急性期～中長期	避難所・福祉避難所・仮設住宅	活動報告		google

学術（続き）						
15	【震災と在宅ケア】災害と介護	黒田裕子	日本在宅ケア学会誌 (1346-9649) 15(2), p.8-12	2012	阪神・淡路大震災	
16	与薬の技③ 阪神･淡路大震災時の体験を通じて	黒田裕子	看護 (0022-8362) 58(14), p.134-135	2006	阪神・淡路大震災	
新潟中越地震						
番号	タイトル	著者	雑誌	年代	災害種類	
17	災害時における看護師の役割 災害時の体験から学ぶ	黒田裕子	日本赤十字広島看護大学紀要 (1346-5945) (6)p.55-68	2006	新潟県中越地震	
東日本大震災						
18	災害看護ボランティア活動の拠点として（特集：東日本大震災；初期から今に至る災害医療活動からみえてきた課題）	黒田裕子	臨牀看護 (0386-7722) 37(13), p.1790-1793	2011	東日本大震災	
19	外部地域からの看護ボランティア派遣の調整役の活動	黒田裕子	ルポ・そのとき看護はナース発 東日本大震災レポート（書籍） p.456-458	2011	東日本大震災	
20	被災地の被災者の今 あの日あの時からの継続支援の現場から（連載：被災地はいま 東日本大震災・復興とともにある看護［第7回］）	黒田裕子	EMERGENCY CARE (1349-6557) 27(1), p.102-103	2014	東日本大震災	
その他						
21	「兵庫県西部地域の水害（台風9号）」被害の現状報告 先遣隊としての初期調査から	黒田裕子 漆崎誉子	日本災害看護学会誌 (1345-0204) 11(2), p.59-70	2009	兵庫県西部地域水害（台風9号）	
22	地域住民とともに防災推進について；実践を通して（特集2：駿河湾地震震度6における対応；長年の備えはどういかされたか）	黒田裕子	臨牀看護 (0386-7722) 35(14), p.2196-2197	2009	地震	
23	災害ボランティアの活動と医療コーディネートナース（特集：看護基礎教育で教える災害看護新たなカリキュラム構築の実現）	黒田裕子	看護展望 (0385-549X) 31(8), p.902-903	2006	なし	
インターネット						
24	すごいすと取材記 阪神高齢者・障害者支援ネットワーク理事長 黒田裕子さん 兵庫県	兵庫県企画県民部県民生活課	http://www.hyogo-intercampus.ne.jp/sugoist/interview/kurodayuko	2014	阪神・淡路大震災 東日本大震災	
25	平成20年防災功労者活動報告	内閣府	http://www.bousai.go.jp/kohou/kouhoubousai/h20/11/topics_02.html	2008	阪神・淡路大震災	
26	“地域”の中で考える災害看護 — いのちを“看護”が救うために（特集：“地域の看護力”で災害に備える）	黒田裕子	http://jnapcdc.com/wp/wp-content/uploads/2011/04/CCkuroda.pdf	2007	阪神・淡路大震災	
27	仮設住宅状況・医療・福祉避難所支援～被災地の現場からの一声～（特集：東日本大震災をめぐる諸問題の中での復興）	黒田裕子	http://f-gakkai.net/uploads/gakkaishi/05-2-1.pdf	2012	東日本大震災	

教科書						
番号	書籍名	編集・監修	出版社	出版年	タイトル（黒田裕子執筆箇所）	ページ
28	新版 災害看護 人間の生命と生活を守る	黒田裕子 酒井明子	メディカ出版	2008	第1部 8. 災害マネジメント	98-102
					9. 災害時要援護者対策	103-110
					第2部 3. 避難所における看護ケア	135-143
					4. 仮設住宅における看護ケア	144-153
					5. 関係諸機関，他職種との連携	154-160
					6. 在宅，地域における連携	161-167
29	いのちとこころを救う 災害看護	小原真理子	学習研究社 （現・学研メディカル秀潤社）	2008	第2章 ②地域連携の実際	52-53
					◆避難所支援	54-55
					◇仮設住宅生活者への看護	77-79
					◇高齢者の場合	87
30	災害看護 看護の専門知識を統合して実践につなげる	酒井明子 菊池志津子	南江堂	2008	第Ⅲ章 1. 災害時の地域アセスメント	84-89
					2. 災害時要援護者への支援	90-98
					第Ⅳ章 3. 避難所・仮設住宅・復興住宅における看護	132-142
					4. 災害時における社会資源の活用	143-149
31	災害看護 心得ておきたい基本的な知識	小原真理子 酒井明子	南山堂	2012	第4章 2. 避難所における看護の役割	131-140
					B. 災害中長期の看護	149-164
32	演習で学ぶ 災害看護	小原真理子	南山堂	2010	第Ⅰ章 3. 高齢者とのコミュニケーション	20-25
					第Ⅴ章 1. 仮設住宅入居者の健康・生活支援	216-224
					3. 復興住宅入居者の健康・生活支援	225-233

7 寄り添いから繋がりへ

村井雅清
被災地NGO恊働センター顧問

はじめに

黒田裕子さんが逝去されて、早三年半余が経過した。被災者（被災地）支援をしているNGOとして災害現場に出向くと、今もあちらこちらで黒田さんのことが話題になる。また黒田さんに指導を仰いだ大学生と話すと、その彼女ら、彼らが、いつまでも人生の師として仰いでいることがヒシヒシと伝わってくる。

一九九五年一月一七日午前五時四六分、阪神・淡路大震災が発生し、その二日後に立ち上がった阪神大震災地元NGO救援連絡会議（代表・草地賢一）の分科会の一つとして当センターの前身である仮設住宅支援連絡会が発足した。黒田さんとはその当初から共に活動をしてきたので、こうしていつまでも黒田さんのことが話題になると、自分のことのように嬉しい限りであり、誇りに思う。

「仮設のマリアさん」

黒田さんとの長いお付き合いの中では、「事務所の椅子に正座して居眠りし、椅子から転げ落ち、足の小指の骨を折ったにもかかわらず片足はスリッパを履いて翌日の講演に出かけた」とか「極端な偏食家で、何食べて生きているの?」「いつ寝てるんだろうか? ほんとにサイボーグとはよく言ったものだ」「えっ、JR三ノ宮駅から道路挟んで向いの銀行までタクシーに乗った??」など数え切れないほどのエピソードがある。一方で、多くの被災者が「仮設のマリアさん」と言って慕っていたことも忘れてはならない(本書四六頁参照)。

ある会議に筆者と二人で出席していて、その会議が終わり、二人で最寄りの駅に向かって歩いていた時に黒田さんの携帯電話が鳴った。内容は、黒田さんが見守りをしていた神戸市西区にあった西神第七仮設住宅に住まわれていた一人の男性が亡くなられたという訃報だった(本書四五、六七、一〇三、一一八頁参照)。即座に黒田さんは、既に入っていたスケジュールをキャンセルしてその方の告別式に参加することを決めた。告別式の会場は、阪神・淡路大震災直後、私が所属していたボランティアグループの拠点があった近くだったことから、極度の方向音痴である黒田さんの道案内を引き受け、私が同行することになった。地域の小さな集会所で告別式が執り行われていた。その告別式には、当時同じ仮設住宅で故人と親しかった四～五人の住民が参列しておられた。黒田さんは会場に着くなり、棺に納められたご遺体に一直線に駆け寄り、寄り添い、泣き崩れた。その亡くなられた方は親族がいない独り身の方のようだった。黒田さんは親族のような振る舞いで、住民の方お一人おひとりに「よく来ていただきましたね!」と労をねぎらっていた。その時、一人の高齢女性が私に近寄ってきて、「この人なぁ(黒田さんのこと)、仮設のマリアさんって言われていたのよ!」と得意気に解説してくれたことを今も忘れない。

厳しく、また優しい黒田裕子さん!

このように黒田さんは、いつも文字どおり全身全霊で被災者に寄り添っていた。他の用件を抱えていても可能な限り、被災者を優先する。実に二四時間態勢で対応していたということである。

その黒田さんが、看護学生や医療従事者の卵と言われるような方々に対応する時には、人が変わったかのように「厳しい指導者」に変身する(本書七一、一〇〇、一二六頁参照)。偶然、筆者が傍にいても遠慮はしない。「そんな甘い考え方で看護師を目指すなんて、何考えてんの!」と叱る。こうして黒田さんから厳しい洗礼を受けた若者は数え切れないだろう。逆に若者を褒めたり、激励している姿をほとんど見たことがないほどだ。

しかし、誤解のないように言っておかなければならないのだが、黒田さんが逝去されてから出会う若い方たちからは、「厳しかったけれど、でも優しいところもあり、励ましてくださったから今の私があります」と言われ、なかには社会人一年生となって頑張っている若者も少なくない。

黒田さんに可愛がられた〝一番さん〟

つまり黒田さんが人に向き合う時には、被災者のみならず、こうしていつも「全身全霊」で気を抜いていないことがわかる。私たち始め、黒田さんから多くのことを学んだ学生たちによって、どこの現場に行っても、また研究の場でも、あるいは職場でも、「あの黒田さんが言っていた」と冠がつき、世代を超えて語り継がれるだろう。

先述したように黒田さんは、医療や福祉に関連する職場で仕事をし、また学んでいる若者には厳しいのだが、黒田さんが理事長を務めるNPOの下で活動する医療・福祉系以外の若者には、大変優しい。黒田さんに可愛がられた代表選手の一人がK・Nこと通称〝一番さん〟という若者だ。彼は、黒田さんを象徴するあの「おかっぱ頭」を強調した似顔絵を描いていた。黒田さんは、その似顔絵が自慢でもあった。彼はほんとに素晴らしい感性を持っているのだが、それだけに「よくあの厳しい黒田さんのところで辛抱できたなぁ……？」と思っていた。この彼が行ってきた活動の功績は数え切れない。なかでも〝一番さん〟ならではの素晴らしいエピソードを一つ紹介する。彼は仮設住宅に住むアルコール

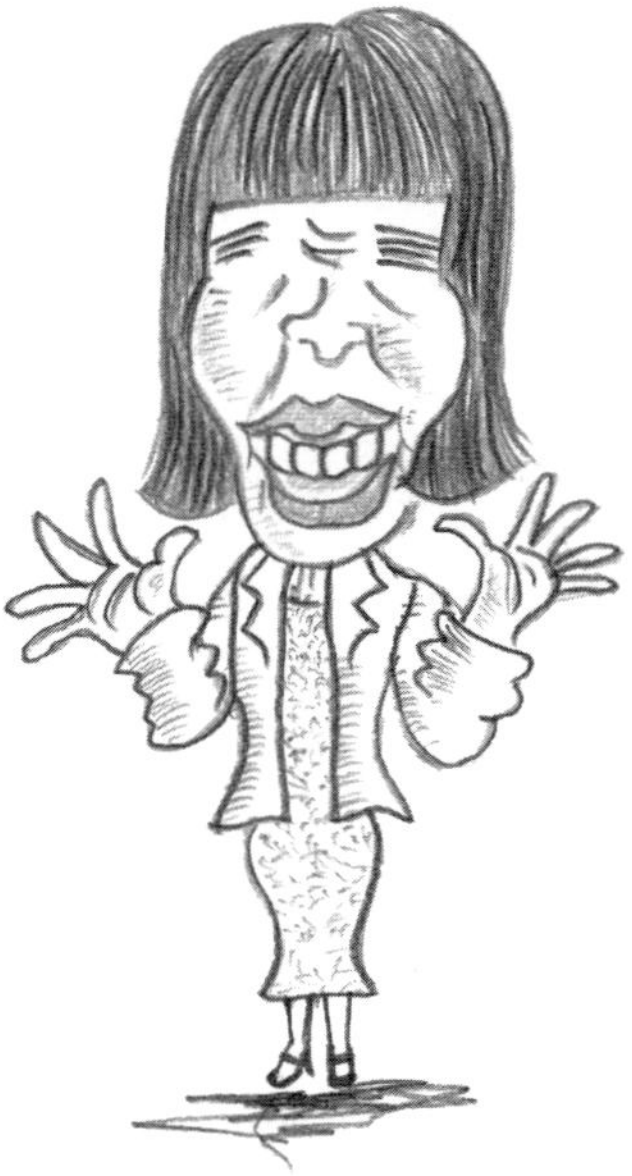

黒田さんの傍で活動していた一番さんによるイラスト「おかっぱ頭の黒田さん」

依存症の男性と真剣に向き合い、とうとうアルコール依存症から解放させてしまったという事例がある。人づてにそのことを聞くと、彼はその被災者と徹底してつき合ったとのこと。彼は三年ほど黒田さんの傍で活動していたが、きっと黒田さんから「寄り添い」の手法を学んだのだろうと思う。

黒田裕子の実践と思想

さて、本書で展開している「黒田裕子の実践と思想とは」と問われると、病院という施設に入院している患者さんにしろ、災害被災地での被災者にしろ、「患者さん、被災者という前に、そこに暮らす人である」ということを強調していた黒田さんを思い出す。いかなる時にも、「人」であることに重きを置き、寄り添う姿は、災害看護の世界においても欠かせない視点ではないかと思われる。

ある時、黒田さんが、病院という施設で勤務していた時には「患者さん」としか見ていなかったことを吐露したことがある。それは、阪神・淡路大震災後、神戸市内の仮設住宅団地で活動していた中で、「この人には人としての暮らしがない！　被災者である前に人間なんだ！」と教えられたからである。仮設住宅に住んでいたアルコール依存症の人に寄り添っていた時、黒田さんはその方に「お酒ばかり飲まないで、ご飯も食べてね！　お野菜も食べてね！」とアドバイスをするのだが、聞き入れてくれない。ご飯には塩をかけて食べていたことがわかった。「なぜだろうか？」と悩んでいたある日、率直に聞いたそうだ。返って来た答えは「お金がない！」ということだった。黒田さんは、「被災者には暮らしが補償されていないではないか」と気づかれたということだった。

寄り添うとは「人」「地域」「暮らし」を繋ぐこと

人に寄り添うと言っても、そう簡単ではない。人と人の間には、時には煩わしいこともある。しかし、それを乗り越えなければ〝寄り添いがつながりへ〟と発展しない。

例えば、本来SNS（ソーシャルネットワークサービス）というツールは、人と人を繋ぎ、多様な世界に媒介装置として存在するものであるらしい。しかし、現実には同じ考え方の人たちは繋がるが、異質な存在は排除されて繋がらないケースが多い。これからの社会では、黒田さんのように、どんな人にでも寄り添うことのできる人が、貴重な存在になると確信する。いわゆるインクルーシブな寄り添いということだろう。嬉しいことに、黒田さんが生前、東日本大震災の被災地で指導していた中央大学のボランティア団体「はまらいんや」の理念には—「人」「地域」「暮らし」に焦点を当てた「人間主役のボランティアであること、そして住民の方の「今日を生ききる力になること」—と掲げられている（中央大学ボランティアセンター、二〇一七）。黒田さんの思想が世代を超えて確実に繋がっていることを実感する。

寄り添いから繋がりへ

阪神・淡路大震災後に設置された「ひょうご心のケアセンター」初代所長の中井久夫教授は、支援に入って来た精神科医の学生に、「とにかく黙って被災者の傍にいることが大事だよ！」と言っておられたそうだ。これはボランティアが被災者に寄り添う姿勢の原点のような気がする。余談だが筆者もボランティア論の講義をする時には、必ずと言っていいほど、この言葉を紹介する。

ところで、そもそも寄り添いという手段は多様だ。むしろ寄り添いに意味があるのではなく、多様な寄り添いによって現れる「場」に意味があるのではないかと思える。だから寄り添いから繋がりへという行為が生きてくる。この「場」について、黒田さんとも親交の深かった法政大学の三井さよ教授が次のようなことを書いておられる。「何らかの困難を抱えている人に対して、多くの人やモノが織りなす『場』が、何よりも大きな支援やケアになることがある。誰か一人の配慮や働きかけに還元できないような、さまざまな人のちょっとしたかかわりや、その『場』全体を流れる空気のようなものが、そこにいる人をケアし、支えているように見えることがある」と（三井、二〇一二）。

不思議な「場」の力

三井さよ教授が指摘するように、筆者も不思議な「場」の力に遭遇したことが何度もある。なぜなのかと問われても説明のしようがない現象である。あえて言うならば〝神の見えざる手〟ということか。

関連して、東京医科大学教授でもあり哲学者でもある西研教授が、毎日新聞夕刊に寄稿された以下の文章を紹介する。「互いの想いを丁寧に受け止めたなら、それに続いて『こう考えるほうが〝よりよい〟のでは？』という議論に進むことができる。そして、このような語りあいを積み重ねることによってはじめて、私たちは『こういうことが大切なのだ』という価値の確信──独断的ではなく、その理由を説明できる確信──を育てていくことができるのである」（西、二〇一四）。こうして寄り添いがもたらした「場」を丁寧に紡いでいくことで、意義のある繋がりへと発展するのではないだろうか。

繋がりが生む新しい精神文化

毎週土曜日に掲載される毎日新聞「オピニオン」に本書編者の柳田邦男さんが、日航ジャンボ機墜落事故32年に際して寄稿された「つながりが生む新しい精神文化」を引用したい。

「同事故をきっかけに遺族の方々がつくった『8・12連絡会』の活動から、『いのちを織る会』が結成され、小中学校での『いのちの授業』でのことだ。事故後羽田空港内に開設された『安全啓発センター』の見学や慰霊登山を経験してもらっているようだが、参加した小学6年生がこんなことを書いた。『一つの命の後ろには、たくさん命があると感じた』と」

黒田さんが旅立たれてからは、実に多くの人から黒田さんのことが話題になる。なかでも本書で紹介されている次世代を担う若者が伝えていく「黒田裕子」が、いろいろな「場」に現れ、見守ってくださっていることと思われるが、先述したような精神文化とはまた違ったもう一つの精神文化を生むのではないかと思えてならない。

「しみん基金ＫＯＢＥ」理事長としての功績

一九九九年から黒田さんが理事長、筆者が副理事長をしてきた「しみん基金ＫＯＢＥ」という「市民が市民活動を支える基金」がある。一九九七年に閉じた阪神・淡路コミュニティ基金（平和財団）からの多大なご支援があり、被災市民始め神戸青年会議所やNPO・NGOなどの大きな支えがあって、阪神・淡路大震災の四年後に大変意義のある基金として発足した。阪神・淡路大震災後のボランティア活動がきっかけとなって特定非営利活動促進法（通称「NPO法」）が生まれたことは周知のことだ。しかし阪神・淡路大震災から四年も経つと、どこのグループも財政事情は悪化する。とはいえ、神戸が創り上げた災害文化とも言えるボランタリーな市民活動の低迷には歯止めをかけなければならない。そこで、同基金が立ち上がり、黒田さんが理事長になった。筆者も同じ立場でボランティア団体なので、どちらかと言うと基金をいただく側なのだが、活動資金を配るほうに回るという立場になると、結構きついものがある。それでも黒田さんは、愚痴を言わずに、資金集めに奔走した。どんな人にも、どんなところにでも頭を下げて、寄付のお願いに行くところが黒田さんだ。そうやって「亡き黒田裕子さんの後を継いで、しみん基金KOBEを支えよう」という、多くの「人」という財産を私たちに遺したのだ。「人材を人財にすることが大事！」というのも黒田さんの口癖だった。

「黒田賞」第一号が黒田思想を継承！

黒田さんが、「しみん基金KOBE」の理事長を務めていたご縁で、同基金が「黒田賞」を新設することになった。言うまでもなく同賞は、亡くなられた黒田さんの遺志を引き継ぎ、その功績に見合った活動をされている団体もしくは個人を表彰するものである。

同基金の満場一致で、その栄誉ある第一号を授与されたのは、神戸大学在学中から阪神・淡路大震災の被災者への寄り添い活動を続け、卒業して就職してからも、その活動を止めることなく精力的に行っている女性の市川英恵さんに決まった。

ご縁あって受賞前に筆者は彼女と話す機会があった。「黒田さんのように被災者に寄り添い続ける人になりたい！」とおっしゃっていたので、推薦者の一人であった筆者は大変喜んでいる。こうして第二、第三の黒田賞が誕生することで、確実に黒田裕子の思想は継承される。これからが楽しみだ。

【引用文献】

中央大学ボランティアセンター（二〇一七）被災地支援ボランティア、二〇一六年度中央大学ボランティアセンター報告書、二七

西研（二〇一四）パラダイムシフト―2100年への思考実験　自由な主体に必要な「尋ねあい」、毎日新聞夕刊六月九日付

三井さよ（二〇一二）第1章　場の力　ケア行為という発想を超えて（三井さよ・鈴木智之編著、ケアのリアリティ境界を問いなおす、法政大学出版局）

柳田邦男（二〇一七）つながりが生む新しい精神文化（深呼吸、日航ジャンボ機墜落事故32年、毎日新聞、二〇一七年八月二六日付）

8 黒田さんからの学び──「人間のいのちと暮らしを守る」

小原真理子
災害看護支援機構理事長

黒田裕子さんが二〇一四年九月二四日午前〇時二七分逝去され、三年半余が過ぎた。九月二四日、バングラデシュの首都ダッカで、黒田さんの悲報を酒井明子さん（本書編者）のメールによって知った。黒田さんの病床に電話したり、酒井さんと電話やメールでやり取りしたりしながら黒田さんの状態を気遣っていたが、あまりの驚きに涙も言葉もなかった。黒田さんとの「バングラから帰るまで待っている」という約束に間に合わなかったことが、今でも悔やまれる。九月六日、西宮の明和病院での面会が最後となってしまった。その後は、いろいろな事象に遭遇する度に、黒田さんだったらどのように考え、対処するだろうかと思う日々であった。

黒田さんは生前、避難所・仮設住宅などで「いのちと暮らしを守る」ための実践を通して、常々「人間を不在にしないこと」「いのちと暮らしを守ることの大切さ」を丁寧に学生や院生、そして看護職に伝えていた。本稿では、黒田さんとの出会い、そして災害看護支援機構を立ち上げ、被災地で共に活動する中でよく耳にしていた黒田語録の一つ、「いのちと暮らしを守ること」の意味を、黒田さんとの活動を振り返りながら追想していきたい。

黒田裕子さんとの出会い

私が黒田さんと初めて会ったのは、阪神・淡路大震災後、一九九八年頃、日本看護協会で開催された災害看護セミナーであった。当時、黒田さんは、神戸市西神地区の西神第七仮設住宅において一、八〇〇人余りの被災者たちと一緒に暮らしながら、看護師として住民の生活支援活動を展開していた。活動の拠点は黒田さんらが立ち上げたNPO法人阪神高齢者・障害者支援ネットワーク（旧称）であり、その活動がテレビや新聞に取り上げられていた。セミナーでは、避難所の立ち上げから運営、仮設住宅における支援等について実体験を基に講演した。内容は、避難所のレイアウトと運営、仮設住宅での「いのちと暮らしを守ること」をねらいとした訪問活動の意味や配慮であった。当時、私はその実践力、および災害看護の広がりと可能性について深く感動し、是が非でも黒田さんと話がしたく、勇気を振り絞って控室に会いに行った。黒田さんは快く受け入れてくれ、私は難民キャンプでの活動体験を語った。それを基に、難民キャンプと避難所との共通点、避難生活における看護の視点について、お互いの体験を共有したことが出会いの始まりであった。

阪神・淡路大震災―西神第七仮設住宅で「いのちと暮らしを守る」

当時、黒田さんが支援活動を行っていた西神第七仮設住宅には一、〇六〇戸・一、八〇〇人の住民が居住していた。その六〇％は六五歳以上の高齢者だった。黒田さんは仮設住宅に寝泊まりし、住民のカルテを作成して病気の有無などを日々の訪問活動（ふれあい訪問）で確認していた。仮設住宅内につくった集会場は、住民にとって交流の場となっていた。また、季節ごとの催し（お花見、お祭り、地蔵盆、運動会、クリスマス会等）を企画運営し、仮設内のコミュニテイづくりに繋げていった。

黒田さんは、高齢者の孤独死を懸念し、玄関近くに、無事を示す黄色いハンカチを掲げてもらうことで安否確認も行っていた。それだけでなく、入退院を繰り返す人々の医療相談を受けて日常生活の支援を行い、加えて受診時には医療相談用の記録用紙を持参させていた。他職種との連携を図りながら、西神第七仮設が解消されるまでの四年間で、孤独死は三件であった。当時としては大規模仮設住宅の中では異例に少なく、黒田さんらの活動が功を奏した。

阪神・淡路大震災の被災者としての決意

阪神・淡路大震災以後、被災者支援に、被災地復興にとボランティアとして関わり、常に被災者と共に存在し活動する黒田さんは、国内のみならず海外も精力的に駆け回って活動してきた。何が黒田さんを動かしたのであろうか。黒田語録に「一度は死んだかもしれないいのち、精一杯被災者のために身を捧げたい。人間不在であってはならない」がある。この言葉は黒田さんの被災体験から来ているのだろう。一九九五年一月一七日、阪神・淡路大震災が発生した日から、一日に長くても三時間ほどしか寝ていない。いつも仕事をしている椅子の上でうたたね状態であった。電気は点けっぱなし、「真っ暗になると、あの日、助けられなかった被災者の声が、はっきりと聞こえてくるから」と。

当時は、宝塚市立病院の副総婦長から異動して市の老人保健施設準備室に勤務していた。発災当時、黒田さんは起床していたため、タンスによる圧死を免れたと聞いた。「もし布団の上で寝ていたら、タンスの下敷きになっていただろう」と。これが「一度は死んだかもしれないいのち」の言葉に繋がっていた(本書四四、一〇二頁参照)。

揺れが収まり、すぐさま市役所に向かった。ガス臭さが漂う中、市役所へ向かう途中、「助けて」と子どもの叫び声が聞こえた。「でも、ここで立ち止まったら、多くの人を救えない」と先を急いだ。後々になっても夜中に暗い部屋で聞こえるのは、その時の子どもの声だったそうだ。あの日の避難所で、きれいに泥も取れず、満足に送り出せなかった四七人の遺体の顔も、暗闇にはっきりと浮かんだという。

震災から約半年後、辞表を出した。「今しかできないことを、今やろう」と決めた。何度訪ねても不在の部屋があった。何かがおかしい。中に入ると、男性はミイラ化していた。「私が見守る仮設では孤独死を出さない」、そう決意した。ローラー作戦で全戸を訪ねた。「戸をどれくらい開いたか」「声のトーンは」等のチェックリストをつくり、訪問の頻度を決めた。

新潟県中越地震での支援活動、災害看護支援機構の立ち上げ

二〇〇四年一〇月二三日午後五時五六分、新潟県中越地震が発生、東京でも揺れを感じた。翌日、黒田さんから「新潟に行きませんか」と連絡が入り、同行者数名と現地に到着。現地では行政との話し合い、巡回診療、避難所での支援活動を展開した。拠点となった学校の避難所での活動の中で、診療活動以上に印象深かったことがある。配布されたコンビニ弁当を控室の石油ストーブで高齢者向けのおかゆに変貌させ、また、送られた具材を使って調理室で住民とともに調理することを企画し、さらにはトイレ掃除等を行ったことである。避難所で何が必要なのか瞬時に判断し、他職種と連携し、行動に移す姿勢が、「暮らしを守る」という概念の具現化であることに気づいた。

避難所である体育館に付帯されている体育機材室で、疲れた私たちはアルミシートと寝袋ですぐに就寝したが、黒田さんは遅くまで起きていた。気づくと幅一〇cmの平均台の上で寝ていたことに驚いた。また四時頃には起きて、しっかりと身支度をしていた。その三日間、黒田さんはまさに、ほとんど食べない、寝ない、休まない状態であった。

数回にわたる中越地震での支援活動を通して、黒田さんと繋がりがあるメンバーと意気投合し、翌年の二〇〇五年、災害看護支援機構（ＤＮＳＯ）を立ち上げ、一〇年以上が経過した。日本で初めての災害看護ＮＰＯの誕生であり、理事会メンバーには、黒田さんの活動を通して知り合ったジャーナリズム、看護、医学、地域計画、防災、法律、情報、会計、教育など、各界の専門家が結集し、今に至る。

東日本大震災—気仙沼市面瀬仮設住宅で「いのちと暮らしを守る」

黒田さんは、二〇一一年三月一一日に発生した東日本大震災後、気仙沼市面瀬中学校の避難所での支援活動に続き、グラウンドに設置された面瀬仮設住宅で四年間、住民の見守り活動を続けた。二〇一四年の気仙沼市役所調査によると、気仙沼市の死者数一、三五三名、被災住宅棟数一万五、八一五棟、被災世帯数九、五〇〇世帯であった。面瀬中学校は気仙沼湾西方の内陸に位置するため津波の被害はなく、指定避難所に引き続き仮設住宅としてグラウンドが使用されていた。一五三戸の仮設住宅が並び、当初は三〇〇名の住民が暮らしていた。黒田さんを始め阪神高齢者・障害者支援ネットワーク（旧称）や日本ホスピス・在宅ケア研究会のメンバーが交代で集会室の一角に二四時間常駐し、支援活動に当たっていた。

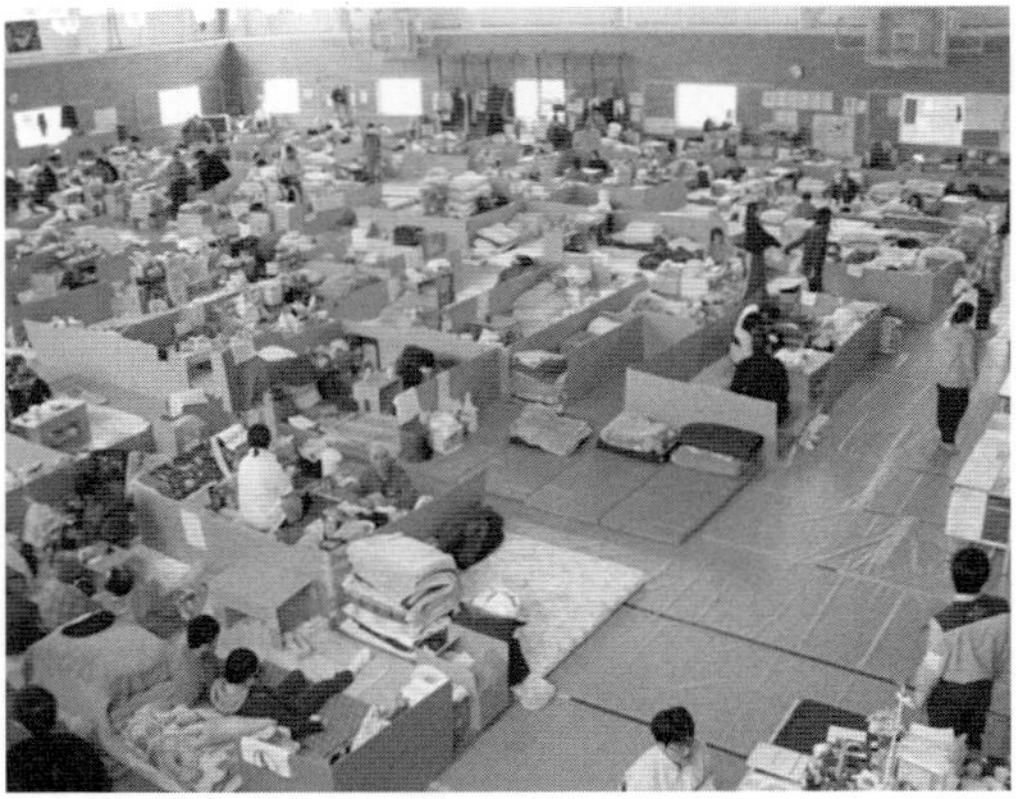

黒田さんが４カ月間、支援活動を行った面瀬中学校体育館の避難所（発災後２カ月）

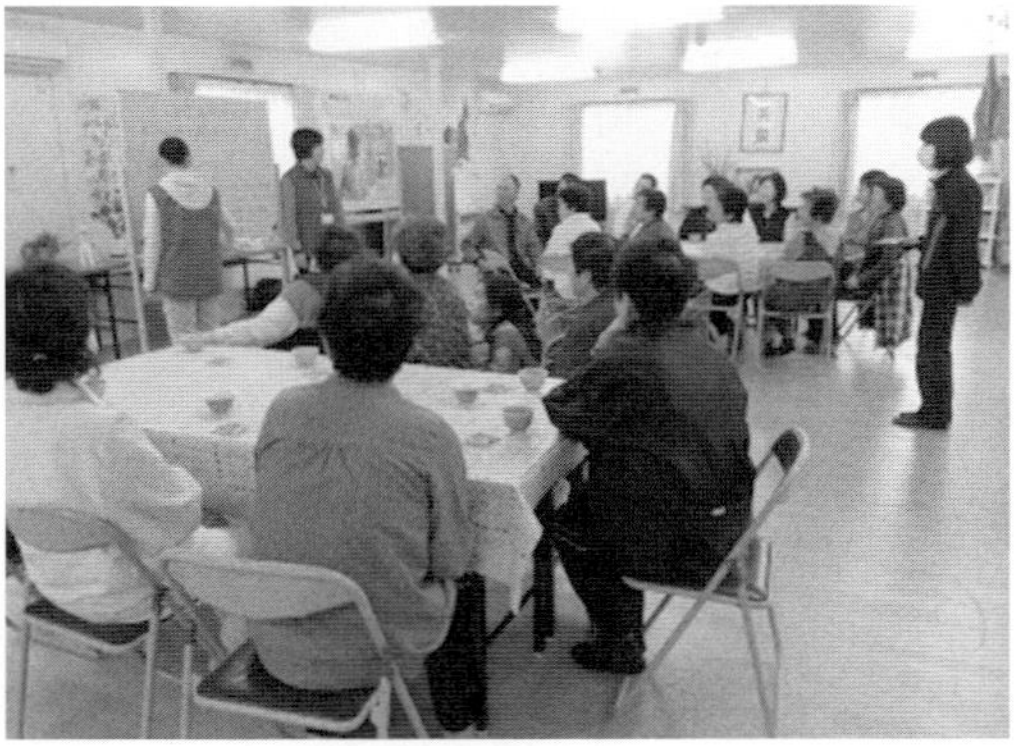

健康講話を行う院生を見守る黒田さん（右端）

先に黒田さんは気仙沼市の社会福祉協議会

や保健センター等との連携の下で、仮設住宅での中長期支援活動の基盤を構築した。活動の基盤は、先に述べた西神第七仮設住宅で展開した「いのちと暮らしを守る」活動を彷彿させるものであった。また、災害看護支援機構等、多くのボランティア看護師や看護学生、院生を受け入れ、「人間と地域と暮らしを支えることが、災害看護の中長期にわたり、被災者支援の最も重要なことである」等をモットーに、中長期支援の看護のあり方を実践的に学べる場所として提供していた。

私は、日本赤十字看護大学に所属していた時、毎年二〜三回、五年間にわたって、災害看護ボランティアサークルの学生と災害看護専門看護師コースの院生を支援活動に受け入れてもらった。その理由は、当仮設住宅こそが、そこで展開される災害看護の中長期支援のあり方を実践的に学べる場と確信していたからである。その要は黒田さんであった。

黒田さんは学生の自主的な企画を支援し、また活動の意味づけや、学生の反省点に対して黒田さんが補完する理由を、学生自身が気づけるように関わっていた。例えば、住民参加を促進する会の事前のお知らせのちらしづくりと配布に始まり、前日・当日の準備、コミュニケーション、安全・安楽な会場設営、受付・案内、玄関での靴の安全な脱ぎ着、住民の参加を促進する上での声かけ、笑顔、誘導や危機管理と多岐にわたっていた。学生と共に参加した院生には、学生を導く人材として活動を全体から捉えるよう、また学生指導を全面的に任せ、最終的に反省点については現象面の反省だけでなく、その理由を意味づけ、災害看護の中長期視点の本質へ流れていくよう導いていた。

住民から見た黒田さんらの「いのちと暮らしを守る」支援活動

東日本大震災直後から阪神・淡路大震災の教訓を基に多くの看護ボランティアが参加して、健康問題への支援や疾病予防等さまざまな取り組みが継続して実施されてきた。しかし多様なボランティア活動を展開する中で看護職が健康上のニーズにどのような対応を行ってきたか、その実態は十分に把握されていない。今後も仮設住宅や災害復興住宅での生活を余儀なくされている住民も多い。

面瀬仮設住宅で暮らす住民は、黒田さんたちの支援活動をどう捉えたのだろうか。住民が捉えた健康問題や支援の受け止め方等について、二〇一五年三月、五名の高齢者に面談をさせていただいた。表1に示すように、住民たちが語るキーワードには、「いつでも相談」「安心」「孤独死を防ぐ巡回訪問」「コミュニケーションの場」「こころの支え」が見られた。

［表 1］看護支援活動に対する仮設住宅で生活する住民の思い
【看護職が 24 時間常駐】

カテゴリー	サブカテゴリー
日常的な看護支援と24 時間いつでも対応できる支援体制	・血圧や体重測定などの健康管理を毎日、定期的に実施 ・健康相談がいつでも安心してできる ・夜でもいつでも救急対応
孤独死をなくすための健康管理を促す活動	・経験に裏付けられた孤独死をなくすための健康管理を促す活動 ・巡回訪問による健康相談・支援
住民個々の日常の生きがいの支援	・日常のモノづくり ・茶話会
看護師への依存と安心	・看護師が常駐していることでの安心 ・看護師がこころの支え
コミュニケーションの場の提供	・住民間の調整役 ・レクリエーションなどの企画・運営

仮設住宅では、「毎日の仮設住宅の巡回訪問と生活行動支援」という、個々の住民を基本的な生活面から捉えた支援活動が実施され、二四時間常駐による活動の特徴が見られた。二四時間常駐したからこそ捉え得た、仮設住宅における「人間のいのちと暮らしを守る」とは、どのようなことなのか、以下にまとめた。

1「一人暮らしの高齢者を孤独死させない」、2「高齢者・障害者を寝たきりにさせない」、3「仮設住宅を住み良い環境にする」、4「住民の生活支援、生きがいへの支援」

また、そのために配慮する点とは、以下のとおりである。

1「訪問活動でさまざまなニーズを抽出」、2「コミュニティづくり」、3「医療相談・福祉相談の促進」、4「各関連職種との実質的な連携」、5「触れ合い訪問の習慣化」、6「外部ボランティアを受け入れる」

黒田さんからの学びを今後、どう繋げるか

黒田さんとは約一八年にわたり、国内外での災害救護活動、継続教育、看護学生や院生への教育等で一緒に活動する機会が多く、その中で黒田さんは私にとって「師であり、活動の仲間であり、そして親しい友人」としての存在であった。お互い独身であり、夜遅くまで仕事をしていることが多く、真夜中の電話が懐かしく思い出される。

阪神・淡路大震災以後、被災者支援に、また被災地復興にボランティアとして関わり、常に被災者と共に存在し、活動した黒田さん。国内のみならず海外でも精力的に駆け回って活動する姿があった。何が黒田さんを動かしたのか。助かったいのちを地域の中で生かす、そのためには仲間を増やす、後輩を育てる、

他職種と連携する、人との繋がりを大事にする、上に物申す等、今回の執筆で多少理解できたように思う。阪神・淡路大震災以降、実践を通して、急性期だけでなく中長期にわたる被災者の健康・生活支援を、看護の視点から世に説いたことは、今、日本内外に継承されている。黒田さんは、看護学生や院生にも、フィールドで力強く、厳しく、熱を持って関わってきた。学生や院生の中には黒田さんを非常に尊敬している者も多く、教えの影響の大きさが感じられる（本書七一、八三、一二六頁参照）。

災害看護の偉大な実践者であり、ボランティアとしてのモデルであった黒田さんの功績は大きく、日ごとに存在の大きさが寂しさと共に感じられる。しかし、悲しんでばかりはいられず、黒田さんと共に歩んだ中から、その教えを今後、災害看護の担い手である災害看護支援機構メンバーや学生、院生を育てること、行政や住民と連携することに繋げていこうと考えている。

【参考文献・参考ホームページ】

黒田裕子（二〇一二）災害中長期の看護（小原真理子・酒井明子監修、災害看護―心得ておきたい基本的な知識 改訂二版、南山堂、一六五―一七八）

小原真理子・前田久美子他（二〇一七）災害中長期における仮設住宅で生活する被災者への看護支援のあり方、第一九回日本災害看護学会、東北プロジェクト活動報告発表PPT

兵庫県企画県民部県民生活課（二〇一四）阪神高齢者・障害者支援ネットワーク理事長　黒田裕子さん　兵庫県神戸市、すごいすと取材記、二〇一四年一月二五日公開、（http://www.hyogo-intercampus.ne.jp/sugoist/interview/kurodayuko）

9 黒田裕子と孤独死

阪神高齢者・障がい者支援ネットワーク代表
宇都幸子

「孤独死(こどくし)」とは主に一人暮らしの人が誰にも看取られること無く、当人の住居内などで生活中の突発的な疾病などによって死亡することを指す。特に重篤化しても助けを呼べずに亡くなっている状況を表す。なお関係する語としては孤立死(こりつし)が公的には使われるが、ほかにも単に独居者が住居内で亡くなっている状況を指す独居死(どっきょし)のような語も見いだせる（ウィキペディア）

一九九五年一月一七日午前五時四六分、黒田裕子は宝塚市健康推進部老人保健施設準備室に在職中に、市内の自宅で被災した。直後に自宅を後にし、瓦礫の山を横目に漏れてくるガスの臭いを嗅ぎながら、市立病院・市役所へ駆けつけ、宝塚市立体育館を緊急避難所として機能させるべく立ち上げ、丸一カ月間、二四時間体制で救護活動を続けた（本書四四、九四頁参照）。

七月には宝塚市を退職し、「一度は失ったかもしれないいのち。せっかく助かったいのちなのだから、自分が一番必要とされている所で仕事がしたい」と考え、神戸で支援活動を行っていたグループに合流し、「阪神高齢者・障害者支援ネットワーク」[1]（以下、支援ネット）の現場責任者として、西神第七仮設住宅を中心に神戸市西区の仮設住宅約三、〇〇〇世帯をカバーする被災者自立支援活動を行った。西神第七仮設住宅が解消したのが一九九九年九月（神戸市全体の仮設住宅解消は一九九九年一二月）、四年四カ月三六五日二四時間体制での活動であった。

西神第七仮設住宅での活動期（一九九五年六月〜一九九九年九月）

1 支援ネットでの活動

西神第七仮設住宅における支援ネットの活動は、一九九五年六月に始まる。その設立趣意書の一部を紹介しておきたい。「（前略）今も西区や北区の大規模仮設住宅の片隅でひっそりと最期を迎えている孤立した高齢者がいるかもしれません。しかし、彼らを救おうとする援助の手は十分ではありません。私たちは、

1．一人暮らしの高齢者を孤独死させない

2．高齢者・障害者を寝たきりにさせない

3．仮設住宅を住み良い生活の場とする

ことを目的に……（後略）」として活動を開始した。

支援ネットのニュースレター九号（一九九五年一〇月二日付）によれば、「九五年九月一三日西神第七仮設住宅で初めて孤独死が生まれた」ことが報告されている。死後二カ月、五〇代、男性。同仮設住宅で自治会をつくり、猛暑の中で、必死の支援活動を続けている中だった。同じ九月下旬には二人目の孤独死が出た。死後四日目であった。やはり五〇代男性、二週間に一度の訪問対象者だった。「孤独死を出さない」の合言葉で取り組んでいた黒田を始めとするメンバーは大きな衝撃を受けた。

黒田はこの時のことを回想して、「孤独死の危険要素として考えていたのは〈高齢者〉だったが、それでは不十分で、むしろ〈五〇代、震災によって家族を失った、仕事も失った〉という状況の方々が危ないと思った」と何度も筆者に語っていた。また、プライバシー保護の下、何も情報を持たないボランティアがポストに溜まった新聞、メーターチェック、近所からの情報などを頼りに安否確認を行うことの限界も感じていた。

西神第七仮設住宅は被災地最大規模の仮設住宅ではあったが、三六五日二四時間体制の見守りが功を奏したと言うべきか、孤独死は三人に留めることができた。とはいえ、三人の孤独死を出してしまったことへの後悔や苦い思い、それにも増して亡くなられた方への申し訳ない思いを黒田は学びとして、次への活動に繋げていった（本書四五、六七、八二、一一八頁参照）。

認知症に関しては、仮設住宅スタート当初、三名に認知症が認められた。が、一年後には一〇数人となり、劣悪な住環境や生活環境の変化により増加していった。徘徊がある場合、仮設住宅外での安全をどのように確保するのか。独居の場合には夜間の注意も必要であった。介護保険制度も地域包括支援センターも整備されていない二二年前である。

「孤独な死」の前に「孤独な生」がある……黒田の持論であった。

そのことについては「私がいつもまちづくりについて話す時、『あなたはどのような死に方をしたいですか?』と聞く。死に方の問題は生き方の問題であるからだ。(中略)生き方の問題ということは、そこに『くらし』があるということ、そこに地域があることにつながっている。孤独死とは、その前に孤独な生があったということである」と述べている(黒田、二〇〇九)。

2 黒田の提案と実践

1……仮設住宅当初から支援に加わってくださっていたソニー生命ボランティア有志の会の協力を得て

一棟が七軒くらいの棟割住宅となっている仮設住宅の、二軒に一個のプランターを置き、花苗を植え、時間を定めて水やりをすることにした。水やりの時間に姿が見えない人があれば、「あれ、今日はAさんが見えない……」と家の様子を見に行く、おかしい！「黒田さん、ちょっと見に来てえ」という具合になり、間一髪でいのちが救われた事例もあった(本書一一五、一一九頁参照)。

2……集会所での「ふれあい喫茶」開催

仕事を持っている方のために、金曜日を休みとして週六日間、喫茶室を運営した。四〇席くらいが毎日満席となり、この場を通して人々が顔見知りとなって、共助の関係を創っていった。コミュニティの重要性が確認された。

3……「西神第七仮設住宅見守り連絡会」の立ち上げ

一九九六年には、現在の各地で進められている地域包括ケアシステムの原型とも考えられる「西神第七仮設住宅見守り連絡会」を立ち上げた。メンバーは、神戸市西区まちづくり推進課・福祉課・あんしんすこやか窓口・保健所・警察・消防・見守り推進員・支援ネットのメンバー等という構成であった。連絡会は毎月開催され、仮設住民のいのちと安全を守るための詳細な情報交換が行われた。認知症の方々の徘徊への対応にも取り組んだ。

4……ボランティアへの指導

多くのボランティアが活動に参加していたが、なかでも安否確認を行うボランティアに対しては、訪問時に、何に対してどのように目を配り、耳を澄ませるかを詳細に指導し、訪問の結果をどのように繋げるかまでをシステム化していった。このシステムは、以後の大規模災害時のボランティア活動に生かされて現在に至っている（次頁図1、本書六七頁参照）。

仮設住宅で実践されたいくつもの試みは、「仮設住宅を良好なコミュニティにする」という趣意書に盛られた目的を果たした。「孤独な生」を「地域の中での人々の繋がりの中での生」とし、行政・市民・ボランティア・多職種のネットワークを実現し、仮設住宅終了後も地域に引き継がれていくのである。

エピソード1

一九九六年一二月。東京から高校三年生の男子生徒I君が第七仮設住宅を訪ねてきた。東京で「毎日

訪問時対象者と向き合う時のポイント（チェックリスト）

項　　　　目	月日	月日	月日
（前回の訪問と今回の訪問との違う点を見る）			
＜在宅時＞			
・訪問時「こんにちは」と言ってから、出てくるまでの時間がどのくらいかかったか。			
・出てきた時の顔の表情　下を向いていたのか、上を向いていたのか。			
・戸の開け方（開きの大・小、開けるときの目の方向、訪問者に目が向いていたかどうか。）			
・出てきた時の声に張りがあったか。			
・室内に上がらせていただいた時、畳の隅の汚れはどうか。			
・水屋の中の食器の動きがあるかどうか。昨日と今日と比較を。			
・台所が汚れていたか（汚れが無い場合→食事を取っていないのではないか、又は買ってきたものだけを食べている可能性がある）			
・ゴミ箱の中を見る。（購入した食品の同じパックが幾つもあるならば、栄養の偏りがあることも気に留めておく）			
・トイレを見る機会があれば、便器のなかの汚れ具合から健康状態を見る。			
・会話している時、言葉が普通に出ているか（ろれつの回り方から健康状態を見る。			
・会話の中にポイントがあるので、見過ごさないようにする。			
＜不在時＞			
・電気メーターの動きを見る。			
・水道メーターの動きを見る。			
・新聞受けの溜まり具合を見る。何時から溜まっているか。			
・牛乳、ヤクルトなど取っているものがあれば、溜まり具合を見る。			
・家の前の風景も把握しておく。			
・洗濯物などが干されているようであれば、どのようなものが干されているかを見る。			
ご近所の方に最近お見かけしたかどうかをたずねながら、現状を把握する。			

常にきめこまやかに、目配り気配りを行いながら対相手と向き合う。

［図 1］訪問時対象者と向き合う時のポイント（チェックリスト）

のように新聞紙面を賑わせている『孤独死』の文字に心が痛み、ぜひボランティアをさせてほしい」という趣旨であった。応対した黒田はI君に対して「どうぞ！」とは言わなかった。ボランティア活動をするということは、決して自分の都合のみで自己満足のためにしてはいけないこと、高校卒業を控え、大学進学を考えているのならば、余計に現在は自分を大切にすること、社会生活を経験してからでも決して遅くはないことを説き、I君は冬休み期間のみボランティア活動をして東京へ帰っていった。

その後、大学受験を断念したI君は、再度第七仮設住宅を訪ねてきた。I君は神戸市内に部屋を借り、日中は仮設住宅でボランティア活動、夕方からは神戸市内でアルバイトを行い、自立した暮らしを立ててボランティア活動を続けた。現在は古典音楽家としてネパールを拠点に世界で活躍中である。

エピソード2

仮設住宅のふれあい喫茶に毎日、午前・午後、お茶に来られる七〇代男性、独居、N氏。アルコール依存症があり、周囲の励ましで断酒ができていた。黒田を始めスタッフは、喫茶が閉まる時には「今日も頑張りましたね。明日もご一緒しましょうね」と送り出していた。夕方も訪問していた。

そんなある日の夕方、N氏の近所の住人から「様子がおかしい」と連絡があり、慌てて訪問すると、せっかく毎日頑張って絶っていたお酒を飲んでしまったのだろう、近くに酒瓶が転がり、食べた物を喉に詰まらせて呼吸はない状態であった。冒頭に記したように「誰もいない所で……」の死であったために〈孤独死〉とされてしまった。黒田は直前まで、自分たち支援ネットットと交流があり、仮設住民とも楽しげな会話をしていたことから〈孤独死〉ではないことを強く主張したが認められなかった。

後日、孤独死についてのフォーラムがあった折、黒田は講演を行った検死医にこの経験を語り、医師からは「孤独死の定義を見直す必要がありますね」との言葉を引き出した。現在もその定義は変わっていないようである。関係する語として公的にも「孤立死」が使われるようになった。

復興住宅支援期における活動を現在に繋いで（一九九九年九月〜現在）

1　グループハウス・あじさいの家と伊川谷工房

一九九九年九月には、西神第七仮設住宅の最後の住人が新しい住処へ向けて退去し、同仮設住宅は終了した。支援ネットは近くのニュータウンに一軒の家を借り、「グループハウス・あじさいの家」をスタートさせた。そこに仮設住宅で独居・高齢・腎臓病で透析を週三回受けるというA氏が、「復興住宅での一人暮らしは自信がない」として入居された。親族に恵まれず、あじさいの家を住まいとしてボランティアスタッフとの暮らしを続けていた。A氏の病は進み、入院して亡くなられた。看取り・葬儀を黒田とスタッフがさせていただいた。

あじさいの家と並行して立ち上げた「伊川谷工房」は地域に開いた「場」として、集い場、デイサービス、仕事場など小規模多機能の場であった。地域の人々、元仮設住宅住民、障がいを持った人、がん末期の人、がん以外の病で体力を落としている人、独居で親族の縁に薄い人など、実にさまざまな人々が会話を楽しんでいた（本書六八頁参照）。

ターミナル期を迎える独居の人には「一人ぽっちではない最期を」と、病院と連携を取りながら寄り添った。最期を看取り、葬儀も行わせていただいた方は筆者の記憶でも三件あった。

2 復興住宅での見守り

復興住宅の入居者は、避難所→仮設住宅→復興住宅へと二度の抽選で新しい終の住処へ移られてきていた。したがって、コミュニティも再構築しなければならないという厳しい住環境に置かれる。復興住宅の自治会もしくは自治会を創ろうと意思を持たれている人々から「ヘルプコール」が入ってきていた。どの住宅でも一日も早く住宅内コミュニティを充実させて、共助による環境づくりを急いでいた。こうした要請に対してお茶会や安否確認訪問を行いながら、自治会を結成もしくは補強した事例は六カ所の公営住宅に及んだ（本書一一九頁参照）。

同時に、黒田は長年にわたり兵庫県や神戸市に対して、公営住宅の一部屋をNPO、ボランティア団体に貸し出して見守りをすることを提言していた。「行政と市民の協働」である。二〇〇四年に、須磨区の神戸市営住宅の一部屋が、「福祉的活用モデル事業」として公募にかけられた。提言を開始して八年が経過していた。支援ネットは応募して採択され、事業を開始した。黒田は夜間は可能な限り同住宅に泊まり込み、独居高齢者、虚弱者、がん患者などを訪問し、医療的アドバイス、傾聴を繰り返していた。黒田の意思を継ぎ、昼間の活動は現在も継続している。

それでも、残念ながら孤独死はなくなってはいない。仮設住宅でボランティアが苦労した「個人情報保護」の壁は今だに高く、それぞれの分野の連携不足が見えてくる。

エピソード3

仮設住宅の最後の年、一九九九年一月に仮設住宅一棟の空き家を改装した「仮設住宅内グループハウス」を実施した（本書四五頁参照）。この頃には大部分の方が復興住宅に転居をしており、居住者は多くはなかったが、認知症の女性、アルコール依存症で病院から帰ってはまたアルコールに親しんでしまい一人暮らしに自信を失っている男性などが起居を共にしていた。この男性は親族がなくアルコール依存度も高かったので、復興公営住宅に転居されてからも時々様子を確認しに訪問していた。ある日の訪問時、玄関ドアのポストに新聞が溜まっていた。かすかに異臭もある。警察へ連絡。やはり酒を飲んでしまい、食べた物を喉に詰まらせての死亡であった。見守り体制の整備の遅れが悔やまれてならなかった。

3 地域包括ケアシステムと現場からの発信

「地域包括ケアシステム」の構築も黒田の念願であった。近年多発する自然大災害の発生現場には必ず黒田の姿があり、中・長期のケアを提唱し、地域の多職種の人々の連携によるサポート体制を実現させる努力を重ねていた。地域包括ケアシステムにおける「連携」の重要性は、災害時であれ、平穏時であれ、現場を知る者には切実なものがあり、同時に難しさも考えるが、未だにこのシステムの「完成」の例が少ないことでも難易度の高さは明白である。

一方で、地域に暮らす人々の現実は、年々厳しくなっている。高齢化率の上昇、独居率の上昇、障がいを持つ人々の問題、子どもたちが置かれている現状等々がある。

黒田は「今、何をなすべきか」を一人の市民として考え、実践してきた。理念と深い洞察力に裏打ちされたその勇気と行動力に、私たちは多くのことを学んできた。

「現場に真実がある」「現場からの発信」、これも黒田が常々口にしていた言葉である。現場は待ったなしである。お茶会を通じて見守り活動を継続している市営住宅の現状からは、「誰かが何とかしてくれる」を待っている時ではないことがひしひしと伝わってくる。筆者を含めて、今を生きている一人ひとりが小さくても力を出し合い、繋がり合い、誰にとっても「孤独な生」ではなく「温かい繋がりのある地域での生」へとしていかなければならない。黒田が他界して三年半余が過ぎた。神戸市須磨区の復興市営住宅で活動を続ける私たちは、全くの「市民活動」として組織的なバックを持たない。それでも、ここに暮らす人々・近隣の人々・身近な公的機関と繋がり合いながら、「誰にとっても住みやすい、最期の時まで安心して住み続けられる地域」づくりを目指して、一歩々々の歩みを進めている。

【註】

1　阪神高齢者・障害者支援ネットワーク：二〇一五年、特定非営利活動法人（NPO法人）を解散し、任意団体「阪神高齢者・障がい者支援ネットワーク」に移行している。なお本書では、二〇一五年以前の事柄において旧称を用いる場合があるが、その際には「(旧称)」を付すこととする。

【参考文献】

黒田裕子（二〇〇九）復興まちづくりの評価手法に関するヒアリング（復興まちづくりの評価手法に関する共同研究、国際連合地域開発センター防災計画兵庫事務所、五一－六八）

よりよいコミュニティをつくる

10

ソニー生命保険 ライフプランナー／ソニー生命ボランティア有志の会元会長
髙石好志

社内コミュニティ構築のきっかけ

コミュニティは人々が集まることで生じる。地域、避難所、病院、学校、会社などさまざまな施設に存在する。コミュニティ内の人々は決して同じ考え、同じ思い、同じ意見を持っている訳ではない。違いを踏まえ、互いのためによきことを為す思いやりがよいコミュニティをつくる。そこに依拠することを喜び、安心し、健やかに暮らせるのがよいコミュニティである。

ソニー生命ボランティア有志の会の構成員は全社員の七割弱である。構成員の要件は、毎月五百円以上の会費納入に賛同し、給与天引きに同意することだ。それが社内のボランティアコミュニティである。ワン・

フォー・オール&オール・フォー・ワンの理念が完璧に実現できた時、理想のコミュニティが実現する。これは黒田裕子さんがいのちを賭して我々に教えたことで、後にソニー生命のディスクロージャー誌に社会貢献の理念として掲載されたものである。ソニー生命ボランティア有志の会の活動は、阪神・淡路大震災を機に始まった。以来、黒田さんと共に歩んだ実績と歴史が年次報告書に発表できた。故川島章由社長により社会貢献活動を担当する部署が設置された時期である。

ボランティア有志の会発足後の活動

平成七（一九九五）年三月からの、阪神・淡路大震災へのボランティア活動が、有志の会の始まりである。会社の許可を得て、全社員に募金を呼びかけ、初月に三百万円以上集まった。事前調査は二月に私と他の有志が神戸在住の社員と共に行ったが、未曽有の大災害に打ちのめされた。茫然自失の体で帰京し、数名の社員と相談して全社員へ呼びかけ、資金とヒトとモノが整った。ここに、当社創業から十数年を経て、初めての社会貢献文化、社会貢献コミュニティが創られた。

具体的活動として、毎週土曜日に神戸市長田区災害対策本部との協議のうえ、区内小学校に炊き出しを決定した。三宮で二千食分の鍋釜を調達し、毎回二〇名前後で長田に向かった、我々が目にするのは倒壊した高速道路、ほぼ全壊の家屋。三宮に至っては一〇階建てビルの倒壊、旧市役所の途中の階と渡り廊下が押しつぶされ、そごうデパートの見るも無残な倒壊。破壊しかない神戸市の惨状であった。長田区役所にたどり着く前にも道路の破壊と寸断が続いた。区役所前テント内に設けられた安否確認のための電話器一〇台以上に、被災者の皆さんが列をなし、家族への安否を問う連絡をするため、ショック状態の表情で順番待ちをしていた。まさにコミュニティの崩壊にほかならなかった。

我々は毎週木曜日に都内でミーティング、土曜日に始発新幹線で神戸に通った。毎週土曜日に炊き出しをする我々を菅原市場の八百屋さんが覚えてくれて「おー、ソニー生命来たか。ありがとう」と言いながら、新じゃがいもの皮をむいて待っていてくれるような嬉しいコミュニティもできてきた。災害対策本部の指示で、ある地域に炊き出しに行く際、行政の方は行けないと聞き、不思議に思いながら行くと非常に温かく迎えられ、一緒に肉じゃがと味噌汁などをつくって楽しく和気藹々と終えたことで勇気をいただいた。善意だけの心で動くほうが、よいコミュニティをつくれると実感した。

黒田さんとの出会い

平成七年七月に入り、被災者の皆さんが仮設住宅へ移ることを知り、神戸市全域の仮設の状況を二班に分かれ訪問した。筆者らの班は西神中央駅近くの最大規模の西神第七仮設住宅等、四カ所を訪ねた。西神第七仮設ではボランティアの阪神高齢者・障害者支援ネットワーク（旧称、以下、阪神高齢者）という団体のテントを訪問した。その時は、まだ仮設内自治会が機能していなかった記憶がある。コミュニティの立ち上げに、各仮設「茶話会」を開催するという情報を長田区および神戸市災害対策本部から受け、二班で各仮設を訪ね、状況を調べることとなった。黒田さんに会ったのは、その時のことである。

開口一番、「何しに来たんですか？」と、両手に茶話会用のお菓子を持つ私に喧嘩口調で詰問された。

私は約五カ月の炊き出しの実績で自信がついていたので、「茶話会のお手伝いと仮設の皆さんにボランティアさせていただくべくやって来ました。私たちはソニー生命のボランティア有志の会と申します」と、毅然と、かつ反発を込めて対応したものだ。黒田さんはソニー生命と聞き、「保険は売らないでしょうね」と切り返してきた。黒田さんの詰問調と後ろにいるボランティアの若者たちの容姿や雰囲気に、あまりに隔たりのあった様子を鮮明に憶えている。我々は宿舎に帰り、どの仮設を支援するかで大激論した。黒田さんから「花壇をつくってほしい」との要望が出てきたのは、我々が第七仮設の支援を決めてからしばらく後のことである（本書一〇四頁参照）。

黒田さんとの出会いは、決して和やかなものではなかった。私もそこで萎縮しなかったのは、避難所での毎回二千食の炊き出しを、五カ月以上提供した情熱と自信を得ていたからだ。黒田さんの口調は初対面の者なら気後れしてしまうだろう。後の本人の談では、「地震の発生した朝、執筆のために起きていなかったら死んでいた、なかったいのちだから」と語っていたのを思い出す。被災者への支援にいのちを賭けている真剣さからくる厳しい姿勢だったと思い出す。

そこに、部外者のソニー生命という、いかがわしい保険会社が訪ねて来たのでアレルギーを起したのだろう。しかし、そこから互いに出発して二十年以上を共にコラボレーションできたのは、我々はあくまで側面支援の立場を守ったこと、黒田さんのほうにも現地での刻々と変化する状況に対応し、かつ我々へも協力を求めることもできる懐の広さがあったこと、最終的には「被災者のために」という目的を見失わない共通のゴールを保持できたからと考えている。

我々は黒田さんの指示をよく聞き、彼女の日々の不眠不休の活動を慮った。さまざまな現場での出来事、そして被災者の皆さんへの心理状態、その皆さんへの思いやりからの「寄り添う」という一番大事な人としてのあるべき姿を黒田さんから教えられ、我々もそれを持てるようになったと自負している。

そうやって、仮設のコミュニティは素晴らしいものになっていった。ここまで共にボランティアを行ってきたことへの誇り、私個人のことで言えば、黒田さんとの出会いは人生で一番価値あるものになった。ソニー生命としても、どれほどの価値と会社への功績であったかと自負している。よいコミュニティをつくるため、リーダーと支える人の信頼がキーワードであると学んだ。

ソニー生命の社会貢献コミュニティがなければ、社員の家族が骨髄バンクからドナー提供を受けて白血病と闘い、今日までの五年生存中の姿はあり得なかった。役員らは神戸の炊き出し時より、我々の活動を黙って温かく見守るばかりでなく、創業役員は娘を伴って炊き出しに参加してくれた。今もその当時のVTRは我々の心を温かく勇気づけてくれる。と同時に、二十年の歳月の流れも考えさせられる。

温泉ボランティアを始める

仮設の設備状況では、浴槽が高くて入れない方が多く、風呂場が倉庫になっていた。これを踏まえ、平成七（一九九五）年秋口に黒田さんから「足をゆっくり伸ばせる温泉にお連れしたい」と我々に要請があった（「ソニー生命ボランティア有志の会活動報告」写真参照）。

初めはバス六、七台にゲスト（我々は被災者を「ゲスト」と呼んでいる）約百人、ボランティア百数十人で、城崎温泉に一泊で行った。当然、黒田さんの指示ですべてのスケジュールが進行する。出発に際し、

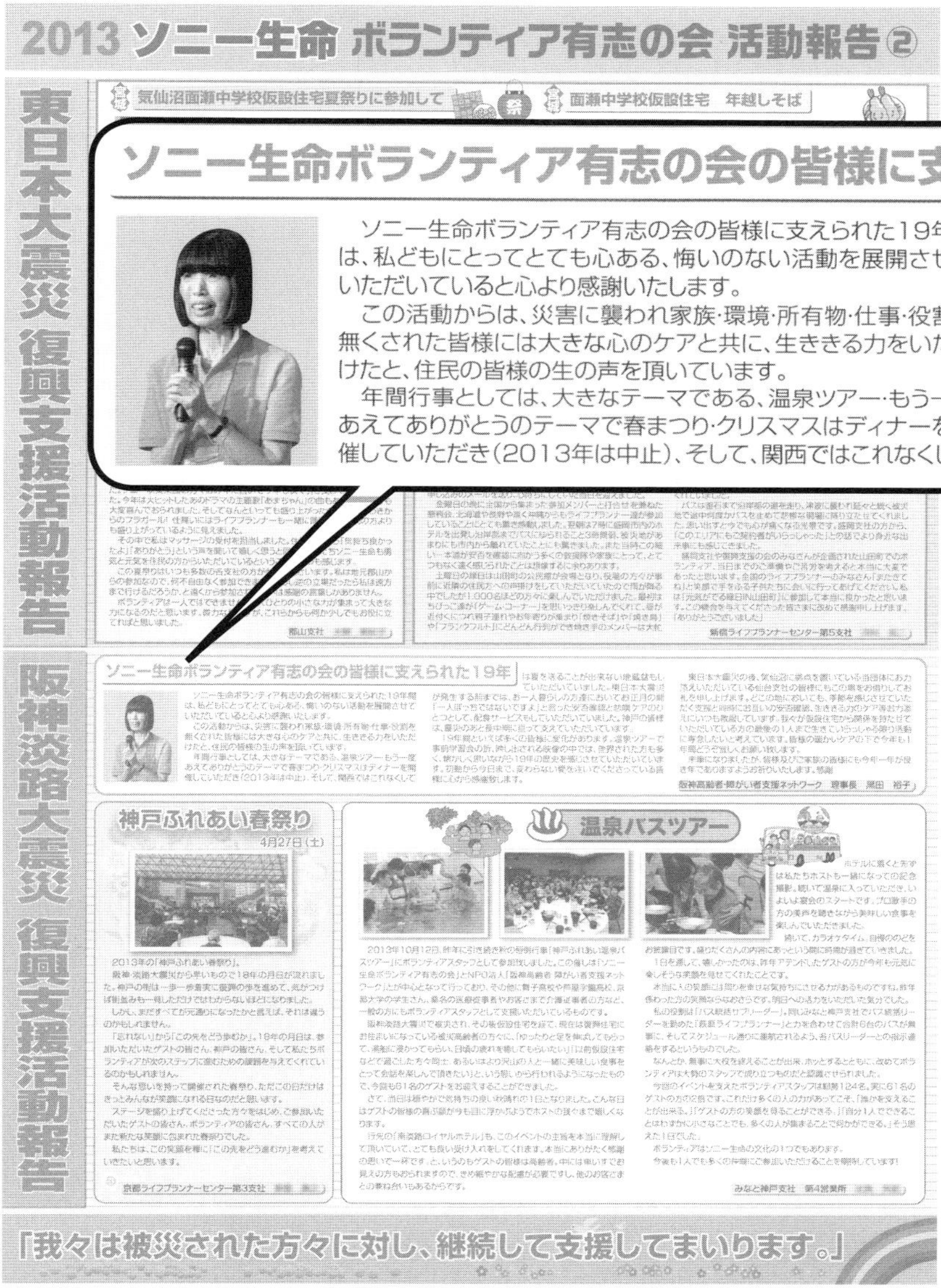
2013 ソニー生命 ボランティア有志の会 活動報告②

東日本大震災 復興支援活動報告

気仙沼面瀬中学校仮設住宅夏祭りに参加して

面瀬中学校仮設住宅　年越しそば

ソニー生命ボランティア有志の会の皆様に支え

ソニー生命ボランティア有志の会の皆様に支えられた19年間は、私どもにとってとても心ある、悔いのない活動を展開させていただいていると心より感謝いたします。

この活動からは、災害に襲われ家族・環境・所有物・仕事・役割を無くされた皆様には大きな心のケアと共に、生ききる力をいただけたと、住民の皆様の生の声を頂いています。

年間行事としては、大きなテーマである、温泉ツアー・もう一度あえてありがとうのテーマで春まつり・クリスマスはディナーを開催していただき（2013年は中止）、そして、関西ではこれなくして

阪神淡路大震災 復興支援活動報告

ソニー生命ボランティア有志の会の皆様に支えられた19年

阪神高齢者・障がい者支援ネットワーク　理事長　黒田　裕子

神戸ふれあい春祭り

4月27日（土）

京都ライフプランナーセンター第3支社

温泉バスツアー

みなと神戸支社　第4営業所

「我々は被災された方々に対し、継続して支援してまいります。」

2013年の「ソニー生命ボランティア有志の会活動報告」。同会が実施した「温泉バスツアー」「神戸ふれあい春祭り」の記事と共に、黒田さんのメッセージが掲載されている。

我々の顔は引きつっていた。初体験ゆえの責任の重さに緊張していたのである。黒田さんと共に阪神高齢者のリーダーであった故中辻直行さんから見送りの際、「スケジュールから遅れても落ち着いて行動し、安全が第一です」と言葉をかけてもらい、ようやく落ち着いたのが鮮明に記憶される。

当日はゲストの一人が朝四時頃、寝床に不在、というハプニングもあった。廊下におしっこの跡があり、初めて他人のおしっこを拭く経験をした。そして介護の難しさ、大変さを知った。黒田さんは不眠不休でそれ以上のことを実践しているのである。どれほど第七仮設の方々が頼り、信頼しているのかがうかがい知れた。

一方、クリスマスに我々が仮設の集会所を訪れた時、幼稚園児たちの合唱の最中であったが、黒田さんが私の胸に顔を埋めて一瞬泣かれたことがある。コミュニティにどれほど尽くしている黒田さんでも傷つくことがあることを知り、皆が笑顔で過ごせるコミュニティへの道のりの難しさを学び、その場だけの側面支援の我々は、せめて黒田さんとチームには絶対に笑顔で寄り添い、我々と一緒の時だけでもストレスを解消できるよう心がけた。

「私が担当する限り孤独死は出さない」

黒田さんが、常に口にしていた言葉が見出しの言葉である（本書四五、六七、八二、一〇三頁参照）。どんなに困難な状況でもプロの医療従事者としてゲストと触れ合い、日々の健康チェック、アルコール依存症の方への対応、酒瓶を取り上げる場面に遭遇し、まさにゲストと黒田さんの笑顔の根比べだった。私には絶対真似のできないことである。

二世帯に一つのプランターBOXを置き、毎朝一緒に水をやるルールをつくり、隣同士の挨拶から始まるコミュニティづくりを行った。外出する際はドアの外に黄色いハンカチを出し、在宅の折は黄色いハンカチをしまい、二日間ハンカチが出ている時は黒田さんに通報した。毎朝の水やりに部屋から出て来ない方があり、隣りの方が黒田さんに知らせ、いのちを取り留めたこともあった（本書一〇四頁参照）。

復興住宅へ

黒田チームのサポートにより、他の仮設住宅の状況と比べ西神第七仮設の方々は恵まれていると思った。被災者の方々が復興住宅に移られても、黒田チームは多くのケアを行っていた。高層の上階におられる高齢の方は、鉄のドアを少し開けておく。倒れた時が不安だからである。黒田さんと共に訪問の際、我々はトイレットペーパー等を持参し、安否確認やお話をして、新しいコミュニティに溶け込んでいただく働きかけもしていた（本書一〇九頁参照）。この時も、地蔵盆や温泉ボランティアを続けていた。春祭りも開催した。春祭りは第七仮設中心の同窓会である。復興住宅での新しい友人もお連れしてOK。ソニー生命社員の友人や、盛り上げてくれるよさこい踊りの若者、子どもたちも参加する、大きな広がりの新しいコミュニティができた。

新潟県中越地震

新潟県中越地震発生直後、実家が十日町にある社員から緊急要請が届き、東京から黒田さん、小原真理子さん、我々ソニー生命二名で、レンタカーで十日町へ向かった。別の車で黒田さんの仲間のドクターも被災地に向かった。

途中、テント・寝袋を購入し夜中に十日町小学校に到着。テント等を届け、その夜は泊まりとなった。黒田さんは、小学校の体育倉庫の平均台に寝ると言われ、びっくりした。たぶん、寝なかったと思われる。我々はソニー生命社員の十日町にある半壊となった実家に泊まった。翌朝、黒田さんは早速「私は神戸での被災者です」と名乗り、安否確認や健康チェック、お話でニーズを調べるべく各家を訪問する。我々は、ここでも山古志村仮設住宅のコミュニティ構築を一緒に行い、炊き出しや温泉ボランティアを行った。

すべての場面で、やるべき仕事を、黒田さんは不眠不休で行っていた。いのちを削ることに何の迷いもないことに、いつも驚かされ、覚悟、決意とはこういうことだと学ばされた。

東日本大震災

この時は、黒田さんは先に気仙沼の仮設住宅に入った。我々は東北三県の社員の安否確認、救援、そして当社顧客の安否確認、救援とお見舞に訪れ、必要な物資等を提供した。ライフラインが途絶え、乳呑み児を抱えた母親がミルクが買えないでいるとの電話が社員から入ったが、東京・新潟経由の支援物資の中にミルクと携帯コンロがあったので助けられた。仙台、盛岡、郡山では社員が避難所に緊急支援を行った。この頃には、社内のボランティアコミュニティも成熟し、物資調達は全国からできたのである。水や米は、姫路から一〇トン車でトラック運転手が自ら申し出て配送してくれた。まさに四、〇〇〇人社員を中心にした、そのネットワークによる社会貢献コミュニティである。

結実した仮設コミュニティ

黒田さんが入った気仙沼面瀬中学校内仮設に、我々も炊き出し、年越しそば、おせち等の提供や夏祭り、盆踊りの企画運営等と、神戸で学んだことを、黒田さん指導の下、速やかに実施できるようになっていた。仙台支社は同仮設を担当、盛岡支社は山田町、陸前高田市、郡山支社は双葉町、富岡町の方の避難所・仮設へ駆けつけた。

黒田チームには、気仙沼在住の看護師、他に大阪より黒田スタッフとして参加された方がいた。他に中央大学ボランティアセンターの学生たちも加わっていたが、黒田さんの指導は厳しく、泣く学生もいた。ちなみに、その女子学生は立派に成長し、仕事として福祉に携わっている。

黒田さんはいつもどおり、一関からタクシーの方と契約で夜中の面瀬仮設に入った。実は当初、気仙沼の行政の仮設担当の方が、黒田さんが入ることを拒否していた。その折、自治会長の尾形修也さんが行政と何度もかけ合って承諾されたのである。このことが、面瀬仮設の絆を一挙に強くした。我々ソニー生命も、仮設の皆さんに快く受け入れられ、気仙沼音頭（踊り）等を教えていただいたほどである。春にはバスで花見に出かけ、そこでカラオケ、お花見弁当と楽しい一日を過ごす。ゲストと一緒にすべての運営を行った。

お花見の前日に熊本の地震が発生した。ソニー生命には熊本支社もあり、対応に追われた。この時には社会貢献もさらに成熟し、社会貢献のリーダーの下、速やかに対応することができた。社内ＢＣＰ(Business Continuity Plan：事業継続計画）も動けるようになっていた。神戸から二十年、黒田さんと共にソニー生命の社内コミュニティも成長した。

黒田さんからの学び

阪神・淡路大震災が発生した平成七（一九九五）年をボランティア元年と位置づけるなら、新潟県中越地震の平成一六（二〇〇四）年はハイパーレスキューと衛星通信による携帯電話普及の年であった。さらに東日本大震災においてソニー生命では、各地域で初期始動のノウハウを蓄積し、全国レベルの物資調達とネットワーク構築を果たした。その際、ユニクロの方々には大槌町の行政の要請で五、〇〇〇着の新しい衣類を提供していただいた。ユニクロとソニー生命のコラボレーションは、スペシャルオリンピックスのボランティア活動を通じて誕生したものである。その他、ユニクロは週末には独自に各被災地域で衣類提供をされた。一方、我々は山田町の要請で、山田小学校体育館の避難所に夏枕千個を届けた。

我々は、黒田さんと共に行動して、まずは状況の把握、健康への配慮が必要なことを学んだ（津波被災後、低体温症のため朝、路上で亡くなられた方がいた）。そのうえで、長期的な視野を持ちながら、時々の時間経過（高齢化も含め）の中で、今何をするのかを問い続けること、さらには、産・官・学のネットワークを駆使し、将来に向けた経験と学びのデータ化（日本災害看護学会の発足が示すように）、潜在ニードの発掘と支援の重要性を知り、そして心ある地域のリーダーとの結びつきによってコミュニティが構築されるのを目の当たりにした。日本全体を大きいコミュニティと捉えるなら、すべての国民が互いのためにすべきこととの意識づけと行動を起こすことだろう。

黒田さんの遺産をどう生かし、伝えるか

今日でも災害大国日本で、黒田チームの若かったスタッフが、大分、熊本、福岡で活躍している。小原さんのスタッフも、朝倉で両方のスタッフと会う。災害現場での活動、経験、学びを生かし、人々が集う元気の出るコミュニティづくりは、行動に伴う人の輪、信頼、敬意、そしてリーダーの存在、何よりも寄り添う人としての温かさによるものである。黒田さんが生きていれば、今でも一緒に活動していたことだろう！　それでも、失った存在の大きさを嘆くより、遺していただいた大きな学びを生かし、残された我々が次に繋ぐ役割を全うしたい。

阪神高齢者の宇都さん（本書第1章9項執筆者）、佐伯さん、田中さんと、ソニー生命の二十年来のリーダーが毎年集い、黒田さんの話をし、供養をしている。我々がすべきことは、黒田さんから学んだことを次世代に伝え、これからも起きる大災害に負けないコミュニティを構築することである。行政はもとより、日本災害看護学会を始めとする学会、医療従事者、企業そして民間ボランティアグループ、すべての英知

を連携・結集し、さまざまな方面に働きかけを行っていくこと。未来の子どもたちが健やかに生きられるコミュニティづくり。黒田さんの願いには、次代を担う若者の育成も含まれる。厳しく指導していたのもそのためだ。

筆者が三十年来の知己を得る原丈人さん（内閣府参与、「公益資本主義」著者）が「ウェッジ」誌二〇一七年一〇月号のオピニオンコーナーに「富と幸せを生む『先端医療インフラ』で全国展開による先端医療インフラ整備での成長モデルを」と記している。黒田さんとの二十年の関わりの中で、我々ソニー生命においても、さまざまな社会貢献コミュニティの広がりができた。知的障がいの分野では細川佳代子氏、細川さんには黒田さんと神戸で会っていただき、黒田さんは灰谷健次郎さんを我々に会わせてくださり、当社の研修会で講演していただいた。

日本を一つのコミュニティと捉えるなら医療、介護、福祉、災害、人災、環境、経済、政治、そして真に心ある人の英知が、未来永劫の理想コミュニティを創るに不可欠なものである。

黒田さんの魂に誓い、理想に歩み出す。阪神高齢者・障がい者支援ネットワークと共に。

【参考文献】
原丈人（二〇一七）WEDGE OPINION.1　富と幸せを生む「先端医療インフラ」の整備を、ウェッジ、二九（一〇）

11 最後まで生ききること

石口房子
日本ホスピス・在宅ケア研究会副理事長

黒田裕子さん自身は「最後まで生ききった」か？

本音を言うと、彼女としては、やり残したことばかりだっただろう。

二〇一四年九月上旬に、末期の肝臓がんであることが確定してから、看取りの九月二四日まで一カ月なかった。黒田さんはベッドの上で叫んでいた。「時間がない！」。本当に生ききるにはあまりにも時間がなかった。それでもなお、予想外の窮地の中、黒田さんが災害看護の実践の中で語った「人間」「暮らし」「地域」を、黒田さん自身はどのように実践したのか。故郷出雲で癒され、穏やかに逝った最後の六日間を通してお伝えしたい。

また、黒田さんが元気で全国を走り回っていた頃を振り返り、「〝いつも誰かのために何かできる〟」「卓越したコミュニケーション能力」「優れたコーディネーター」の三つの視点から、災害看護の神髄を汲み取ってもらいたい。

〝いつも誰かのために何かできる〟を貫いた

黒田さんと行動を共にしていると、〝いつも誰かのために何かできる〟ということが身についている人だと感じさせられた。例えば、プラットホームに白杖を持った人がいれば、気をつけて見ている、危険であれば声をかける。そんなことが自然にできる人だった。

「観察は看護の原点」とも語っていた。観察の要諦は「一人ひとりを地域の中で暮らす生活者として捉える」ことであり、入院患者、被災者だからといって何一つ欠けてはいけない、という強いメッセージである。この視点が、被災地に行っても、自然に被災者のこころと生活に寄り添うことに繋がったのだろう。

そして、最後の最期まで看護教育を実践していた。

1 入院先でも看護教育を実践

「この看護師は若いのに一番よい」と言いながら、「絆創膏を剥がす時は、こうすると痛くない」など、せっせと指導をしていた。当の看護師は、黒田さんから教えてもらったことを一生忘れないだろう。現場で、その時に教える。黒田さんが言っていた〝生きた教育〟とはこのことだったのかと気づかされた（本書七

一、八三、一〇〇頁参照)。

2 緩和ケア病棟では死に逝く過程を撮影許可

元気な頃は「死ぬ時は一人で逝きたい」と語っていた黒田さんだが、いざ死期が近づくと、NHKの取材班に「すべて撮って教育に活かして」と全身を投げ出した。案外恰好つけで、イヴ・サンローランを着こなしていた黒田さんとは思えず目を疑った。「最期まで撮っていい」とさえ伝えていたそうだ。

〝いつも誰かのために何かできる〟の精神は死の床でもブレなかった。それは、看取り後も続いた。

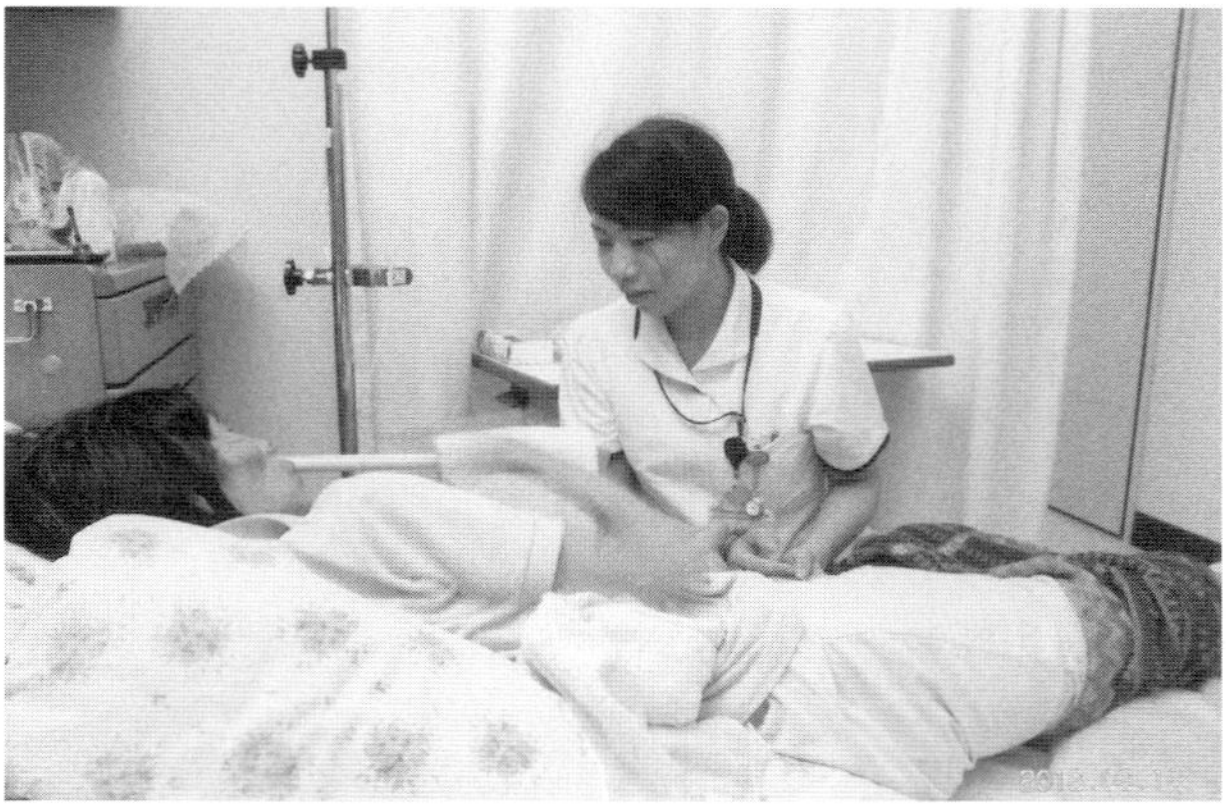

出雲への出発前夜。“いつも誰かのために何かできる”と、明和病院の若い看護師からケアを受けつつ指導する黒田さん。

3 〝死に化粧〟の練習台

夜中の〇時過ぎに死亡診断がなされ、一時頃、三人の緩和ケアナースが訪室し、身体を清めてくれた。三人とも夜中に自宅から出勤してきたという。いよいよ最後の〝死に化粧〟の時、一人の看護師が「習ってきて初めてなんです。やらせてもらっていいでしょうか?」と戸惑いながらもやる気満々で化粧箱を抱えている。

私は「初めて?!」とちょっと間をおいたが、〝黒田さんなら喜んで練習台になるだろう〟と思え、OK

した。〝いつも誰かのために何かできる〟黒田さんなら、即許したに違いない。生ききるどころか、「死んでも看護教育をしている」と、真剣な中にも和やかな化粧場面となった。黒田さんは天井から眺めていて、「歯が出ないようにして」と注文をつけ、看護師たちは苦労していた。看護師たちは黒田さんと記念写真も撮った。

4 後に続く者への宿題

黒田さんは「死ぬことは怖くない。時間がないことが悔しい」と繰り返した。日野原重明さんは、「いのちがあること＝誰かのために使える時間があること」と語っていた。黒田さんにとって怖かったのは、まさしくこの「誰かのために使える時間」がなくなることだった。しかし、黒田さんはこれまで行動を共にした人たちに「誰かのために時間を使うように」と、宿題を課してから逝った。ベッドサイドに呼ばれた人たちは、それぞれ黒田さんからの宿題を背負って生きていくこととなった。これを〝宿命〟と呼ぶのだろうか。

卓越したコミュニケーション能力――その裏にあるものとは

1 出会いはホスピスケア

黒田さんは、災害看護と出会うまでは、終末期ケアの改善に大きなウエイトを置いていた。特に、がん患者やその家族へのケアに熱心だった。私との出会いもそこにあった。

1……黒田さんを知ったのは二七年以上前

ホスピスケア研究会関西支部の研修会が、淀川キリスト教病院で行われていた。その頃、ホスピスケアの勉強会は珍しく、はるばる広島から楽しみに参加した。なかでも病院内の教会での柏木哲夫氏の講義「疼痛コントロールと副作用対策」には、目からウロコが落ちる思いだった。その研修会の受付で黒田さんたちは迎えてくれた。親しく話すことはなかったが、最近（生前）になって黒田さんから、「いつも、もみじ饅頭を楽しみにしていたのよ」と聞かされ、「ああ、その頃から繋がっていたんだ」と妙に納得したものである。

それから数年後の一九九二年、「NPO法人日本ホスピス・在宅ケア研究会」が神戸で発足し、偶然にも、黒田さんも私も一九九四年の二回目の大会から毎年参加し、親交を深めていった。

2……ステージ上から「三者のコミュニケーションは取れていますか？」

その研究会のシンポジウムで、黒田さんは「看護師の皆さん！　本音で医師と話ができていますか？　患者や家族、医師とのコミュニケーションは取れていますか？」と呼びかけてきた。多くの医師たちを前に〝本音〟をズバリと言ってのける黒田さんに、「こんな人もいるんだ〜、格好いい！」と衝撃を受けた。

そんな黒田さんが中心となって同研究会の「看護部会」が立ち上がり、「三者のコミュニケーションは取れていますか？」というテーマで、毎年ワークショップを開催した。三者とは「患者と家族」「医師」「看護師」のことであり、特にホスピスケアにおいて、看護師は「患者と家族」「医師」双方の思いを上手く伝えなければならない、というものだった。黒田さんは「いかにしたら誰とでもコミュニケーションが上手く取れるか」、常に考えていた。

3……ホスピス研修旅行――オーストラリアでコミュニケーションの達人ぶりを発揮

親しくなって二年目（一九九五年）の春に、日本ホスピス・在宅ケア研究会の主催で、オーストラリアへのホスピス研修旅行が実施された。約二〇名のご一行様で、黒田さんと一緒に参加した。

黒田さんはシドニーの現地の人に、「寿司屋はどこにある？」と身振り手振りで聞き出した。そればかりでなく、他のことも言葉でなくても何でも通じてしまうのである。黒田さんが四川大地震やハイチの支援の時、言葉の壁があっても躊躇なく飛び出して行ったのは、この時の経験に通じるものだったのかもしれない。

彼女はコミュニケーションを深める術を知っており、実践できる人だった。例えば、相手のこころの動きを察するために、言葉だけでなく全身の動きからも感じ取る。目を見て話を聴く。話の内容は否定しない。言葉を丁寧にかける。その上で自分の意見も言う。相手のよいところを見つけて褒める。親しい人にはハグをする。黒田さんが自己研鑽と現場で培ったコミュニケーションだ。

〝おもてなし〟というコミュニケーションについては、私たちにも厳しかった。例えば、研修会でテキストを机の上に並べる時は、机の中央に歪まないように置く。参加者には「いらっしゃい」「また、お会いしましょう」と一人ひとりに声をかける。

この継続が人間関係を生み、信頼関係を深め、仲間を増やしていった。研究会でも被災地でも、黒田ファンは特別に多かった。

4……現場に真実あり

被災地支援では、初めて会う住民とのコミュニケーション、行政との交渉、支援者同士のコミュニケーションにおいて、人を引きつけ、一緒にやろうと思わせるコミュニケーションを実践した。それは黒田さんの確たる信念から来ていた。「現場に真実があり、現場にこそ解決策がある」との信念である。二四時間、避難所や仮設住宅にいた者でないと、住民の生活や困りごとはわからないということだろう。

2 ユーモアというコミュニケーション

黒田さんは、真面目なのだがひょうきんなところがあり、場を和ませる大きな魅力があった。柳田邦男さん(本書編者)は、「ホスピスケアでは感性とユーモアが大切」と言われ、アルフォンス・デーケンさん(哲学者、上智大学名誉教授)も、「ホスピスケアには〝にもかかわらず笑う〟ユーモアが必要」と話されている。そのことを思い出させてくれたのは黒田さんだった。

黒田さんが神戸から出雲に飛行機で移動した時、「出雲空港に間もなく到着します」のアナウンスが流れると、突然「ばんざーい!!」と両手を挙げて拍手をした。狭い飛行機の中で張り詰めた空気が一瞬で緩んだ。びっくりもしたが、関係者を安堵させ、笑顔にさせた。

まだある。出雲空港に着くと、「妹と甥っ子が迎えに来ているの」と黒田さんが言った。初めて会う方で、どんな人かと尋ねると「妹は私に似ているの、ふふふ……」と含み笑いをする。「え?」と思いを巡らせていると、「あのね、歯が出てるの!」。言葉に詰まる私の反応を見て、黒田さんは楽しそうだった。私は、妹さんともすぐに仲よくなれる気がして、黒田さんに感謝した。

それからは、黒田さんと私たちはユーモアに心がけ、〃にもかかわらず笑う〃を実践した。できたら笑みを浮かべてあの世に行きたい、と黒田さんも思っていたのだろう。

癒された日々

1 故郷での最期の六日間―穏やかな日々

出雲に帰ってからは、数日全く痛みを訴えなかった。島根大学医学部附属病院緩和ケア病棟の窓からは、里山の風景が広がり、屋上庭園に植えられた花々が見えた。「これがいいのよ」と何度も黒田さんは言った。他にも、出雲に帰りたかったのは「これだったのか」と思えることがあった。妹さんが毎日つくる郷土料理である。

1……郷土料理―懐かしい味

病室に着いた日に〃晩餐会〃が始まった。妹さんが「出雲の郷土料理です。姉から言われてましたので」と、大きな御膳いっぱいに料理が出された。黒田さんは「これこれ」と楽しみにしていたようで、しばらく嬉しそうに眺めていた。そして、焼き鯛や煮物を少しずつ食べ、満足そうだった。何の苦痛もなさそうに〃ふるさと〃を味わっていた。

妹さんは毎日、出雲の懐かしい料理をつくり、届けた。割子そば、赤貝の煮つけ、漬物……どれも黒田さんの大好物だった。

2……「最高に幸せ」──故郷の夕焼け

緩和ケア病棟に入った日に一回だけ血液の検査があり、翌朝、医師より黒田さんに病状の厳しさが告げられた。黒田さんは、それまで週単位か月単位と思っていたが、日単位かもしれないことを理解した。

その日（九月一九日）の夕方、黒田さんは五階の病室から続く屋上庭園にベッドごと散歩に出た。初秋の夕方、冷やりとした故郷の風が、病み、熱を持った身体を癒した。「ああ、気持ちいい」「もっとここにいる、最高に幸せ」を連発し、西の空を見つめた。やがて薄曇りの中、西の空が薄ピンクからオレンジ色に移ろい、一度空全体が白み、真紅の夕焼けに変わっていった。

「これが見たかったのよ！」黒田さんの笑顔が広がり、周りの者もあまりの美しさに言葉を失っていた。収穫を終えた田んぼに、くよし（野焼き）の紫雲がたなびく。これが、黒田さんの感性を育んだ原風景だったのだろう。病院の小さな屋上庭園に、黒田さん自身の「人間」「暮らし」「地域」が凝縮されていた。

気仙沼面瀬から届いたフクロウの人形を持って記念撮影をした。黒田さんの魂を癒したのは夕焼けばかりでなく、夜明けの天体ショーもあった。

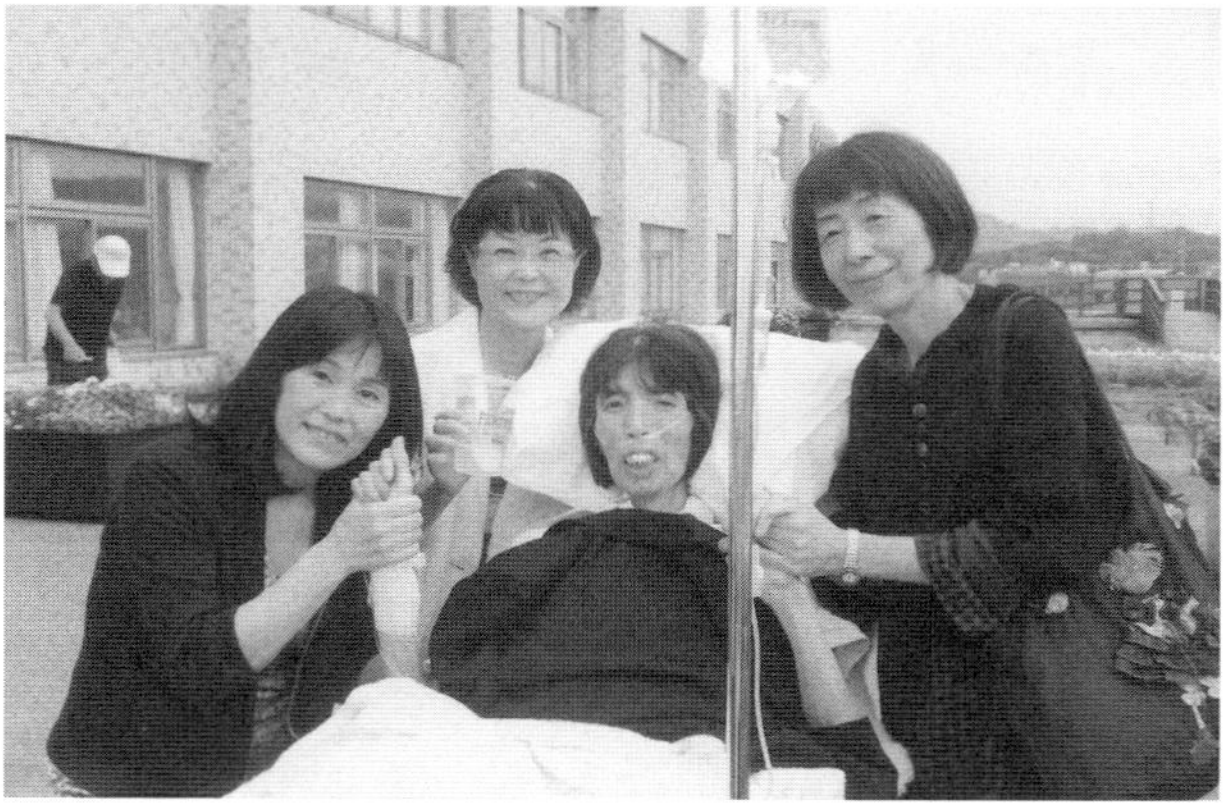

9月19日、病院の屋上庭園から故郷の夕日を満喫する。写真右から黒田さんの妹さん、黒田さん、筆者、酒井明子さん。

3……夜明けの天体ショー

朝五時。宇宙からの贈り物が始まろうとしている。急いでカーテンを開け、病室の電灯をすべて消す。暗闇から紫、ピンク、オレンジ、そして空全体がゆっくりと明るくなっていく。壮大な天体ショーである。黒田さんは、悠久のひと時に身を任せるように見つめ、「きれいねぇ……」と静かに呟いた。

4……小さな楽しみ──氷と湿布

食事が摂れなくなると二四時間、氷がご馳走になった。黒田さんが「氷ちょうだい」と言い、飴玉くらいの氷を口に入れると「おいしい」。度々なので「氷の女やね」と言うと、「冷たい女よ」と黒田さんが切り返す。そして「ふふっ」。

肝臓が熱い。試しに冷湿布を貼ると「ああ、いい気持ち」。しかし、三〇分もすると「取り替えて」と自分で剥いでしまう。いつも冷えた状態にするために、冷湿布を貼った上から氷枕で冷やすことにした。氷枕をすると八時間ほど安らいだ。

「気持ちいいと感じられることがあってよかったわね」と言うとニコリ。緩和ケアナースたちは、氷が溶ける頃には交換に来てくれた。

5……最後の見舞い客

黒田さんは死後、自分の思いを託す人をリストに挙げていた。私は秘かに「黒田のリスト」と呼んでいた。その中に、柳田邦男さんと山崎章郎さん（在宅医、ケアタウン小平クリニック院長）の名前があった。

柳田さんは九月二〇日に九州から駆けつけ、〝死後生〟の色紙を書いた。

最後の見舞い客は山崎さんだった。黒田さんは山崎さんに、ワイングラスに入った真赤なバラのプリザーブドフラワーを頼んでいた。山崎さんは、その飾りがどこに売られているのかわからず、東京でずいぶん探したそうだ。九月二三日、約束どおり山崎さんが来てくれ、「これでいい？　探すの、苦労したんだよ」と黒田さんの目の前に差し出した。「ありがとう」、口元が動く。薄れゆく意識の中でかすかに目を開け、今にも笑い出しそうだった。山崎さんが、苦労話をユーモアに変えて届けたのは永眠の当日だった。黒田さんは山崎さんに死後の宿題を課したかもしれないが、聴き取れなかった。

優れたコーディネーター

黒田さんは、被災地支援のボランティアでも、日本ホスピス・在宅ケア研究会においても、人材を適材適所に配置する優れたコーディネーターであったと思う。そのことは、自身の終末期の過ごし方について、しっかりとコーディネートしていたことからもわかる。

①出雲に帰るためのコーディネート：まず、出雲の妹さ

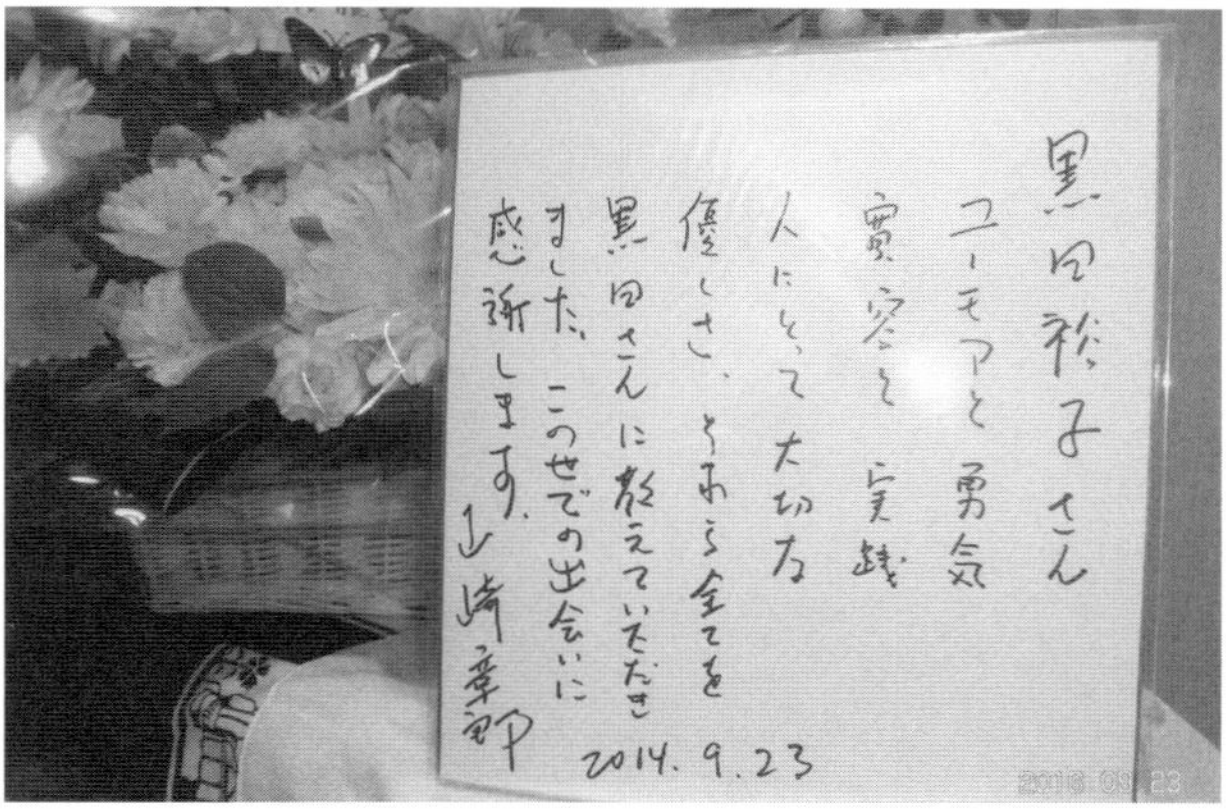

山崎章郎さんが黒田さんに贈った色紙。黒田さんと共にあった一人ひとりが、その実践と思想を受け継いでいく。

んには、電話で「出雲で過ごしたい」と突然申し入れた。妹さんは嫁いだ身であったが、持っていた仕事を辞めたところだった。事の重大さに、事情はよくわからないが引き受けた。そして、黒田さんの期待以上に最初から最後まで、心身ともに支え続けていた。

②移動手段のコーディネート：出雲に帰る準備のため、九月九日に、私は入院先である西宮の病院に呼ばれた。訪問看護師だった私は、広島から羽田空港まで末期がんの方を迎えに行ったことがあり、黒田さんはそのことを知っていた。出雲まで陸路か、空路か、迷った。移動時間が短い飛行機に決まった。黒田さんは、在宅看取りも行っている谷田憲俊医師と訪問看護師の私に付き添うよう指示した。私は、出雲に着けば一晩だけ泊まって帰るつもりだったが、黒田さんから「傍にいてほしい」と言われ、急遽、看取りまでさせていただくことになった。黒田さんの一言は人を動かす。

③「黒田のリスト」で死後のコーディネート：「黒田のリスト」でも、黒田さんが死後のことを考え宿題を課す相手をコーディネートしていた。リスト者の面会管理は、災害看護で事情のわかっている酒井明子さん（本書編者）に託されていた。

黒田さんは、残された時間がない中で生ききったのだろうか？

それは「黒田のリスト」以外にも、黒田さんの生き方に感銘を受けた人たちが、黒田さんの遺志を引き継ぎ、いかに実現していくかにかかっていると思う。どんな時も、〝黒田さんがいれば何とかなる〟と不思議な力を与えてくれた。その甘えはもう許されないが、黒田さんに貫かれていた〝看護の精神〟は、看護職であれば誰もが持っており、消えることはない。

第2部

「人間」と「暮らし」と「地域」の一体化に向けた実践

第2章

被災者の「自立」を支える種まき

1 被災者の「自立」を考える

酒井明子
福井大学医学部看護学科教授

黒田裕子さんは、被災者の自立を意識した支援に徹していた。それは、黒田さんの著書に、自立という言葉が、かなりの頻度で使用されていることからもわかる。では黒田さんは、被災者支援において「自立」をどのように考え、実践していたのだろうか。被災者は、黒田さんの実践から何を感じ、どのように今を生きているのだろうか。黒田さんは「自立」を支える種をどのようにまき、その根底にはどのような思想があったのだろうか。本章では、このような問いかけを行いながら、「自立」を軸に考えていきたいと思う。

自立には、身体的自立、精神的自立、経済的自立などがある。これらには何らかの関係性がある。経済的自立とは、自分の衣食住を自分で賄えるという考え方が一般的であろう。食事、排泄、睡眠などの生理的欲求が満たされるだけでなく、経済的にも安定し、自分自身の力で自分らしい衣食住を可能とすることが、精神的自立に繋がっていくのではないかと思う。しかし、災害の現場に身を置いてみると、何をもって自立とするか、依存は自立の対極にあるのか、災害時の自立支援のあり方についても根本的に見直さねばならないと思うことがある。

甚大な被害に遭い、着の身着のままで避難した被災者は、「一円のお金も持っていない」「大切にしていた思い出の物もすべてなくなった」「家族と離れ離れになった」「自宅が倒壊した」と言い、呆然と立ち尽くす。災害発生直後は、一次避難所へ行き、おにぎりなどの食事の配給を受け、生活に必要なものは支援物資で補う。しかし、災害の規模によっては、復旧の目途が立ちにくく、避難生活が長期化する場合がある。このような場合は、最低限度の衣食住さえも他者に依存しなければならず、見通しの立たない生活が続いていく。予告もなく急激な災害に遭い、一瞬のうちに多くのものを失い、生活のすべてが一変した後の厳しい避難生活であるからなおのことである。被災した方々の日々の生活は、想像を絶するものがある。これは、体験して身に迫るものがないと理解できないのかもしれない。

ある時、大学の災害看護の授業で、災害体験について学生と意見交換をしたことがある。その学生は、阪神・淡路大震災を体験した両親との会話の一部を話してくれた。「自分自身は、阪神・淡路大震災の時、幼かったので、よく覚えていないんですが、両親に何が一番辛かったか、って聞くと、避難所で食事や生活用品を与えられ続けることが辛かった、って言ってました。自分が動物のようになっていく感じがしたと」。つまり、災害発生前は、自分で考え、責任を持って仕事をし、少しでもよりよい生活になるように自分で生活をデザインすることができ、経済的にも精神的にも自立できていたが、災害体験を境に生活が一変し、すべてを依存しなければならなかったことが辛かったのである。急激に窮屈な生活に放り投げられ、与えられ続けながら生きていかねばならない。解放されたい気持ちになるが、どうにもならない現実に直面し、依存しなければならない生活が続くことの辛さである。支援者は、そのような被災者の気持ちに気づかないまま支援を続ける。そのうえ支援者は、被災者が自立した暮らしを共同で生み出していくことはとても困難な状況であろうと思い、被災者の「自立」という認識が薄れたまま、与え続ける支援となることが多い。黒田さんは、このような、与え続ける支援に心を痛めていた。

平成二八年熊本地震時の避難所でも、自立について考えさせられた。ある避難所の運営責任者は、被災者の自立を重視した運営を行っていた。私は、彼の避難所運営の仕方、被災者との接し方を見て、黒田さんを見ているようだと思った（私は、密かに「男黒田」と呼んでいた）。黒田さんを想起させるいくつかの場面を紹介する。

災害発生後四〇日目に、「自分も含めてこの避難所にいる人は、一円のお金も使っていない。このことをあなたはどう思うか」と問われた。私は、とっさの質問で、何を問われているのか、返答に困った。彼は続けて「子どもたちは電池がないのでくださいと言ってくる。もう周辺のコンビニでも買える状態なのに」「物がないからって、すぐに与えたらあかん。あるもんで賄う。避難所生活が続けば感覚がマヒする。与えられ続けて生活してたら、お金使って物を買ってたことも忘れてしまう。ずっと、そんな生活しとったら復興はせん。自立していかな。そんな、与えられる生活してるから復興が遅れるんや」と語った。人間復興を軸にした考えだった。この他にも、次のような関わりがあった。

「今までは、『ご飯ですよ』って配りよった。これから（避難所）閉鎖に向けて、自分たちでやらなあかん。食事はこっちで準備するけど、自分の家庭分は自分で持って行ってもらう」「洗濯機が送られてくるってなって、自衛隊おらんし、入れたっちゃ。なんも言わんとほっておいたけん。そしたら皆、順番票つくって、濡れんように工夫して使うようになった。何も、行政がやいやい言わんでも、自分たちで考えるん。そしたら、次々と避難所の中に公民館のようなスペースつくって、食事と寝るとこ別にしていこうか、と考えちょる」

確かに彼（男黒田）は、避難所開設時から中長期を見据え、被災者の自立を意識した運営を行っていた。これらの事例からも、経済的には豊かではなくても、住民同士が支え合い自立していけるように関わる支援者としての姿勢が感じられた。彼の関わり方は、住民同士が生きる力を引き出し合う相互関係のプロセスであり、黒田さんの実践の姿を想起させるものだった。

災害に遭い、生活の場を失っても、障害を持っていても、病気を持っていても、そのコミュニティで、その人なりのやり方で、支え合いができれば「自立」した生活ができる。平時においても有事においても、自分の生き方は自分で舵を取っていくことが大切なのだと思う。自立とは、社会と関わりを持ちながらその活動に寄与しているという実感を持つこと、その人が持てる智恵を活かせる役割や仕事があり、それを果たしていくことであろう。そして、被災した方々の生活再建は、災害発生直後から自立を軸に考えていくことが重要であり、復興期を見据えて、かなり長いスパンで考えていく必要があるということである。黒田さんと被災者の関わりには、被災者の力を信じ、引き出す支援、という自立支援が基本にある。このことを、被災者のインタビューを通してさらに考えていきたい。

阪神・淡路大震災での種まき 2
――神戸へ

酒井明子

インタビューを依頼するに当たって、黒田さんと二〇年以上活動を共にしてきた阪神高齢者・障がい者支援ネットワーク代表の宇都幸子さん（本書第1章9項執筆者）に連絡した。依頼内容は、次のとおりである。「黒田さんが行った被災者支援について語っていただける方を紹介してくださいませんか。黒田さんの実践がどのように今、活かされているのか、直接お話を伺いたいと思っています」と。宇都さんは、いつものようにとても優しい声で「お話しいただけそうな方に声をかけて聞いてみて、また連絡しますね」と即答してくれた。その後、数日経って、谷口好美さんと内藤唯克さんがお話しすることを承諾してくださったと連絡があった。今から思えば、宇都さんには、それほど詳細な内容を伝えていなかったが、何かを察して誰が適任かを考えたのだと思う。おそらく黒田さんが亡くなる前に「私には時間がない。時間がないのが悔しい。時間があったら、やりたいことがたくさんあったのに」と繰り返し言っていたことを、宇都さんも思い浮かべていたのではないかと。その「やりたかったこと」は、黒田さんが阪神・淡路大震災発生後、二〇年見続けてきた社会の現象に対して、看護ができること、しなければならないと感じていたことを示しているように思う。事実、被災者の方々へのインタビューから、その「やりたかったこと」の一つが見えてきた。「やりたかったこと」についてはインタビュー内容を紹介しながら、黒田さんのまいた種が、どのように自立支援に繋がっていったのかについて説明する中で理解してもらえればと思う。

黒田さんの意志を受け継ぐ──宇都幸子さん

二〇一七年八月。私は、神戸の災害公営住宅に向かった。黒田さんとは二〇年以上の付き合いになるが、神戸の災害公営住宅内に入るのは初めてだった。一〇階を超える災害公営住宅の真下に立つと圧倒された。多数の被災者の住宅復興へのニーズに応えるために、このような画一的で大規模な高層高密の住宅が立ち並ぶことになったのかと、改めて阪神・淡路大震災がもたらした影響を肌で感じた。大量の災害公営住宅が供給されたことで、被災者の居住の安定は図られたのかもしれないが、一〇年、二〇年、三〇年先をどれだけ見通した住宅復興政策がなされたのだろうか。震災前から顕在化していた諸課題への取り組みが、どの程度なされたのだろうか。現在、起きている家賃問題・退去問題の現実に、どう対応すればよいのか。巨大な建物の前に立ち、いろいろな疑問が湧いてきた。

その後、宇都さんの後ろについて歩き、ある部屋に入った。そこは、定期的にお茶会を実施している場所だった。室内は、バリアフリーで移動しやすかった。どの部屋も掃除が行き届いていて、洗面所や流しもピカピカだった。これは黒田流の環境整備である。お茶会を行っている部屋には、大きなテーブルと椅子が置いてあり、テーブルには、落ち着いた模様のテーブルクロスがかけられていた。お話を伺う予定の谷口さんが部屋に来るまで、少し時間があったので、宇都さんから災害公営住宅やお茶会について話を聞いた。黒田さんの活動や黒田さんが残した言葉の意味を考えるためには、やはり、長年共に活動してきた宇都さんの言葉から学ぶことは多かった。

宇都さんは現在、複数の団体の事務局や地域における活動など、多様な活動を展開しており、災害公営住宅でのお茶会も継続している。しかし、お茶会の継続と言っても、一言では語れない苦労が感じられた。

「ここでお茶会をやるに当たって、地元のボランティアがいないのはどうしようと思った。やはり地元の人にも参加してもらおうと思い、やっと二人参加してもらえるようになった。何と言っても、地域は住んでいる人自身で守らないといけないと考えたから」と宇都さんは説明してくれた。つまり、それまで神戸市西区で活動していたためボランティアスタッフは全員西区の人となっており、災害公営住宅が立地する地元の住民の方々は、お茶会の活動に参加していないというのだ。お茶会は月一回だけとのことだが、その一回がなかなか大変で、少しでも地域で支え合っていけるように仕組みを整えていきたいという考えだった。これまではお茶会を開催することが精一杯で、この地域に根づかせる何かをすることまではできていなかった。つまり、地元の地域コミュニティを見据えた活動ができていなかった。

「黒田さんはとても忙しい人で、全国を飛び回っていたので、黒田さん自身がそれをやることは難しかったとは思う。例えば、黒田さんが周囲の人に、地域との交流を考えてやってね、と言えばやれたかもしれないけれど」と、気になりながらもできなかったこと、余裕がなかったことを振り返る。言葉の端々に、それらを何とか実現させたいという思いが感じられた。しかし、一番の悩みは、「いつまでやっていくのか、やっていけるのか」ということであった。世の中では、二〇二五年問題への取り組みとして地域包括ケアシステムの構築が重要視されているが、現実的には連携の仕組みづくりは、まだまだなされていないか、繋がりが薄く、先は見えない。今後、お茶会を、どのように地域に根づいた形で継続していくかについて、スタッフ間で話し合っても解決の糸口は見えないとのことだった。

そこには、高齢者集中という入居者構成の偏りがもたらした問題点や地域との繋がりの希薄さがあった。高齢者自身が仕組みをつくっていくことや、自らの力で現状を克服していくことは困難である。確かに震災後、これまでコミュニティの再構築については、さまざまな試みや工夫がなされてきたであろうが、二〇年が経過し、今後の災害公営住宅制度のあり方を考える人がどれだけいるかという、世の人々の認識の変化も起きている。今後ますます、災害公営住宅で起きている問題も見えなくなっていくだろう。

近い将来予測されている大災害を考えると、このように復興期まで継続して過去の大災害の経過を見続けていくことは、今後の社会を考える上において重要であり、来たるべき災害への教訓となり得る。しかし、災害公営住宅のありようについての考えには時間経過と共に地域内でも温度差が生じ、直接当事者が問題を訴えてもその声は社会に届かない。過去には、「高齢者等への配慮」「コミュニティ形成の促進」「自治会結成に向けての支援」を後押しする事業が多く展開されていたはずだが、今では、誰にどのように相談し、どのように地域と繋げていくか、当事者が頭を抱える状況になっているということだ。

災害発生時から継続されてきた支援事業は、補助期間の終了と同時に、活動が衰退、停止していくのが常であり、自力で継続するにはかなりの労力を要する。宇都さんは、「ここにいる人は高齢だから、自力で地域と繋がっていくことは難しいので、地域でサポートしていかなければならないが、そこが難しい」と話す。しかし「地元の社会福祉協議会に発信したら、『自分たちもお茶会やります』と言ってきた。一般住宅のおじさんも来た。発信すれば、協力者が出てくることがわかった。『いったい何をすればよいのか』と聞いてくるので、『お茶飲んでいます』と言うと、『それならできるかなあ』と言って手伝ってくれるようになった」とさらっと語った。宇都さんは、さり気ない方法でアプローチし、粘り強いと思った。しかし、その交渉が成立するのも、震災からの長年の経験と繋がりがあってこそなのは明らかだった。誰にでもできることではない。宇都さんだから繋がったのだ。震災から二〇年余り、常に相手に配慮した関わりをしてきたから、そして、人と人を繋いできたから、さらに言うならば、これからの高齢社会の問題の本質をつかんでいたからこそできたことだと感じた。

宇都さんはさらに、地域包括支援センターにも相談したという。理解してもらえるまでには、大変時間がかかった。まず現実の問題を説明することからのスタートなのだから、当然、現状における問題やシステム構築の話をしても、誰がやるのか、予算はどうするかなど、スムーズに話が進むはずはない。仕組みをつくるには、それだけのお金と責任が伴う。また、多くの関係者の合意と情熱が必要になる。それでも、宇都さんは信念を持って仲間づくりを行った。人を動かす力は群を抜いている。その後、ケア会議が開催されることになった。ケア会議参加者は、警察・消防・区の高齢福祉課の担当者、民生委員、自治会・老人会の代表、小学校教員などである。地域包括支援センターが皆を集めるということになると、システムが動くことになる。「そこが動いてくれたからよかった、と思って」と言いながら、宇都さんはさらに先を見据えていた。つまり、この仕組みをどのように継続するかが、また問題になるということである。高齢化しているので継続できない、ではなく、地域の人が継続できるようにしていくためにはどうするのか、さらに考えていかねばならない。この、さらに、さらに、という発展的な繰り返しが必要なのである。

最後に宇都さんは、こう言った。「ここで、地域での支え合いの仕組みができれば、黒田さんも、もういいよと言ってくれると思う」と。地元の人が立ち上がってくれれば、地元に渡していける。これがモルとなって、これから仕組みをつくろうとする人が増えてくればと思う。そのためには、さらなる連携の輪が必要となる。医療面では、医師会、訪問看護ステーションなども必要だが、繋げ方が難しい。また、継続していくには粘り強く調整を繰り返す必要がある。しかし、地域に目を向けていけば人との出会いがあり、繋がりは広がっていく。最初は、こうやって一握りの人の粘りで進んでいくものかもしれない。この活動が、これからの社会に活かされていくことを信じ、それが、黒田さんの意志を受け継いでいくということになると思い、活動を止めないで進んでいるのだ。宇都さんは、黒田さんを偲ぶ会で「もう、ここで泣くのはやめます。黒田さんに初めてさよならと言います」と言っていた。この活動を知り、その時の強い決意が行動に繋がっていることを実感した。

宇都さんの経歴や生き方について、詳しくは知らない。ただ、東京で樋口恵子さんと、孤独死の問題や「ノー寝たきりデー」に取り組んでいたと聞いた。「東京は人口も多いし、東京の外側の市営住宅では孤立などの問題があっても対策が立てられていなかった。こっちに来て、同じことが起きていると思った。東京でも気になっていたことが、ここでも一緒。お茶会の活動を通して、災害公営住宅のありようは、社会の縮図だと感じた」と言う。

黒田さんがやり残したことを、今は宇都さんがやろうとしている。つまり、コミュニティが成熟していくこと、地域全体が成熟していくことで、「いのちと暮らしを守る」。黒田さんが「やりたかったこと」と繋がった感じがした。黒田さんとは直接そのような話をしたことがない。だが、長年共に活動してきた者としての勘としか言いようがないが、今、宇都さんがやろうとしていることは、黒田さんの「やりたかったこと」に通じる。物事を実現させるためには、現場で試行錯誤しながら、目標に向かってコツコツと地域の繋がりをつくっていくことかと思う。

黒田さんは、人間と暮らしと地域の一体化を願い、「自立」や「連携」を重要視し、多岐にわたる活動を実践するために、不眠不休で日々大変忙しく過ごしていた。看護職として、目の前の人をケアすることは一二〇%やってきたが、人間と暮らしと地域の一体化は黒田さんの直接的実践の中ではあまりなく、人と人とを丁寧に繋ぎながら、その土台づくりを行っていたように思う。少なくとも黒田さんには人間と暮らしと地域の一体化を実践する時間がなかった。だから、入院した時は悔しかったと思う。最期を看取った石口房子さん(本書第1章11項執筆者)が、黒田さんに「これから私は何をすればいいのか」と聞いた時、「あなたは地域包括をやるのよ」と言ったという。そうやって黒田さんは、病室で亡くなる直前まで、面会に来るさまざまな人、一人ひとりに、「やりたかったこと」「やって欲しいこと」を託していたのだと思った。

仮設住宅から続く手芸教室「アザレア」で二〇年—谷口好美さん八五歳

「こんにちは」と玄関から部屋にスムーズに入ってくる高齢の女性は、とても元気で声に張りがあり、アザレアという手芸教室のリーダーの方だった。震災当時からの新聞の切り抜きを数十枚持ってきてくれた。新聞の片隅には、切り抜くと年月がわからなくなるからと、すべてに年月日が記載されていた。また、ビニールで覆って、大切に保存していた。几帳面な方だった。

「第七仮設のことばかり、気になってずっと切り抜いてたん。何やったんやろね。仮設のことばかり考えるって。日にちも全部貼って。これね、運動会で綱引きをやってるん。黒田さんが載ってるし。私は孫と見に来たんよ。ここに小さく写っているのが私と孫で、小さいね。だから矢印つけたん」。

見せてもらった綱引きの写真は、ボランティアの人たちが企画した運動会の一場面だった。黒田さんがパン食い競走でパンに食いついていた。このように大がかりな運動会が、よく実施できたなと思ったら、地元の小学校が綱やパン食いの竿や玉入れの道具を貸してくれたとのことだった。黒田さんは地元の学校の校長ともよい人間関係を築いていたため、運動会時の備品やイベントで体育館を借りる時も、学校がよく協力してくれたようだ。それにしても、楽しいイベントである。パン食い競走、玉入れ、綱引き……みんな黒田さんの発想だった。さらにユニークな発想が広がる。仮設住宅の高齢者が学校に行って、昔の遊びを教える。そうすると、子どもたちが敬老の日に招待してくれる。そのお返しに、また昔の遊びを教える。つまり、そこには、地域との循環的な協力関係があった。

谷口さんは毎日、新聞を切り抜いていたと言い、仮設住宅の初期の頃からその跡地の記事まで、次々と新聞記事を見せてくれた。仮設住宅でのありのままの生活が見えるようだった。「これは、仮設の同窓会、これは、ハープなど音楽もやっていた。これは、こいのぼりをつくって送ったもの。北海道の地震の時に皆でつくって、一、三〇〇個もつくって送った。その時に取材を受けたのが、この新聞、こんなんして、皆でやったん。これもね。亡くなった方の遺作を展示したんよ。こんなことを黒田さんが全部してくれた。黒田さん、せっかく作品をつくったんだから皆に見てもらいましょう、と展示会の場所も考えてくれた。アザレアでいっぱいつくった作品を、三宮のプラザで展示した。そうやって、そこで仲間が増えたんね。お祭りもたくさんやったね」

アザレアとは、もともと応急仮設住宅で行っていた手芸教室のことだった。それから、仮設住宅の写真を見ながら、谷口さんは震災当時のことを思い出していった。谷口さんは、淡路島で震災に遭った。淡路島は震源地だったため、とても怖かったと話す。「田舎の家なので木が大きく、淡路島の娘は、こっちは火の海やし見ないほうがいい、と言うし、電車も船も動かなかったので、淡路から神戸に帰ってくることができなかったん」。神戸の家の様子や家族が心配だったが、近所で一軒だけ電話がつながっていたので電話させてもらい、皆元気だと聞いて安心したという。一週間後に自宅を見に行こうと思ったら、警察に行って証明書をもらってからでないと入れないと言われ、自分の家にさえ行けなかった。火災状況はテレビにも映っており、自宅の裏側の壁まで焼けて、消し止められたことはわかっていた。谷口さんは鎮火時のことを語る。「鎮火したと思って、皆が、ぼーっとしていたら、近所の人が『何をしているの、こっちも消して』って言ってくれたと後で聞いて、自分の家だけではなく、よその家のことも気にかけてくれたおかげで私たちの棟だけは残ったの」と力を込めて語った。自身が震災に遭いながら、自分の家のことだけでなく、近所の家までも必死になって守ったという話は、近所づき合いの大切さ、自助・共助の重要性を物語っている。今、谷口さんが、すべてのことに対して感謝しながら継続して前向きに生きているのは、震災時のいのちを守る支え合いがあったからだと思った。

谷口さんは、最初は、どこの避難所もいっぱいで入れなかったという。さらに、近所の小規模仮設住宅に入りたかったので、何度も仮設住宅の抽選を繰り返し、生活の場を探したが、とても大変だったようだ。最終的に自宅周辺はだめだったが、西神第七仮設住宅が抽選で当たった。この仮設は、大規模（一、〇六〇世帯）だから当たると思って応募したらしい。ご主人は半身不随なので生活への不安があったが、障害者や高齢者は仮設住宅入居の優先度が高く、近くに同じ境遇の方々が集まっていたので、案外早く仲よくなれたようだ。仮設住宅に入居したのは、三月二七日だった。入居当時、仮設周辺は川のように水が流れる所もあり、道がぬかるんでいたが、その年の暮れに、ボランティアが行政に交渉したおかげで歩道ができたと感謝していた。また、谷口さんは仕事をしていたので朝から晩まで働いていて、朝は七時に西神第七の最寄駅から電車に乗り、夜は真っ暗になってから仮設住宅に帰ってくる毎日だったが、仮設団地内は街灯がないため暗く、皆、懐中電灯を持って歩いていたという。

仮設住宅の生活では、普段なら考えられないことが起きていた。雨漏りがする時は、黒田さんが、新聞紙を持って走ってきた。畳の隙間風が寒い時は、隙間に新聞紙を入れた。ぺんぺん草が生えてきたら、畳の隙間から抜いた。風呂がユニットバスで深く、高く、出入りが大変だったので、湯船で体を洗ってから湯をためた。洗い場がないので、トイレにビニールカバーをしてシャワーを浴びる人もいた。天井がなかったので暑さも寒さもダイレクトで厳しかったと、谷口さんは仮設の生活の大変さについて語っていた。

しかし、それでも仮設が楽しかったのは、二カ月に一度のイベントがあったからだという。一・一七メモリアル、雛祭り、花見、節句、盆踊り、運動会、クリスマスなど、季節にちなんだ行事があった。仮設の周辺の方々も盆踊りに来るなど、地域住民が参加していたので交流の場になった。仮設住宅の向かいの公園では、地域住民も一緒に自主的にラジオ体操をやっていた。仮設でのイベントといっても、開催するには、いろいろな問題があり、西と東の集会場の管理や地域の自治会との調整がスムーズにいかないことも多かったようであるが、調整がうまくいかない状態になると、いつも黒田さんが自治会や行政にかけ合うことが続いたという。黒田さんは、常に現場に身を置き、定期的にイベントを行い、日々のトラブルに対応していた。実は黒田さんは、最初は宝塚から一時間四〇～五〇分かけて仮設住宅に通っていた。その後、被災者に寄り添うために、自らも被災者として四年三カ月、仮設住宅で生活することを決めたのだ。それは、絶対に孤独死を出さないという信念（西神第七仮設で孤独死は三人だった）と、住民同士の支え合いによる自立支援の実現という目標があったからだ。毎日、住民の方々を二四時間見守り、イベントや喫茶を行っていた経緯からも、その信念と責任感の強さが感じられた。

徐々に仮設住宅の住民が少なくなってきた頃には、今度は高校生がバイクで仮設に来るようになった。また、認知症の方も増えてきたので、夜中に認知症の人が、徘徊したり火を出したりしてはいけないということから、黒田さんは防犯のため、仮設住宅を夜中に車で回っていた。しかし、広い通りは車で回れるが、棟と棟の間が通れない。そこで、扇型に配置されている仮設住宅を六ブロックに分け、担当制にして見回った。病院の看護体制にならい、いわば仮設住宅の固定チームナーシングのような体制だった。黒田さんの発想は、それまでの看護実践を活かしつつ、枠にはまらないユニークなものだった。

谷口さんは仮設住宅で手芸教室をやっていたが、一九九八年一二月一日に仮設住宅を出た。その後、仮設住宅が解消されてからは伊川谷工房で手芸を続け、さらに現在の災害公営住宅での手芸教室継続となった。災害公営住宅での手芸教室(アザレア)は今年(二〇一七年)で三年目になるが、仮設住宅でスタートしてから振り返ると二〇年以上継続していることになる。季節のもの、お雛様、こいのぼり、干支にちなんだ動物、クリスマスグッズなど、いろいろなものをつくって展示した。新聞記事を見て入会する人もいたが、次々と入れ替わり、仮設住宅時代から現在も継続しているのは谷口さんだけとなった。アザレアは最初六〇代の方が多かったが、今では皆八〇代になっている。谷口さんは手先が器用で、なるべくしてまとめ役を継続していると思われた。しかしそこには、黒田さんのバックアップがあったからだとわかった。「いつも黒田さんがプッシュしてくれ、頑張って、って言うから、何かしようかなという気持ちになった。黒田さんには、ようお世話になった。これ（手芸教室）も黒田さんのおかげで続けられる。場所がないとできないもん。黒田さんが考えてくれたからできるんやもん」。このように黒田さんと住民の関わり合いによりアザレアでの活動が醸成されていったようだった。ただ、「でも今、私が一番古くなっているん。手芸教室アザレアは、あと何年かな、私は続かないよと言っている」といい、現在の活動は、谷口さんにとっても、今後を心配しながらの継続となっているようだった。

黒田さんは、亡くなる前に「谷口さん元気？」と声をかけてくれたという。その時は、身体が悪いのも何も知らず、それが話をした最後だったようだ。「黒田さんは我慢強いのね。具合が悪いとわかったのは、亡くなる数日前の九月二〇日の日帰り温泉の時だった。毎年一回、温泉へ連れていってもらい、それが楽しみだった。皆と会えるから。でも、その日は、雰囲気が暗くならないように配慮しながら、宇都さんが黒田さんの病状を説明したので知ったん。転院の時に新聞で知った人もいて、初めて知った人もいた」。日帰り温泉は、仮設住宅の人のための毎年の行事だった。「一所懸命にしていたから、心残りやろねと思うわ。二〇周年の前だったし、早かったもんね。西宮からお里に移る時も涙が出てね。あれだけ我慢していたのかな。気の毒やなと思っていた。周りのことばかり気遣っていた。気の毒だし大変だし」と話しながら言葉に詰まった。その時、「そう言えば、温泉には車椅子の方も連れていって、お風呂も三人か四人がかりで皆を入れていた。黒田さんはバスキャップかぶって、ズボンをまくり上げて、お風呂介助をやった後、そのまま宴席に出てきて、バスキャップかぶったままや、と言って笑い合ったことがある」と、黒田さんのお茶目な一面を紹介する宇都さんの言葉で、その場が和んだ。

実は、この時、日帰り温泉がもたらしたよい影響についても話があった。仮設住宅の日帰り温泉では、毎年いろいろな温泉地を訪れていたが、車椅子の方も多かったので、訪ねた温泉やホテルが徐々にバリアフリーになっていったというのである。黒田さんの実践により、地域そのものが成熟していく姿が見えた。

帰り際、谷口さんは、「私、身体の悪いところはたくさんあるん。空元気やねん。膝が悪い。右耳の難聴、だんだんテレビの音量が上がっている。ずっと一人で生活しているん。でも、黒田さんのおかげでお友だちが多いので、どこかで会うようにしている。手芸のグループで一泊旅行によく行っていた」と急に、ご自身の体調の悪さと黒田さんへの感謝を繰り返した。手芸教室は、谷口さんにとって自分の趣味を活かし、リーダーとしての役割を果たし、人との繋がりや絆を深め、前向きに生きる原動力になっていた。谷口さんは続けて言う。「何でも考え方だと思う。自分は田舎で苦労してきたので、これくらいはどうにでもなると思う。黒田さんのことを思えば」という言葉を最後にお別れした。「これくらいは」という言葉に、この二〇年の体験の重みを感じた。いろいろな思い出の深層は、一言では語れないものがある。何とか少しでも、一日でもと考え、生きてきた年輪は、新聞記事と共に深く刻まれていた。

仮設のベートーベン―内藤唯克さん八〇歳

白い杖を持って、白いズボンにおしゃれな恰好、軽快で優しい語り口で、笑顔の絶えない内藤さん。「内藤さんは、仮設のベートーベンと呼ばれていたのよ」と宇都さんが紹介してくれた。いつも伊川谷のディサービスで、自作の曲を演奏するとのことだった。震災当時五八歳だった。

内藤さんの視力は、地震の前から衰え始めていた。最初はどこの病院に行っても原因がわからず、過労とも言われ、一〇〇%全盲になることを覚悟した辛い時期があった。視力が衰え始めてから三年目の五五歳からキーボードで作曲を始めた。喫茶店をやっていたので有線放送を聴くことが多く、いろいろな音楽は知っていたが、キーボードを触ったのは初めてだった。目の不自由な内藤さんは必死で学んだという。最初は、鍵盤のドレミファソラシドくらいしか知らず、ピアノを弾くことなどできなかった。鍵盤を数えて、計算して、この曲だったら、どこを弾いて、伴奏はどうしたらいいかと考え始めた。そのうちに基本がどうなのかがわかってきた。長調・短調などの音階も徐々にわかってきた。歌を歌う時に女の人と男の人のキーが違うこともわかった。そうやって基本的なことがわかってきたら、二年目からは曲をつくりたくなってきて、震災までには数曲つくって演奏していたという。しかし、地震の数カ月前の一〇月末に急に目が悪くなり、地震でキーボードはなくなり、演奏もできなくなった。

震災時、内藤さんの家は、地震の衝撃でねじれてしまった。家の奥は吹き抜けていたので、全壊と判定されて赤紙を張られた。でも、二階は助かる確率が高いと思い、二階で奥さんと二人で生活していたら、そこで生活できていたということを理由に半壊扱いとなったという。自宅で生活と言っても、水もガスもなかった。食べ物は、避難所での炊き出しや弁当をもらっていた。目が不自由なことから避難所で生活するのは大変だと思って自宅にいたが、それでは半壊扱いになるという情報がなく、理由を説明しても理解されず残念だったと話す。

その後、内藤さんは、仮設の申し込みをした。震災四カ月後の五月に入ってから仮設に入った。「市や県で振り分けられるので、どこが当たるかわからなかったが、西神第七仮設と言われた。奥さんからも説明を受けたが、目が不自由なので仮設がどこにあるのかさっぱりわからず、仮設にいても、自分がどこにいるかわからなかった」と、慣れない土地で自分の居場所の感覚がつかめないという不安な体験を語った。目が見えていた時は、芦屋や尼崎まで仕事で回っていたこともあったようだが、西神第七仮設は、位置関係もつかめずにいた。次第に、バスを降りて仮設団地に入り、突き当たりが東の集会場で、そこから三つ目の棟の三軒目と覚えるようになっていき、家の前には広場があることもわかってきたという。ある日、内藤さんは、仮設団地内の広場に出てみようと思い、一人で玄関を出て歩いてみた。金網フェンスまで出たら、急に脛までズボッと泥沼にはまってしまった、と仮設での怖かった体験を語った。「仮設住宅内の道路は、石ころが多くてガタガタだったのね。雨降りが多かったし、トラックの轍があって、歩くのは危険だから、奥さんからも、一人で外に出てはだめ、と言われてました」「でも、少しでも一人で行動できるようにと思い、外に出てみたら、泥沼にはまって全身泥だらけになってしまったの。すぐに仮設に戻り、風呂に入りましたが、奥さんが言うには家中が泥だらけだったようです」

少しずつ生活に慣れようと思っても、目の見えない内藤さんにとって、仮設住宅は過酷な環境との同居であり、一度怖い体験をすると、次の行動にはブレーキがかかる。この体験があってからは「もう、外には出られないなと思った」という。それからは、仮設住宅内に閉じこもる生活が始まった。
奥さんは毎日仕事に行っているので、日中の生活は一人だった内藤さん。震災時にキーボードがなくなってしまったので、仮設住宅に移った時はラジオを聴くしかなかった。しかし、その年の六月頃、息子がキーボードを買ってくれたことを契機に、内藤さんは再び作曲を始めることになった。昼は小さな音で演奏していた。そうやって仮設住宅での自分の生活が安定してきた頃、神戸新聞の方から連絡があった。「沖縄の小学校四年生の子が千羽鶴と一緒に詩を送ってきたが、よい詩だし、もったいないので内藤さん、曲つけてくれないかな」ということだった。それは、このような詩だったと内藤さんはその場で歌ってくれた。

つるをつなぐたんびに／家がなおってくれたら／どんなにいいだろう
つるをつなぐたんびに／人が生きかえったら／どんなにいいだろう
つるをつなぐと／ねがいがかなう／そんなつるがいたら／どんなにいいだろう

内藤さんは一週間で、その詩に曲をつけた。少女の純粋な気持ちに心を打たれ、すぐにメロディが浮かんだという。曲名は「つる」。人のこころに沁み入るような曲だった。その後、仮設住宅内での発表会の話が持ち上がり、演奏することになった。徐々に、仮設住宅にいながら仮設住宅外の音楽の仲間とも出会うようになっていった。「集会場で演奏していた時に、音楽関係の先生方が聴きに来ていたのね。その方は声楽の先生だったみたい。ピアノ・フルート・ギター・バイオリンの先生方とも出会い名刺交換しました」と言い、名刺を見せてくれた。名刺には「作曲家　内藤唯克」と書かれてあった。ある方から、名刺をつくっておいたほうがよいと助言があったらしいが、確かに名刺交換が人との関係づくりの契機となり、音楽を通して共感の輪が広がっていったようである。こうやって人との関係が繋がっていき、取材を受けることも多くなっていった。新聞記事などで「仮設住宅のベートーベン」と注目されるようになり、県外からも音楽関係の人が訪ねてきたという。ある人も、新聞記事を見て「音楽が聴きたい。どんな曲をつくっているの」と声をかけてくれた。そして内藤さんの曲をとても気に入ってくれて、この曲に詩をつけさせてほしいと言ってくれた。曲名は『いのち聞かせて』。その後、ホテルで発表会をするので来てほしいと言われ、三〇〇人もの人々が集まった会場で演奏した。内藤さんの曲は、どの曲も人のこころに訴えかける不思議な力を持っていた。『いのち聞かせて』『つる』『ふれあい音頭』が内藤さんの代表作となっている。

内藤さんは、曲を口ずさむなど作曲の話に夢中で、私も曲に、話に引き込まれていた。ふっと、ところで、黒田さんと内藤さんの出会いはどうだったのだろう、と聞いてみた。仮設住宅では、何気ない挨拶程度で、実際、黒田さんと直接話すことは少なかったという。黒田さんとの出会いは、仮設住宅に入居してしばらくしてからだった。ある時、「何か不便なことがあったら、いつでもおっしゃってくださいね」と声をかけられ、それが黒田さんとの初めての会話だったようだ。黒田さんは、目の見えない内藤さんに、直接何かをしたり、手を貸すことはなかったという。しかし、「黒田さんがいろいろな発表の場をつくってくれたので、新聞に掲載され、音楽の仲間が増え、県外の方々からも連絡が来るようになった。黒田さんには、とても感謝している。一人では、仮設にこもっていることしかできなかった。亡くなられたことは少し経ってから耳に入った。今から思えば、最後にお会いした時に、黒田さんはいのちが決まっているから会いに来られたんだなと思う。いつもなかなか会えなかったのに、『こんにちは』と挨拶を交わしたことが最後だった。あの時、最後のお別れに来たことが後でわかったが、凄い人だと思った」

黒田さんの内藤さんへの関わりは、いわゆる黒子のような存在だった。黒田さんは、今、相手がどのような状態にあるのか、何を欲しているのか、今、何が必要なのかを常に考え、見極めて行動していたと思う。障害を持っていても、その人らしく自立して共存して生活していくことの大切さ、それを支えることを空気のように自然に行っていたようである。高齢者や障害者などの支援は、対象を「災害弱者」として捉えた安易で一方的な押しつけの支援となることがある。確かに「自立」や「支援」というのは、何が自立なのか、どこまで支援すればよいのか、支援が促進されすぎれば依存が常態化し、自立できなくなってしまうこともあるだろう。逆に、支援がないと自立できない人や自立できない時期もある。どういう時に支援が必要なのか、どういう時に支援が必要ないのか。自立なのか、依存なのかを考えるというより、黒田さんは、生存に必要なケアを自然に感じ取ってさり気なく支援していたと思う。それは黒田さんのこれまでの生き方、そして人として生きることの大切さを、自身の四年三カ月の仮設住宅での生活から学んだことなのかもしれない。常に人に関心を持ち、人を尊重し、お互いに支え合う「自立」と「共生」の重要性は、自身の体験によってこころが耕され、自然な行動となって身についていったものだろう。周囲の人々にも気がついたら黒田さんという存在が見え、そのこころを感じた時、感謝の気持ちが沸き上がり、何かが深く身に沁みこんでいったのだろう。黒田さん自身も、常に被災者の傍らにいて、その繊細な変化を感じ取れる人であったし、感じ取れる自分でありたいと願ったのだと思う。寄り添いという言葉が頭の中をよぎった。

この阪神・淡路大震災での実践は、東日本大震災における気仙沼面瀬中学校避難所および仮設住宅での実践に継承され、その後の災害支援のモデルとなる「看護職による二四時間見守り支援」へ繋がっていった。

3 東日本大震災発生後からの気仙沼での支援活動

酒井明子

黒田さんは、東日本大震災発生翌日（二〇一一年三月一二日）、日本災害看護学会先遣隊として、福島県、宮城県、岩手県で、避難所支援および支援者の相談に応じるなど多彩な活動を展開した。その後、宮城県看護協会、宮城県災害対策本部と今後の支援について協議し、気仙沼市の面瀬避難所での支援活動に入っていった。面瀬避難所での支援活動は、日本ホスピス・在宅ケア研究会との連携で行われた。看護の視点で「人間」「暮らし」「地域」を中心に据えた支援である。最低限守られなければならない人間としての尊厳、プライバシー、避難所としての秩序ある生活、安心・安全な環境を整えていった。活動は、看護師、看護学生、現地保健師、民生委員、現地ボランティア、面瀬中学校教員、行政職員との連携の下で行われた。活動内容は、避難所で暮らす住民の健康管理、自治会の立ち上げによる清掃や食事に関する当番制の導入など自立的な避難所運営、さまざまな相談受付、朝夕のミーティングであった。多様な課題についての話し合いには現地保健師、民生委員、現地ボランティア、面瀬中学校教員、行政職員も加わった。黒田さんは、避難所で見守りを続ける一方で、在宅支援の重要性も視野に入れていた。高齢、虚弱で避難できずに在宅で暮らしている方々は、ライフラインも途絶え、食事にも事欠く不自由な生活を余儀なくされており支援は行き届いていなかった。民生委員や自治会と連携し、自宅で呼吸困難を訴えている方を入院に結びつけるなどの実践を丁寧に行っていった。このような地道な実践が周囲から認められ、受け入れ困難だった在宅への安否確認・見守りが可能になり、避難所支援と併せて在宅支援も行うようになっていった。

面瀬中学校仮設住宅におけるコミュニティづくりと自立支援

本格的な二四時間見守り支援は、応急仮設住宅への移転後から始まった。黒田さんは仮設住宅内の集会場を活動拠点とした。仮設住宅で暮らす一四八世帯の住民を対象に、看護職約四五名が一日一～二名二四時間体制で集会所に常駐し、四年間切れ目なく支援活動を継続したのだ。目的は、「孤独死予防」「自殺予防」「コミュニティの強化」であり、まさしく阪神・淡路大震災の教訓を活かしたものだった。

応急仮設住宅で暮らしていた六五歳以上の高齢者は、約三五%。排泄や食事などの日常生活への支援が必要だった。高齢者は、夜間、早朝などに急変しやすい。また、訴えが少ないため症状の発見が遅れがちになる。二四時間見守り支援は、高齢者の特徴の理解、傍に寄り添うこと、細やかな変化の敏感な察知、早期発見・早期治療など、いのちと生活を守る実践だった。これらの取り組みが孤独死予防に繋がっていったことは言うまでもない。以前、黒田さんから聞いたことであるが、ある朝、巡回時に、仮設住宅内で人が倒れている様子があり、行政に連絡してもなかなか鍵を貸してもらえず困ったことがあったという。しかし、必死で説明して鍵を開けてもらい、中に入っていくとベッドとテーブルの間に人が倒れていた。この方は心筋梗塞だった。この時は、何とか住民を助けることができてよかったと話していた。この出来事以来、行政や関係者も黒田さんたちとその活動を信頼してくれるようになったという。

面瀬中学校仮設住宅では、住民同士がお互いに見守り合うコミュニティづくりが実践され、理想的でモデル的な仮設住宅だった。集会場には気軽に相談できる場があり、住民同士が自由に語り合い、人間関係も深まる場となっていた。毎日、お茶会や手芸教室やさわやか体操などが、住民主体で実施されていた。体操は、小学生の子どもたちが皆の前に出て、お手本となり実施していた。また、体操参加者の方には、各住戸に会報を配布してもらっていた。その目的は、配布することで住民同士が安否確認する仕組みづくりだった。住民同士による見守り支援の一つである。黒田さんは、見守りに回る時の安否確認のチェックポイントも住民に伝えた。同じ洗濯物を三日以上干していないか、郵便物や新聞がたまっていないか、電気のメーターが動いているか、車の移動はどうかなど具体的な内容だった。つまり、住民同士がお互いに見守り合うコミュニティづくりを目指した実践である。これらが、今後の終の棲家となる災害公営住宅や自宅再建後の孤独死対策に向けて、住民自身が主体となって繋がるように、長期的な視点で考えられていたことは明らかだった。住民に伝えられた安否確認のチェックポイントは、以下のような内容である。

①訪問時、声をかけてから玄関に出てくるまでの時間

②戸の開け方（開きの大小、戸を開ける時の目線）

③声の張り
④台所の汚れ（全く汚れていない場合は、食事を食べていないか、買ってきたものだけを食べている可能性がある）
⑤ゴミ箱の中（同じ空箱がいくつもある場合は栄養状態が偏っていると思われる）
⑥食器棚の中の食器の移動があるか
⑦部屋の隅の汚れ
その他、アルコール類が増えていないか、住民がお茶会に出てきたか、ラジオ体操に参加したか、住民一人ひとりの行動を確認しながら仕組みづくりを考えていた。黒田さんは、一四八世帯の住民の顔と名前、健康状態をすべて覚え、日々の変化も記録していた。少しの変化も見逃すまいとする徹底ぶりからは、黒田さんのいのちを守ることへの強い思いと意気込みを感じる。判断力、コミュニケーション力、人を見る力、声なき声を聴き異常を発見する力、地域コミュニティに溶け込むリーダーとしての能力は素晴らしい。

黒田さんは、避難所に引き続き仮設住宅でも民生委員や自治会と協力し、仮設住宅内だけでなく、地域住民の訪問ケアも進めた。医療機関の被災により、難病やがんの在宅療養を行う人や、在宅での医療や福祉に悩む人が増えていたからである。被災地の支援者や支援団体とも定期的に会議を開催し、情報共有することで、社会資源も有効に活用できるようになり、関係機関との連携や調整もスムーズになっていった。阪神・淡路大震災では、二年目に孤独死が多くなった。移転の話などが出始めて、将来を悩む住民が増えていく時期である。このため、住民同士のコミュニティの強化は災害発生時から重要になる、という認識を持たねばならない。移転後には、また、新たなコミュニティの再構築が迫られる。黒田さんは、自分たちのことは自分たちでやっていく自立した社会、地域住民や地域の資源を活用した街づくりを目標にして活動していた。

仮設住宅での見守り支援を継続した気仙沼の看護師―藤田アイ子さん

藤田さんは、面瀬中学校仮設住宅での二四時間見守り支援を継続した地元の看護師（元気仙沼市民病院看護部長）で、黒田さんが信頼していた協力者の一人だった。地元の住民の方々からは、「アイちゃん」と愛称で呼ばれることもあり、住民一人ひとりのことをとても大切にしていて、信頼も厚かった。気仙沼で黒田さんが支援した方々へのインタビューのお願いは、藤田さんを通して行った。

藤田さんは震災時、保育所の所長として責任のある立場にいた。家族の安否確認を行い、避難所となっていた保育所に行き、避難所の環境整備やがれきの片づけを行っていた。しかし、その後、五月、六月は、家から出られなかったという。草が生えても草取りもできなかったし、自分たちだけ物資をもらうことはできなかったと話す。なぜかと言うと、自分たちだけ普通の生活はできないという理由からだった。このような話は、多くの災害現場で聞かれることである。甚大な災害を体験した被災地の人は、当然すべて被災者と言えるはずであるが、家が倒壊しなかった方、家族に犠牲者がいなかった方は、自分たちだけ助かって申し訳ないという気持ちになるのである。しかし、ある日「家が無事でも被災したことには変わりない」と、県外からボランテイアに来た人が地域の住宅を回って、わざわざ物資を持ってきてくれたことがあったようだ。藤田さんは、「でも、無事なのが申し訳なくて外に出られなかった。普通の生活をすることが申し訳なかった」と繰り返す。避難所には給水車が来ていたが自宅には来ないので、山へ水を汲みに行き、川で洗濯をした。しばらくすると自宅に民間の給水車が回ってくるようになったので、給水車が来る度にメガホンを持って、自宅で苦労している人たちに「給水車が来ましたよ」と伝えて回った。大きな避難所には多くの支援が集まるが、小さな避難所や自宅には誰も来ない、という支援の格差が浮き彫りになった。

そのような生活を続けていた時、藤田さんは、ある人から「黒田さんという人を知っているか」と聞かれた。「避難所を手伝ってくれる地元の看護師はいないか、黒田さんが探している」という内容だった。その時、初めて黒田さんと藤田さんは出会ったのである。

日常生活への何気ない見守り──尾形さん夫婦

尾形さん夫婦は、災害公営住宅に入居していた。ご主人は穏やかな方で、訪問した時は安定した座り心地のよさそうな椅子に座っていた。奥さんは、とても話し上手で明るい方だった。家の周囲には、花がたくさん咲いていてこころが和んだ。しかし奥さんは、「震災前はお花が好きだったんだけど、震災後は、大して見たい気持ちがなくて、全然違いますね。お花は好きだったのに、何を見ても、ああ、きれいだなとは思わなくなった。前住んでいた家の周辺には行きたくない。六年経っても行きたくない。こころが弱いからね。まだまだ、やはり、すぐ近くで津波、見たからね。前の家の周辺に行くと不整脈が出る。夜になると、自分を責めるのよ。ドキドキしてくるので、薬を飲んでいる。あっちは、嫌だな。六年経つけど、自分の気持ちはまだまだ」と震災当時のことを思い出しながら、今の気持ちを語ってくれた。「やはり、すぐ近くで津波、見たからね」という言葉は重く、私はうなずくことが精一杯だった。

ご主人は、地震による強い揺れを体験し、上へ上へと避難したが、逃げた所まで津波が来た、と恐怖の体験を語ってくれた。これ以上行けない、もう逃げる所がないという上まで一所懸命に駆け上がったという。もし、これ以上津波が来たら諦めようと思っていた、とも話していた。線路も屋根も超えてすべてが見えなくなり、波がそこまで来ていたが、危機一髪で助かった。あの日から、津波のイメージが変わったという。「それまでは、青くて白いのが津波と思っていたが、迫ってきた津波は、真っ黒な水の壁だった。真っ黒のカーテンが壁のように迫ってくるのは初めてで、とても怖かった」「波が砕けず、立ったまま、そのまま来た」と目に浮かぶような表現で一気に語った。そして、「津波はとにかく逃げることだね」という言葉に実感がこもっていた。

黒田さんに出会ったのは、避難所に入って二日目くらいだという。その時は、避難者が約五〇〇人と多く、寝返りもできない状態で過ごしていた。最初は、避難所の自分のゴザまで靴を持って入っていた。皆、初めての体験で、何をどうしてよいのかわからない状態で寝ていた時に黒田さんが来て、避難所の住民を四つのグループ（一丁目、二丁目、三丁目、四丁目）に分けてリーダーを決め、避難所レイアウトを行った。避難所では、先に到着した人から条件のよい場所を確保することが多い。要配慮者の方々は、避難が遅れて後から避難所に入ってくるので、避難者の中に埋もれて不自由な生活となってしまう。したがって、避難所が開設された直後は、避難者の方々の生活状況をよく観察し、できるだけ早い時期に生活環境を整える必要がある。通路をつくったり、コミュニティを重視した居住環境を整えたり、スムーズにトイレに移動できるようにするなど日常生活への配慮を行い、避難所環境を整えることが災害関連死の予防にも繋がっていく。その避難所環境の調整は、できるだけ避難所で生活している住民の方々が納得する方法で行うことが望ましい。そのために、黒田さんは、一～四丁目でリーダーを決めてもらうようにした。尾形さんの奥さんは、四丁目のリーダーとなった。

「四丁目のリーダーは話し合って決めたが、皆引っ込み思案だった。私も『できない、できない』と言ったけど、皆に推されて『やってみます』って言ってしまった。でも、どちらかと言うとやってよかった。そうでなければ、ぽかんとして毎日を過ごしていた」と話す。尾形さんが、夕方六時半にご飯を準備していると、「一丁目五人分ください」と言ってくるので、みんなで分けてもらう。公平にと考えて分けるが、足りなくなってしまうこともある。逆に余ってしまい、皆でおにぎりを一〇〇個近く握ったこともあった。勤めに行く人が足りないと言ってくることもあったし、食事のことだけでもいろいろな問題があったので、リーダーは皆、自分が二丁目なら、二丁目は担当しないようにしてました」と話す。

リーダーには細やかな配慮が求められ、なかなか大変な役割だったようだ。リーダーは自分の班を担当しないように、というのも黒田さんの考えだった。なかには、何度も食事をもらいにくる人がいる。その人をよく知っている場合、「だめです」と断ることや注意もしにくい。対策として、黒田さんは、順番も待機も番号札を準備していた。生きるために皆必死なので、できるだけ公平にという観点で対策を考えることは重要である。住民が自分たちで考えながら行っていく様子を見守りつつ、先を見通しながら、ほどよいタイミングで助言する黒田さんの言葉は、リーダーの支えになっていた。

避難所の食事・排泄・清潔面など日常生活に対する黒田さんの気遣いに対して、住民の方たちは感謝していたようだった。「一番大変だったのはトイレで、和式しかなかった。トイレの数も足りなかった。また通路もなかったので、夜になるとトイレに行くことが大変だった。お父さんは身体が不自由だから、トイレの近くにいられたが、障害のある人は大変だった。でも、黒田さんはすぐに、体育館と倉庫にポータブルトイレを二個置いてくれた。臭みもないようにくるむことができ、お尻を洗えるトイレだった」という。その他、朝夕の健康チェックを個々に行って記録に留め、換気や掃除を徹底し、避難所の定期的な温度チェックも行ううちに、徐々に避難所の環境は整っていった。

尾形さん夫婦は六カ月避難所にいたが、「黒田さんみたいにリーダーになって教えてくれる人がいなかったら、そこでじっとしていただけだったけど、全然知らない部落の人でも、毎日会っているから仲よくなって慣れてきて、避難生活も楽しかった」と話す。お茶会をしたり、午後三時に保健師と生き生き体操や気仙沼音頭を行ったりした話からは、避難所が元気になっていく様子が感じられた。避難所が自宅のような感覚になり、「お帰りなさい。行ってらっしゃい」と挨拶し合う関係は微笑ましかった。また、最後の人が避難所を出ることが決まった時、黒田さんがケーキを買ってくれて、皆でケーキパーティを行ったという。最後の一人まで大切にする黒田さんの姿がそこにあった。

これからの未来を生きる子どもへの関わり――熊谷さん

熊谷さんは、夫と長男夫婦、孫二人の六人家族である。震災で家を失い、仮設住宅に入居していたが、現在は再建した自宅で生活している。ご主人は血圧が高く、いつも集会場へ血圧測定に来ており、黒田さんには大変お世話になったとのことだった。訪問時には、奥さんが出迎えてくれた。「誰もいないからどうぞ」「遠くからありがとう」と言いながら、「震災時、着の身着のままで逃げたから、何にもないからね。全部流されると思っていなかったから、とにかく逃げようと思い、この先の神社に行こうと思った」と、まず震災当時のことを語った。

黒田さんとの最初の出会いは、避難所だった。「黒田さんは寝ないで、本当によく関わってくれたので、亡くなってからいろいろ思い出す」と言いながら、黒田さんは朝早くから夜遅くまで、いろいろなことに気を遣い、避難所を一丁目から四丁目の班に分けて班長を決め、班長が動きやすいように住民主体の避難所運営をしていた、と話してくれた。

熊谷さんの話の中心は、孫や近所の子どもたちのことだった。

「黒田さんは、子どもたちのことを考えて、座布団で、『家を建てる時は、こんな風につくるんだよ』って。座布団を積み上げたりして、子どもたちといろんな遊びを考えてやっていたね。そうしたら、子どもたちが、家を建てる時は、こんなふうに、あんなふうにと考え始めたもんだから、黒田さんは足りない座布団を何十枚も追加していたね」と、子どもたちが座布団を使って秘密基地のような家をつくっていった様子を話してくれた。確かに座布団は軽いので危なくないし、組み合わせると家の形がつくりやすい。

「子どもたちは毎日、飽きずにやっていたね。一軒の家をつくるのに座布団をたくさん使うので、一日二人くらいしかできないから順番にやってた。風呂場やらトイレやらとつくっていって。『こんにちは、遊びに来ました』って言ったりして。家がなくなったから、子どもたちに何かを考えさせようと思ったんだかね」と震災を体験した子どもたちへの関わり方を紹介してくれた。

熊谷さんは、特に自身の孫への黒田さんの関わりに対して、とても感謝していた。「私は、親でないからわからないけど、孫はあまり外へ出て歩くことがなかったと思う。でも、仮設住宅に大学生のボランティアが来て、黒田さんが、ある学生を孫に会わせてから、孫の様子が変わった。その学生さんが来てから何でも教えてもらうようになり、面倒を見てくれるようになって、仲よくなって、今でもスマホで連絡を取り合っているみたい。黒田さんのおかげで、学生さんとも会わせてくれて、孫が元気になっていった」ということだった。黒田さんが気にかけていたのは、当時中学生のアヤちゃん（仮名）だった。とても静かでおとなしい子だったので、友だちがなかなかできないことを家族は気にしていた。そこで、黒田さんは学生ボランティアとの出会いの契機をつくったのだった。仮設住宅には多くの学生がボランティアが来ていたが、その中の一人の学生がアヤちゃんと友だちのように接することで、アヤちゃんの表情が変わっていく姿を見逃さなかったのだと思う。

熊谷さんは言う。「黒田さんは、いろいろな人を繋ぐね。孫は、ばあちゃん、学生さん来るんだ、ってて楽しみに待ってた。こんなこと、あんなこと話するようになってね」「高校に合格した時も、みんなで集まっておめでとう会をした。みんなで集まると、皆喜んで、あの時こんなこともあったと、よく話してた」。アヤちゃんは、学生ボランティアとの出会いから自分自身のことを表現するようになり、友だちも増えていった。その成長していく姿は、家族にとっても喜びと安心に繋がっていっただろう。

その後、熊谷さんは、黒田さんが亡くなった時のアヤちゃんの様子や亡くなるまでの様子についても語ってくれた。「『黒田さん、亡くなったよ』と孫に言ったら『えっ』とびっくりしてた。孫は、集会場から帰ってお母さんにしがみついて、『黒田さんが、黒田さんが』と言ってわんわん泣いていた。『黒田さんに何か書いてやったら』と言うと何か書いていた。何を書いたんだろうと思って、ちょっと見たら、『黒田さんが来てくれて、会えたらなあ』と書いてあった。黒田さんは、常に子どもと同じ目線になる。しゃがんでね。まだ学校に入らない子が、『黒田さん』って入ってきて。三歳くらいの子が『黒田さん、黒田さん』と来る。子どもたちが『海を見に行きたい』と言うと、タクシーを呼んで海まで行ったこともある」と、黒田さんと子どもたちとの関わりについて、藤田さんとも思い出を語り合っていた。そして、「今、黒田さんには、孫がこんなふうになったよって、話をしたい気持ちがあります」と言っていた。

黒田さんは、これからの未来を背負っていく子どもたちには思いを込めて接していたようだ。子どものためのお寿司パーティ、ケーキづくりなど、いろいろなイベントも行っていた。周囲にいる藤田さんたちのほうが、「黒田さん、子どもにそんなに甘くしたらだめ」と言うほどだったらしいが、未来を生きる子どものために何かしなきゃ、という思いが強かったようである。

子どもは、地震の揺れを体で覚えている。子どもの恐怖体験によるこころの傷は深い。さらに、子どもが育っていく中で刻まれていくこころの傷もある。これから、どのくらい尾を引いていくのかはわからない。被災した子どもたちは、その後の人生で何十年も震災体験と向き合っていかねばならず、長期的なケアが重要である。しかし黒田さんは、これからどうなるのかということよりも、今、何を求めているのか、今、何をしなければならないのかに焦点を当てて、子どもたちに精一杯の愛情を注いでいたのだと思う。

その後、熊谷さんは、亡くなった黒田さんについて思い出をたどりながら、感謝の思いを語った。

「この家を建てた時も『行くからね』と言っていて、七月末に家に来て、九月に亡くなった。仮設の皆が、黒田さんが家に来た時、足が腫れていた、って言っていたのを聞いて、えっと思った。自分ではわかっていたんだろうね、なんて皆で話をしていた。我慢強い人だったから。でも、我慢だったのか。もっとこんなことをやろうという気持ちが勝っていたのか、自分の身体が辛いとわかっていても、気持ちを表に出さないでおこうと思っていたんだろうね。そうやって、痛いのを我慢して、皆を見守ってね。仮設だけでなく、全国回っていたみたいだった。自分のことは置いておいて、両足とも動かなくても、人のことを心配していた。何時間も寝ない、そんなにしてよくいられるなあと思っていた。そう言えば、食事が食べられない時がずっとあったね」「なんか、がんで亡くなる人、(涙が出る) 亡くなるまでしっかりしているって聞く。覚悟があるのか。なんか、いないことが不思議だった。仮設住宅で最後の一人になるまで私はここにいるんですよ、と言っていたのに」「二四時間関わらないと人はわからない、とも言っていた。震災に遭って、仕事を辞めて、こうやって活動しているのよ、って。年取った人たちの傍に来て、よく話を聞いてくれた。やっぱり、黒田さんだから、あたりがよくて、話したいという気持ちになったね。でも、実習に来ていた学生には厳しかったよ。特に、仕草とか、姿勢については厳しかった。最近、気配りができる人は少ないから、黒田さんがいたら、どう言うだろうと思うことがよくある。そして、達筆だった。これが黒田さんの字です。ずっと勉強をしていたみたいだったね」

熊谷さんは、黒田さんとの思い出を一気に、溢れるように語った。そして最後に、「でも、黒田さんに会えてよかった」とぽつりと言った言葉が印象的だった。

辛かったであろうと体調を気遣いながらも、黒田さんがやり遂げたいと思っていた気持ちを大切にしようとする言葉が聞かれ、住民と黒田さんは、お互いの思いに寄り添い合う関係だったと思った。熊谷さんが言うように、黒田さんは、常に人と人とを繋いできた。阪神・淡路大震災の時の手芸教室への関わりのように、気仙沼でも集会場では手芸教室を開催していた。避難所にいた時も、「まけないぞう」(タオルでつくる象人形の手拭き）を皆でつくったが、仮設に来ても手芸は続いていた。黒田さんは、いつも布の端切れを集めておき、いつでも住民が自主的に手芸に取り組めるように準備していた。「布があれば、皆で考えながら袋をつくったりすることができるから、余っている布があったら持ってきて」と、皆によく声をかけていたことを思い出す。熊谷さんは「仮設の中にいるよりも、仮設の人が集まって何かをしたり、話をしたりすることがいいなあと思った」と言い、「人と人とを繋いでいく黒田さんは凄い」と言っていた。

尊敬する人は黒田さん―尾形さん家族

尾形さん宅を訪問すると、まず目に飛び込んできたのは、リビングに飾ってある黒田さんの写真だった。それも、一枚ではない。テレビの前や壁の数カ所に飾ってあり、どこからでも黒田さんが見守っているように感じた。「黒田さんの写真がたくさんありますね」と言うと、おばあちゃんは「黒田さんの笑顔がよかった。後姿は、いつも走っている姿。ゆっくり歩くことがなかった。陸上部だったからね。人々が安心して暮らせるような街にしたい、って言っていた。いつも傍にいるような気がするから、いつも写真の顔を眺めているんだ、『黒田さん』って言いながら」と写真に呼びかけるように話す。

尾形さん宅はおばあちゃんとご夫婦、そして高校三年生の綾音さんと中学二年の香織さんの五人家族だ。インタビューの日は、五人全員が集まってくれ、とても和やかな雰囲気の中、お話を伺うことができた。

家族は、皆、「黒田さんには、世話になったね」と言っていた。

仮設の最初の頃は、孫二人とおばあちゃんの三人で、集会場へラジオ体操に行っていた。香織さんは最後まで、仮設の皆さんの前に立ってラジオ体操をやっていたという。おばあちゃんが、「香織は体操の先生だったね」と言うので皆で笑い合った。仮設住宅にNHKが取材に来た時に、香織さんは体操の先生としてインタビューを受けた。香織さんの姿を全国の人に知ってほしいという思いで、黒田さんがNHKの取材をセッティングした。体操に関しては取材も頻回で、たくさんのカメラマンに囲まれたようだった。

香織さんの話をしている時に、「香織の作文、見せていいの?」とお母さんが香織さんに声をかけた。宮城県の子どもたちの震災体験を一冊の本にまとめた時の作文である。

震災から五年目の私

気仙沼市立面瀬小学校　六年　尾形香織

平成二三年三月一一日、東日本大震災が起きました。あの日、私は、浦島小学校の校庭にいました。学校は海の近くにありましたが、高台だったため、被災しませんでした。

でも、私の家は、海からすぐ近くにあり、もう戻ることはできませんでした。その後、一週間くらい、学校で寝泊まりをした後、面瀬にある祖母の家に行きました。学校も転校し、私は祖母の家から面瀬小学校に通うことになりました。

あれから、五年が過ぎようとしています。私は六年生になりました。その間に、忘れられない体験をしました。それは、黒田さんとの出会いです。私たちは、祖母の家でしばらく暮らしてから、仮設住宅に引っ越しをしました。仮設住宅の暮らしに少しずつ慣れてきたころ、毎日ラジオ体操に通ううちに黒田さんに出会いました。

黒田さんは、元看護師で、阪神・淡路大震災にあったことがきっかけで、ボランティアを始めた方です。いつも自分のことよりも人のことを考えていました。

一人暮らしをしている高齢者の方々の家を訪問して、一人一人に声かけをしていました。健康相談にのったり、生活していて困っていることがあれば介助してくださいました。

また、たくさんのイベントを企画していました。集会所には多くの人が集まっていました。私もイベントに参加したことで、たくさんの人と楽しくかかわることができました。

昨年の五月に私は仮設住宅から引っ越しをしました。すると、黒田さんは、仮設住宅に居る人だけでなく、仮設住宅から引っ越した人の家にも訪問して、見回りをしている姿をみかけるようになりました。(人のことを自分のことのように思っている。黒田さんは本当にやさしい人なんだ) 黒田さんは、ナイチンゲールのような人でした。そんな黒田さんは、去年、病気になって亡くなってしまいました。本当に悲しかったです。黒田さんの笑顔や後姿を忘れられません。

今、私の夢は、黒田さんやナイチンゲールのような看護師になることです。気仙沼で看護師として人のために働きたいです。そのためには、これからたくさん勉強し、がんばっていきたいです。また、未来の気仙沼の人々が安心して暮らせるような町になるように努力したいと思っています。黒田さんにほめてもらえるような人になりたいと思います。

作文には、黒田さんやナイチンゲールのような看護師になることが夢と書かれてあった。さらに驚いたことに、香織さんは五月一二日生まれだった。この日は、看護で有名なフローレンス・ナイチンゲール(Florence Nightingale：一八二〇年五月一二日－一九一〇年八月一三日）の生誕の日であり、世界各国で五月一二日は看護の日と制定されている。そのような話をしていたら、「香織は、黒田さんの後継者になるんやね。でも、のんびりしすぎているから大丈夫かなあ」と家族から冷やかされ、香織さんは恥ずかしそうに笑っていた。

香織さんは、最近、気仙沼市民病院の看護体験に二日間参加した。いろいろな体験をしたが、なかでも、本物の赤ちゃんではないが赤ちゃんの人形を抱っこしたらとても重かったことが印象的だったと話す。香織さんが夢ではなく、確実に看護師を目指していることがわかり、目標に向かって行動している姿を頼もしく感じた。看護師の免許を取ったら、気仙沼の地元で看護師として働くそうである。黒田さんが亡くなる少し前の話だが、香織さんが「看護師さんになりたい」と言ったら、黒田さんが「神戸にいらっしゃいよ。私の部屋空いているよ」と誘ってくれたとのことだった。親しみやすい黒田さんらしい言葉であるが、家族は、いつも力強い言葉をかけてくれるので、とても安心したとのことだった。

香織さんのお姉さんは綾音さん。綾音さんは、服などのデザインが好きで、小学校から変わらない夢を持っている。気仙沼には学校がないから、仙台のデザイン学校に行く予定とのことだった。今、高校三年生で今年（二〇一七年）一〇月に試験があるようだった。綾音さんも高校受験の面接時に、「尊敬する人は誰ですか」と質問され、「黒田裕子さんです」と答えたようだ。先生から「その方は、どのような人ですか」と聞かれて活動内容を説明し、「常に自分のことより、相手のことを考えている人」と説明したという。二人とも穏やかで落ち着いた優しい感じの姉妹である。

尾形さん家族は、「楽しい仮設住宅だったね。黒田さんのおかげでよい思い出あるね」と言い、仮設で生活していた頃のDVDや写真をたくさん見せてくれ、お互いに笑い合った。

「黒田さん今頃、笑ってるんじゃないかしら。あんたたち、私のこと言ってるんでしょ、って。もっと、他にいいことがあったでしょ、と笑っているかもね。本当にあのエネルギーはどこから来ているのかしらね。ただ、『地震に遭って』っていうことはいつも話してたよね」と、黒田さんが言いそうなセリフと活動的な姿を思い浮かべていた。

黒田さんは、いつも世話したり、指示したりというイメージで、テーブルで一緒に食事をしたことはなく、いつも動いているイメージだったようだ。確かに、じっとしていることはめったになかった。常に何かをしていた。自分のことよりも人のことを思って行動する。そのような黒田さんの姿が、尾形さん家族のこころの中に生き続けているようだった。帰り際に、「このような方はいないでしょうね。尊敬しています」と、姉妹と同じようにお母さんも言っていた。

被災者の自立を支える種まき

黒田さんは、阪神・淡路大震災時、西神第七仮設住宅で被災者に寄り添う活動を行った。孤立しないで、引きこもらないで、住民がお互いに支え合えるような場づくり、そして孤独死を防ぐための見回り支援を継続していた。災害公営住宅の住民の方々にインタビューをしてわかったことは、被災者側から見た黒田さんの支援は、災害後の復興期を見据えながら「自立」を軸に一貫していたということである。また、東日本大震災では、気仙沼面瀬中学校で避難所支援を行い、その後の仮設住宅でも引き続き二四時間見守り支援を実施した。そこには、阪神・淡路大震災での実践が活かされていた。黒田さんは、被災者が、自分の人生を自分で考え、お互いに支え合えるようにと願う気持ちから、イベントや毎日のラジオ体操やお茶会の企画を住民の方々に任せていった。しかし、ただ任せていくだけでは、負担になるだけであることもわかっていた。災害という厳しい現実、厳しい環境の中でも生き抜かなければならず、病気を患って体調に自信が持てなくなったり、仕事や生きがいを失ったりと、住民の生活は「生きる」希望を喪失する体験の繰り返しである。突然発生した災害の理不尽さをなかなか受け入れることができず、日々のさまざまな苦悩が常に頭の中を駆けめぐり、誰にも伝えることができず、閉じこもってしまう。これまでの生き方や考え方は通用しないこともある。しかし、これまで生きてきたようにしか生きられない。そのような時に黒田さんは、そっとこころに寄り添い、自由にふるまえる空間をつくる。そのうちに自分の弱さを伝えることもできるようになり、人々はお互いに支え合い、生きることの喜びも感じられるようになっていった。

今でも、住民の方々は、自宅に黒田さんの写真を飾っている。このことからも黒田さんが、どれだけ献身的・情熱的に被災者と向き合い、地道な活動を継続したかがわかる。この黒田さんの実践と思想は、被災者支援の一つのモデルであると言えるだろう。

黒田さんの被災者支援において、「自立」は、重要なキーワードである。黒田さんの実践の底流には自立を支え、力を引き出すという思想がある。それによって、被災者相互に支え合える場、生きがいを育む場の大切さが、場を共有する人々のこころに根づいていった。したがって、自立と依存は二項対立する概念ではない。自立も依存も、人間が生きるために必要なものと位置づけられる。黒田さんの、自立を支える思想は、コミュニティで生きるために人間が求める高次の自立思想であったように思う。

黒田さんが実践してきたことは、黒田さんが書いた記録をたどり、二〇年余りの時間の流れで捉えてみると、ずっと一貫していることがわかる。活動を共にしていると、その時々の黒田さんの実践は、理想的に過ぎるようにも見え、「夢」や「願い」のように思えることも多かったが、いつの日か、その重要性が現実味を帯びて迫ってくるようになった。具体的には、暮らしの視点で避難所環境を整えること、急性期から復興期を見据えた自立支援をすること、地域のコミュニティの再構築を図ることなどである。時代を先取りした実践であったと思う。過去に黒田さんが力説していたことで、多くの人々が現在口にするようになってきたことがいくつもある。黒田さんは、暮らし全体を見据えること、地域を考える視点を重要視していた。コミュニティや自然やスピリチュアリティ等に関わる、人間の、より高次の要求に関わる視点が現実の災害支援には欠落していることを指摘し、「人間」と「暮らし」と「地域」の一体化という言葉を繰り返していた。人間関係を根底で支えるコミュニティや、さらにその底流にある、人間であることをどう回復していくか、あるいは失われつつあるものに、もう一度価値を見出すためにどうするか、今の日本社会のありようを批判的に捉え、どうやって再構築していけるかを真剣に考えていたのである。個人・家族・コミュニティ・社会・制度政策のレベルで、「理念」を掲げ、「現実」に起こっている問題を解決するための仕組みの未熟さを指摘し、まさに闘っていた。

黒田さんはこれからの時代を見据え、あるいは、まだ見ぬ未来が見えているかのように、何とかしないといけないと急いでいた。どんなに課題が山積みで、解決困難に見えても、誰もが人間らしい暮らしを取り戻すことができる社会を創っていくために、信念を貫き、活動を止めなかった。現在（今）の課題に立ち向かい、あるべき姿を見える形にしていったと言える。

【引用・参考文献】

黒田裕子・神崎初美（二〇一二）事例を通して学ぶ避難所・仮設住宅の看護ケア、日本看護協会出版会

黒田裕子・酒井明子（二〇一七）応急仮設住宅（災害看護：ナーシンググラフィカ、メディカ出版、一八三‐一八六）

小谷直道（二〇〇六）精一杯の「自立」さりげない「支援」、中央法規出版

しまようこ（一九八四）自立の心理学 コミュニケーションと自立、ＢＯＣ出版部

似田貝香門（二〇〇八）自立支援の実践知―阪神・淡路大震災と共同・市民社会、東信堂

第3章

災害時の「暮らし」に向き合う実践の知

1 人間のいのちと暮らしを守る

酒井明子
福井大学医学部看護学科教授

災害は、環境を広範囲に破壊する。環境が破壊されることによって、人々のいのちや暮らしは深刻なダメージを受ける。当然、今までの暮らしが大きく変化することになる。暮らしの変化は、心身の健康状態に影響する。阪神・淡路大震災では、避難所の高齢者において肺炎死や衰弱死が目立った。避難所となった学校や体育館では暖房設備がなく、避難者は寒さで眠れず、食事も粗末だった。一番の問題は排泄問題で、被災者はトイレに行かなくてもよいように水分を控えた。このような状況から、不眠と脱水と栄養の偏りなどで抵抗力は低下し、健康状態が悪化した。そして収容人数が過密な避難所では、インフルエンザが蔓延し猛威を振るった。その結果、多くの高齢者が肺炎で倒れた。肺炎死や衰弱死が続く中、黒田裕子さんは、被災した方々が、何とか人間らしく生きられるような暮らしを早く取り戻せるようにと願った。

黒田さんは、特に、食事、排泄、睡眠に関しては、信念を持って実践していた。「食べること」は、体力や精神力を支えるものである。地震後数日の食べ物の不足による緊張感、その後の災害に関連したストレス体験は、食欲の低下、栄養状態の低下を引き起こす。「排泄すること」は、安全で安楽な環境を整えることで、成り立つ行為である。災害時のトイレ環境によっては、健康状態が悪化し、いのちにも影響を及ぼす。「眠ること」は、健康を維持するうえで重要である。特に、災害時は、地震や余震に対する不安と恐怖心、将来への不安などから不眠を訴える方がとても多くなる。黒田さんは、被害状況に応じて、食欲を高める環境づくりやニーズに応じた食事支援、トイレがこころを癒す場でもあることを念頭に置きながら、感染に留意したトイレ環境整備、日常的に実施できる不眠対策の有効性を検証するなど、根拠を持った実践に取り組んでいた。ここでは、黒田さんの実践をさらに詳しく捉え直してみたいと思う。

「食べること」

健康・不健康にかかわらず、生きていくうえで欠かすことができないのが食事である。黒田さんは、その食事を美味しく食べるためには、「どのような状況であろうと食事をしたいと思い、自分の手で思うままに食事が口に運べて、自分で食べられたと思える実感を抱けるようにすることが大切だ」という。

1 食欲を高める環境づくり

食事をしたいと思えるように、まず、黒田さんが行ったことは、食事がしやすいように食器のセッティングを被災者と共に考えるなど、食欲をそそる環境づくりに配慮することだった。一例としては、食事台の高さの工夫がある。避難所では、床に敷かれたシートの上に直接食器を置いて食事をすることが多い。しかし、黒田さんは、そのように食事をする姿を仕方ないと見過ごすことはしなかった。なぜなら、食事環境の貧しさが、食欲を低下させることや食事の楽しみを奪うことを体験的に知っていたからである。黒田さんは、段ボールで二〇cm程度の高さのお膳のような食事台を制作した。たとえ素材が段ボールであっても、高さのある食事台に食器を置くことは、食欲増進のみでなく、食事動作の負担軽減や衛生面の改善などに大きな影響を及ぼす。また、ライフラインが断絶して水が自由に使用できないことを考え、紙皿にラップを敷いて食事を盛りつけ、紙皿が何度も使用できるように工夫した。このことにより清潔感が増し、食事の後片づけもスムーズになり、ゴミの減量にもつながって、食事に伴う負担感が軽減できた。つまり、黒田さんは、食事前の食べる環境にこだわり、食べる意欲を高め、食事後の片づけの負担軽減など、一連の食行動を通して「食べること」の環境づくりを重要視したのである。

2 食事支援のポイント

ここで、著書『事例を通して学ぶ避難所・仮設住宅の看護ケア』(黒田・神崎、二〇一二)で、黒田さんが記している、食事に関する看護支援のポイントを紹介しよう。

・避難所では、自衛隊が食事の用意をしている間は栄養に偏りはないが、自衛隊が退去した後はどうしても炭水化物や揚げ物が多くなり、栄養に偏りができてしまう。なるべくバランスのよい食事ができるように工夫していくことが大切である。

・消化のよい食材を用いて、硬すぎたり、熱すぎたり、冷えている食事にならないように、炊き出しをしている人や食事をつくっている人に働きかける。

・夏季の場合は避難所で食中毒を起こしやすいため、避難所住民が傷んだ食べ物を口にしないように注意が必要である。

・避難所住民のなかには、病気などで治療食を必要としている人もいるだろう。避難所でも糖尿病食や腎臓病食は支給される。これらの人の症状が進んでいないか、横になっていることが多くないか、便秘をしていないか、口内炎はできていないか、体調は普段と変わりないか、などをよく観察する（中略）。

・避難所では活動範囲が狭くなるため、運動不足が生じ、それが食欲不振にもつながる。狭い場所でも規則正しい生活のリズムがつくれるように、食べる場所と寝る場所を分けることが必要である。運動の必要な人には声かけをして、一日三回適度な運動をするように指導するが、無理な運動にならないように留意する。

これらの食事に関する看護支援のポイントからは、①バランスよく消化のよい食事、②食中毒への注意、③慢性疾患患者の症状悪化予防、④全身状態や口内の観察、⑤規則正しい生活リズム、⑥適度な運動などの必要性が読み取れる。つまり、食事摂食量や嚥下などの食事動作に限定した観察に留まらず、災害状況に応じた食事に関する多角的な評価指標を体験的に捉えて実践に繋げていたことがわかる。

家族や家屋や仕事を奪われた被災者の喪失感、孤立感、絶望感は計り知れないほど大きく、食べ物が喉を通らない状態となる。また、過酷な生活環境では、食事も不規則になりがちである。避難所における生活スペースは限られており、行動範囲が狭くなるため運動不足になりやすい。さらには、便秘気味となり、食欲は低下する。冷たい食事が続くことにより下痢症状が発症する。便秘や下痢、食欲低下は栄養状態の低下をもたらし、持病が悪化したり、口内炎が続いたりするなど、全身状態に影響する。食事に関する看護支援のポイントは、常に被災者の苦痛の声を真摯に聴いているからこそ挙げることができた、被災者の視点に立ったものである。さらに言うなれば、被災者の方々の置かれた環境や背景が身に沁みているからこそ、暮らしに寄り添うように細部にまで行き届いた実践に繋がっていたのだろうと思う。

避難所は、緊急退避の場所として位置づけられ、災害救助法では使用期間は一週間程度とされているが、最近は、災害の規模の甚大さにより、被災者は過酷な避難所環境で数カ月という長期間の生活を強いられているのが実情である。今後も、このような長期化する昨今の災害状況に応じて、「食べること」に関する支援のあり方を模索する必要がある。

3 ニーズに応じたユニークな食事支援

黒田さんは、住民のニーズに応じてユニークな食事支援を実践していた。例えば、高齢の男性の方々への食事に対する工夫である。高齢男性は、一人暮らしの自宅や応急仮設住宅で閉じこもり気味になることが多い。もともと男性は仕事中心の生活をしているため、地域コミュニティとの繋がりが薄い場合が多い。震災で職場を失った男性の中には、応急仮設住宅や災害公営住宅に引きこもり、調理意欲をなくし、インスタント食品やコンビニ弁当などの食事を続ける人がいる。女性のように自炊をしたり、近所同士で料理を交換し合ったりすることも少ない。このため、黒田さんは、男性の料理教室を開催したのである。男性だけのほうが、自由な発想が出しやすく恥ずかしさも薄れるらしい。恥の意識の軽減である。レシピを見ながら一緒につくるだけでなく、食材を購入したことがない方には買い物の仕方の指導も行った。自分で買い物をしてつくった料理を食べることは食欲増進につながるようだった。このように、高齢男性の料理教室の継続によって、料理を通した男性同士による仲間づくりの輪が広がり、食事の楽しみが増え、料理が生きがいに繋がったケースもあった。

避難所での食事は、避難所間で格差が生じやすい状況になっていた。避難所によっては、調理設備が整っていない所や炊き出しが行われていない所、配食を待っていても届かないこともあった。黒田さんは、食料の確保は「ただ、待っていてもだめだ」と言う。食料がない場合は、食料の備蓄のある場所を探し、住民と共に積極的に食材確保をすべきだと言う。そして、学校の調理室などがあれば、皆で協力して食事の準備をしたり、食材を分割して数日しのげるような工夫をしたりしていた。災害初期から住民の自主性を高める取り組みは、その後の住民生活の自立へと繋がっていた。

黒田さんは、被災者の疾患や症状をとても早く把握していた。特に、慢性疾患や食物アレルギー性疾患、嚥下障害などのある方には、重点的に栄養相談・栄養指導を行っていた。避難所の食事は、全体的にタンパク質や野菜が不足しがちなため、個々の疾患や症状に応じた食事内容の調整は重要である。しかし、個々の被災者の食事内容の改善には限界がある。黒田さんは、県内外の保健師や栄養士にボランティアが協力するように調整した。また、地域住民のコミュニティごとに栄養指導を行った。食事づくりが困難な人を対象にした食事イベントも企画した。また、正月にはおせち料理、誕生日にはケーキと、季節感を味わったり、楽しめるような食事を考えていった。重要なことは、被災者の方々が主体となるような食事イベントの企画である。このような機会を増やすことで、避難所の食事に徐々に地元の料理や家庭料理なども組み込まれ、料理のバリエーションも増え、イベントを通してお互いの安否確認や健康状態を気遣い合うことにも繋がった。

4 健康と食事

1……アルコール依存

アルコール依存症の方への黒田さんのさり気ない対応には、いのちを守るためには諦めないという姿勢が貫かれていた。黒田さんは、阪神・淡路大震災後の一九九六年一月一〇日にふれあい喫茶を誕生させた。喫茶には、毎日五〇～六〇人の人々が集まってきたようだ。目的はコミュニティづくり、そして多くの人が触れ合うことによる孤独死予防である。孤独死の個人的背景としては、アルコールを好む五〇～六〇代の人が多かった。そのため、アルコール依存度が高い人を喫茶に連れ出すことを考えた。喫茶に参加することで人と触れ合う時間が増える。人と触れ合う時間、つまり、アルコールを飲まない時間を徐々に増やし、皆と共に食事をする楽しさを再認識することで、食事を楽しく食べるという食行動の変化を生み出したのである。実際、震災によって働く場を失い、朝から晩までお酒を飲んでいた人が、喫茶に来るようになってから、お酒の量が徐々に減っていったという事例は多かった。アルコール摂取のみで食事をほとんど摂らない生活に慣れてしまっていたが、お酒の量が減ることで食事が美味しく、楽しみになったという。

喫茶がアルコール依存症の方の命を守る手段となったことは、共著書『人間が生きる条件』（黒田、一九九七）に黒田さんが詳しく書いている。

黒田さんは、アルコール依存症の方が「飲みたい」と思う内面の気持ちを理解することで信頼関係を築き、食事を摂ることがいのちを大切にすることになると伝え、食べることを約束しながら、食行動の変容を促していった。もちろん、約束をしてもお酒の瓶を隠して「飲んでいない」と言う被災者も多かったが、嘘をつきたいほど苦しい気持ちを受け止め、辛抱強く足を運び続け、地道な活動により信頼関係を徐々に形成していった。信頼関係の形成は、アルコール依存症の方との繊細な関わり方に表れていた。

例えば、食事をどの程度食べているかどうかを把握する時、直接聞くことはしなかった。自宅に入ってもよいかと許可を得て、台所を見る。台所を見てから、ゴミ箱を見る。台所を見ると、自炊できているかどうかがわかり、ゴミ箱を見ると、何を買ってきて何を食べているのかがわかるという。アルコール依存症の異常の早期発見は、ゴミ箱から始まるという。ゴミ箱の中のアルコールの缶・瓶は、食生活・健康状態を教える。このように、何気なく情報を得ながら介入の必要性やタイミングを探っていくのである。

能登半島地震の時には、さらにパワーアップした黒田さんの、諦めない姿があった。糖尿病の持病を有しアルコール依存のある一人暮らしの高齢の男性がいた。自宅は半壊で、取り壊すことも建て直すこともできずにいた。保健師や民生委員も毎日訪問していたが、病院受診を拒否し、簡易血糖測定も拒否され続け、関係者は困っていた。食事を全く摂っていないことは生活状況からも明らかだったが、話をはぐらかし、ごまかし、「アルコールは止めた」と言い張っていた。確かに、ゴミ箱にはアルコールの缶や瓶は発見されなかったが、その時、黒田さんは庭を見に行った。庭の隅には、たくさんのアルコールの缶や瓶が投げられていた。その後、数日、親身になって話を聞きながら、何とか病院受診の約束をして、病院まで付き添っていき、やっと検査に応じることになったが、糖尿病もかなり重症化しており、危険な状態に陥る寸前の事例であった。アルコール依存のある方の行動を変えることは難しい。しかし、否定せず、冗談も交えて、明るく徐々にこころを溶かしていく誠実な対応、体調やこれからの生活を心配する気持ちが伝わり、行動変容に繋がっていったのだと思う。

2……水分摂取

脱水症やエコノミークラス症候群など、水分摂取を控えることによる健康問題は多発している。まず、ライフラインの断絶など被災状況はどうか、個々の被災者の疾病や健康問題はどうか、水分摂取が十分でない場合は、原因をよく考えたうえで、水分補給を勧めることが重要である。黒田さんは、話をしている時、被災者が辛そうな呼吸をしている時は、そっと脈を診る、血管の状態を診る、皮膚の乾燥状態を診るなど、何気なくタッチングをしながら観察する。そして、脱水が疑われる時には、水分を摂ってもらう。

しかし、水分摂取を避ける人もいる。水分を控えるのには理由があるため、まず、その理由を考える。「お水を飲みましたか」「食事は食べましたか」と質問ばかりしても、被災者はただ、「はい」と返事をすることが多い。これでは、その人にとって的確な支援をするための情報を得ることはできない。そのため黒田さんは、質問するだけではなくタッチングをする。相手の傍らに寄り添って、相手と向き合うことでさまざまなことがわかり、異常の早期発見ができるという。さらに、聞くことやタッチングのみでなく、周辺に目を向ける。避難所で配給されるものなど、周囲に置かれているものからも異常をキャッチすることができる。そして、水分摂取を勧める際には、目安を伝えることで目標が明確になり、行動に移しやすくなる。例えば、ペットボトルに油性ペンで日付を記し、線を引き、翌日までに予定の線までの量を飲むように具体的に説明することなどである。

3……食中毒

災害発生後（特に水害時）は、食中毒に注意する必要がある。避難所の生活が長期化する場合には、おにぎりや弁当の取り置きにより食中毒が発生し、集団感染を引き起こす可能性がある。湿度や気温が高い梅雨時や夏期だけではなく、食中毒は常に意識する必要がある。黒田さんは支援物資として届いたものでも、消費期限を超えた食品はないか、常に確認し、こまめに廃棄していた。また一番重要なことは、うがいや手洗いである。手洗いに関しては、手洗い指導や洗面台の近くの石鹸や消毒液の確認、ペーパータオルの使用を徹底していた。トイレのスリッパは、一目でトイレ用とわかるようなスリッパとし、必ず履き替えるように伝えていた。掃除の時には、掃除用具を区域ごとに区別し、ドアノブの掃除は、一日に何度も行っていた。

4……原因不明の食欲低下

原因がわからず何も食べないで過ごしている人を発見した場合、食べることを勧める前に、まず、食べたくない、あるいは食べられない理由を十分に聴く必要がある。福祉相談で最も多いのは、お金の問題である。生活費が十分でない場合は、食欲不振になりがちである。金銭的な問題を抱えている人は、いち早く医療保護の受給が得られるように、社会福祉事務所など生活保護の担当者に繋げていく必要がある。

しかし、食欲低下の原因は、なかなか究明できない場合が多い。このような事例もあった。能登半島地震の時である。避難所で、どうしても食事をしたくないと拒否する一人暮らしの高齢女性がいた。家は全壊扱いだった。女性は寡黙で、なかなか原因を聞くことができずにいた。黒田さんがいろいろな話をするうちに、ポツリと「ご本尊さんに申し訳ない」という言葉が聞かれた。そこで、黒田さんは、すぐに女性と自宅に行くことを決意した。自宅の玄関の戸を開けると、家の中の家財道具が折り重なって山積みに倒れており、本や食器が散乱していた。聞くと、一番奥の部屋にご本尊が置いてあるという。黒田さんは先回りして、奥の部屋までたどり着くために片づけをしながら、仏壇の扉を開いた。仏壇の中を素早く整えると、女性の手を引いて仏壇の前に誘導した。女性は「自分だけ逃げてごめんなさい」と言いながら、手を合わせた。その後は、急に表情が穏やかになって、避難所で食事も摂るようになり、普通の生活が戻った。避難所で全く食べようとしない状況から急展開した出来事だった。

このように、黒田さんは対象と向き合い、今、自分にできることはないかと常に問い直しながら、「食べること」にこだわり、工夫しながら被災者の視点に立って実践していた。

「排泄すること」

二〇一二年六月二九日付の神戸新聞に掲載された黒田さんの随想「災害とトイレ」（黒田、二〇一二）を紹介する。

トイレというと、どんな想像をされますか。「汚い」「臭い」などでしょうか。でも、トイレは一番きれいにしておかなければならない所なのです。／災害時の避難所には、人目を避けて泣く場所も、一人で瞬時の安らぎを得る場もありません。そんなとき、仮設トイレが多種多様な役割を担うことができれば被災者がどれだけ精神的に救われるでしょうか。／災害発生時の仮設トイレは、高齢者や障害者たちに時に苦渋を強います。立ち並ぶ仮設トイレの前で、雨が降っても、凍えるように寒くても、順番を待ってじっと立ちつくす姿には、胸を打たれます。一週間ぐらいまでなら仕方ないでしょう。／しかし、災害用トイレも避難所の時間経過や季節、地域の特性によって、そろそろ変化が出てきてもよいのではないでしょうか。今は、そうしたことが全く考慮されず、工事現場と同様のものが置いてあるだけです。雨の中、杖をつき、片方の手で傘を差して、不安定な状態で歩いている高齢者と出会うと、災害用トイレはこれでよいのかと疑問に思います。／「トイレは体の一部です」。トイレの環境によっては二次的災害も引き起こすことになります。トイレは、いのちを守り、心の癒しまでもしてくれる。災害時でも、トイレ空間に花の一輪でも置けるようになれば救われる。仮設トイレが立ち並ぶ横にテントでも張り、雨が降っても雪が降っても安心して順番を待てるようにしてこそ危機管理にもなる。／東南海・南海地震など次の大きな災害が目の前に来ている今、自分のいのちは、自分で守ることが迫られています。災害で助かった、生き延びたいのちを無駄にすることのないよう、排泄の環境も大事にしたい。トイレのトリアージ（選別）も、人間いのちを救ってくれる備えの一つです。

トイレは一番きれいにしておき、花を一輪置くという実践と、トイレがいのちを守り、こころを癒すという思想。これが黒田さんの感性の鋭いところである。黒田さんは、トイレを単なる排泄の場所として見ているのではない。災害時のトイレ環境は、いのちを左右することにつながるため、トイレは人間の身体の一部であり、被災者の健康維持を図るうえでトイレ環境の改善は重要な課題であると考えている。

では、トイレ環境の改善が、どのように、いのちを守ることに繋がるのか、具体的に考えてみよう。

1 トイレを掃除する

避難所では、十分な水の確保が困難なうえ、多人数が集中的に利用するなど、トイレの衛生環境の保持が難しい状況となる。限られた数のトイレが相当の回数使用されるため、トイレは、避難所開設二～三日目には大変汚れてくる。そこで黒田さんは、避難所開設時から、常にトイレ掃除を徹底していた。黒田さんが運営するトイレは、いつもピカピカである。

適切な清掃が行われていないなど管理が不十分な場合、汚いので使う気がしない、臭気が強い、トイレットペーパーが詰まっていてトイレが使用できないなどの問題が繰り返される。トイレが汲み取りタイプの場合、道路網の分断や極度の交通渋滞により、なかなかバキュームカーは来ない。水、食料、毛布、医薬品の確保が優先されるため、トイレへの対応は後回しとなりやすい。このため、行政の対応を待つ期間が長くなる。この間、食事や水分摂取を控え、トイレを我慢する住民が増え、尿路感染症、脱水症、エコノミークラス症候群、廃用性症候群など健康状態に影響を及ぼすことになる。

黒田さんは、このような健康状態の悪化をもたらす前の対応として、住民同士が、避難所を自分たちの生活の場と考え、声をかけ合ってトイレ掃除を行うことが望ましいと考えた。しかし、被災した住民の中に、自発的に行動を起こそうという気持ちが湧いてくるまでには個人差があり、声をかけるタイミングが難しい。そこでまず、支援者自らが率先して掃除し、その後、被災者と協働してトイレ掃除を展開していくのである。例えば、黒田さんは、避難所開設時に運営責任者とトイレをきれいに保持する必要性について話し合い、最初はボランティアが中心となって清掃を行う中で、徐々に住民の協力者を得ていきながら、班単位での当番制にするなど、避難者が自ら清掃に当たる体制を構築していった。

気仙沼の避難所における事例を紹介しよう。まずは、住民同士の話し合いの実施である。「トイレがとても汚く、毎日臭いがするので清掃について話し合おう」と呼びかけた。どのような順番で実施するか、避難所内で自治会を立ち上げ、避難所収容者五〇〇人を四つのグループに分けて、一丁目、二丁目、三丁目、四丁目と町名をつけ、その順番で日々の清掃当番を回し、さらに注意事項をお互いが共有できるような仕組みをつくった。清掃の手順と注意事項を紙に書いてトイレの内外に貼り出し、全員に周知した。また、避難所には時々、清掃専門業者のボランテイアが派遣される。そのような時には、専門業者からノウハウを学ぶなど、人材を有効活用していた。その結果、とても快適なトイレになり、健康問題の解消に繋がっていった。

黒田さんは、避難所では必ずと言ってよいほどトイレに関する問題が発生するので、指定避難所では、平常時から必要なトイレ掃除備品等を速やかに確保できるよう備蓄に努めるなど、事業者と協定等を締結しておくことも強調していた。

2 災害サイクルと健康が維持できるトイレの工夫

黒田さんは、健康阻害の課題を災害サイクルとの関係で捉えていた。災害サイクルは超急性期（災害発生〜七二時間）、急性期（災害発生後〜一週間）、亜急性期（災害発生後一週間〜一カ月）、慢性期・復旧復興期（災害発生後一カ月〜三年）・静穏期（災害発生後三年〜）に区分される。黒田さんは、この災害サイクルに応じてトイレの問題に向き合い、支援のあり方に意味づけをしながら支援活動を行うことが大切であると言う。

まず、超急性期〜急性期にかけては、工事現場用の仮設トイレが設置される。しかし、多くの被災者に対して、トイレの数は絶対的に少ないため、住民一人ひとりが携帯用のトイレなどの備えをしておくことが望ましい。亜急性期の時期は、まだ、ライフラインが十分に復旧していない場合がある。水が出ないことを常に想定する必要がある。避難所においては和式トイレが多いため、黒田さんは、その和式のトイレにビニール袋を入れ、その上に新聞紙を広げ、さらに新聞紙を縦五cm幅に裂いてその上に置く。和式の便器の周囲を段ボールで被い、洋式便器状にするようにした。その上に座ると足の悪い人でも苦痛がなく、スムーズな排泄ができるようになるのである。

このように災害サイクルに応じて、段階的に屋外から屋内へと排泄の場所は変更されるが、被災者の状況に応じて工夫することである。黒田さんは支援者に、その都度、健康維持のために工夫すること、トイレ対策の多様なレパートリーを身につけてほしいと言う。つまり、その工夫が一人の人としての生命の尊厳を守り、いのちを救うことになるからである。

3 安全で快適なトイレ

排泄は、人間の生理的欲求であるため、人によっては何度もトイレを使用することになる。どのように身体が不自由であっても、身体が辛くても、トイレで排泄したいと思うのが自然な気持ちである。しかし、災害発生初期は、多くの避難者が押し寄せてくるため、避難者数に比べてトイレは不足する。このため、問題となるのが仮設トイレにおける行列である。黒田さんは、高齢者や障がい者が、杖をついて順番を待っている姿を見て、待合椅子を置いた。また、雨が降った時のためにテントを設置し、暗い時の外のトイレには足元に小さな明かりを灯すなど、安全なトイレ、快適なトイレの確保に心がけていた（兵庫県県民部災害対策局災害対策課、二〇一四）。

黒田さんは、高齢者や障がい者が仮設トイレを使用することには危険が伴い、快適ではないと感じていた。仮設トイレは、先述のとおりほとんどが和式便器になっており、足腰の弱い高齢者が立ち上がる時は非常に難渋する。しかも、内部はとても狭いものが多い。また、便槽タンクがあるため、トイレに入るまでの段差が大きく、障がい者には使用しにくい。このため、段差に対しては、スロープを設置するなどの対策を検討し、設置時から事故防止には十分な注意を呼びかけていた。

この他、女性への配慮も心がけていた。男性用と女性用というわかりやすいトイレ表示は、避難所でも最近よく見られるようになったが、黒田さんは、災害支援活動を始めた早い時期から男女の区別のための札をつくっていた。また、トイレの使用に要する時間を考慮し、予め女性用トイレを多くすることや、暗がりにならないような場所に設置することなど、安全面に留意していた。女性用トイレには、生理用品がいつでも使用できるように箱に入れて常備され、使用後はそれを紙に包んでゴミ箱に捨てられるように新聞紙の一面を四等分したものも常備されるなど、細やかな気配りがなされていた。

4 感染を防ぐトイレルール

災害時は、感染症の発生率が高くなる。黒田さんは、感染症対策のために、トイレの使用に関するルールや手洗い手順を決めて実施していた。兵庫県の「避難所などにおけるトイレ対策の手引き」(兵庫県県民部災害対策局災害対策課、二〇一四)に黒田さんが「感染を防ぐトイレ」としてコラムを記載している。コラムでは、トイレの使用基準を決めることで感染症対策にも繋がると述べている。感染症対策のためのトイレの使用基準は次のような内容である。

・使用後のペーパーはトイレに流さないようにビニール袋に入れ、ゴミとして回収する。
・便はビニール袋の中に入れて新聞紙で包んで回収する。
・尿はその都度流さないようにして、三〜四回になったところでビニール袋に入れてゴミ処理とする。
・トイレでは専用のスリッパを使用し、必ず専用のスリッパと履き替える。わからないからと思って履き替えなかったら、必ずと言ってよいほど感染症が出る。
・トイレのノブは常に消毒綿で拭くようにする。一番細菌の多いところである。
・トイレの清掃も毎日実施する。自分たちが使用するトイレの清掃を嫌う人が多いため、全員の責任の下で常にトイレは清潔にする。
・トイレの清掃・手洗い消毒液の交換などのルールを決め、トイレの使用及び注意事項などを書いて常設・仮設トイレに張り出しておく。

また黒田さんは、感染予防で一番留意することはトイレでの手洗いであるとし、災害時の状況に応じて対応策を検討した。手洗い場には消毒薬を配置すること、特に手首から一〇㎝上までの清潔が大切であることを強調すること、タオルは感染の元になるので使用しないほうがよいため、手を洗った後はペーパータオルで拭くこと、ペーパータオルで拭いた後に速乾式消毒薬で手指の清潔を保つようにすること、水がない場合はウエットティッシュなどで汚れを先に拭き取り、速乾式消毒薬を用いることなど、手洗いの手順および注意点を紙に書き、洗面所に貼り紙をして感染防止対策を徹底していった。

「眠ること」

多くの被災者が日々の生活の中で体験する苦痛の一つに不眠がある。不眠は、集中力低下、記憶力低下、社会生活力低下、抑うつ傾向、不安など生活の質低下を引き起こす。黒田さんは、阪神・淡路大震災における避難所や応急仮設住宅での体験から、「不眠については異常のように扱われているが、決して異常ではない」「異常扱いすることなくしっかりした根拠の下で相手に対して向き合わなくてはならない」と言い、「被災地では、不眠に対して睡眠薬が処方される場合が多いが、安易に薬剤を服用させることは、さらに健康を損ねることにも繋がりかねない」と何度も繰り返し言っていた。

黒田さんの主張は、つまり次のような考えである。睡眠障害は、入眠から覚醒に至る過程に何らかの異常のある状態を指すが、災害時の場合は、これをすべて異常として扱うべきでない。人は、災害に遭い、地震や余震に対する不安、将来への不安、環境の変化に対する不安など、深刻なストレス下にあると不眠になるものである。災害は、突然にいのちや暮らしを奪う。そして、残された人々は、日々の生活を生きることのできないほどの喪失感を味わうのである。避難所での暮らしは逃げ場のない空間であり、避難所から仮設住宅、そして終の棲家としての災害公営住宅に移っていく居住環境の変化の中で多種多様な苦痛が発生し、不眠が増強する。不眠の原因は一人ひとり異なり、多様であるから、不眠を訴える人々への対策が、即「睡眠薬の処方」あるいは、即「こころのケア」とされる現状には疑問があるということである。したがって黒田さんは、不眠の原因について話を十分に聞き、その人にとって今必要なことは何かに目を向け、個々の被害状況、生活状況を踏まえ、不眠を正常な反応として対応することが大切だと考えていた。

黒田さんは二〇一二年、高知大学大学院総合人間自然科学研究科で博士号を取得した。学位論文題目は、「阪神淡路大震災後17年経過時における被災者の生活リズム、睡眠健康、心的外傷後ストレス障害に関する疫学的研究」であった。黒田さん、七二歳の挑戦だった。黒田さんは、災害と不眠についての検証が不十分なまま、不眠が心的外傷後ストレス障害（Post Traumatic Stress Disorder：以下、ＰＴＳＤ）の症状の一つとされていることに疑問を持ち、災害と不眠について研究する必要性を感じた。そこで、不眠の原因を追究し、根拠を持った介入を行い、避難所、仮設住宅で日常的に実施できる不眠対策の有効性を検証しようと決意した。黒田裕子博士論文は本書の資料（巻末より四–三二頁）としてその概要を掲載してあるので、ぜひ、ご一読願いたい。ここでは、論文内容の要旨と黒田さんが実践を通して伝えたかったであろうことについて紹介していこうと思う。

論文では、まず、これまでの先行研究から研究のオリジナリティを論じている。甚大な災害とＰＴＳＤ、さらにはその他の深刻な精神・身体疾患には強い関係性がある。その症状を軽減させるために、よい生活リズムを獲得することや、適切な睡眠習慣の維持が効果的であるとする研究は散見されるが、時間生物学や睡眠科学の基礎に立った被災者の睡眠健康や精神衛生についての疫学的実態把握や効果的な健康増進を目指した介入研究はなされていないことに着目して研究に着手している。

研究の対象者は、阪神・淡路大震災後、一七年経過した被災者（兵庫県内に住む）二二三名である。これらの対象者を高被害群、低被害群の二群に分け、睡眠習慣、朝型夜型の別、PTSD値に関する質問紙調査を行っている。結果は、全体的にPTSD値が高い人ほど、睡眠の質は低下していた。高被害群では、起床時刻が早い人ほどPTSD値が低く、PTSD値が高い人ほど睡眠の質は低下していた。低被害群では、平日起床時刻や朝型夜型度とPTSD値との有意な相関関係はなかった。これらの結果は、被災者のPTSD値と睡眠の質・朝型夜型には関係があることを示唆している。夜型の人は、朝食でタンパク質を摂る頻度が低くなり、どうしても昼間の松果体でのセロトニン合成量が少なくなり、日中の意欲低下や抑うつの原因になり得る。さらに夜型の人は体内時計のカップリングが悪く、精神衛生度が低い。精神衛生度が低くなることは、間接的にPTSD症状を悪化させる可能性があることを示唆している。

次に、「早寝、早起き、朝ごはんで3つのお得！被災者の皆さんへのメッセージ！」と題したリーフレットを作成し、成人後に被災した研究協力者三〇名に、リーフレットに沿った取り組みを約二〇日間実施してもらった。リーフレットの内容は、「1早朝の太陽光曝露、2朝食での高タンパク質摂取、3朝食後の太陽光曝露、4夜間TV視聴の制限、5白熱灯色の夜間照明使用」である。リーフレットに沿った取り組み直前、直後、終了後一カ月時の質問紙調査を行った。結果、PTSD値は、取り組みにより有意に低くなり介入効果が示された。阪神・淡路大震災後、一七年経過しても、PTSD症状が残る人の場合、夜型生活で、睡眠の質が悪い実態があったが、取り組み直後と取り組み一カ月後の比較では、リーフレットを用いた介入によって、概ねＰＴＳＤ値や入眠時を除く睡眠習慣の改善が見られた。

研究の限界として、夜間蛍光灯を点灯したままでないと不安で寝つけないという例もあるため、被災者の心理学的問題を踏まえたうえで取り組みを再検討する必要があること、また、取り組みによる際立ったＰＴＳＤの緩和、朝型化や睡眠習慣の決定的改善の効果を得るには、今後も長期的な介入と効果の検証が必要であると述べている。

睡眠障害には、多くの型がある。避難所や仮設住宅での睡眠障害は、概日リズム睡眠障害である場合が多い。人間の体内時計は、一日二四時間ではない。毎日二四時間にリセットする、つまりリズム同調をさせないと、フリーランリズムといって徐々に二四時間のリズムがずれてしまう。このことによって、昼夜逆転などの現象が発生していくのである。一般的に毎日のリズム同調に必要なことは、朝の光を浴びること、三度の食事を正しく摂取すること、人と会話するなど社会的刺激を受けること、運動することであると言われているが、災害発生後の被災者に対する黒田さんの研究は、避難所や仮設住宅で実践できる内容であり、非常に意義深い。自宅が倒壊し、仕事を奪われた被災者は、災害発生前に比べて避難所や仮設住宅で一日中寝て過ごす時間が多くなりがちであるが、黒田さんの介入研究の結果では、ＰＴＳＤ値や入眠時を除く睡眠習慣の改善が概ね見られていた。災害発生後、一七年経過しても不眠などの症状に苦しんでいる阪神・淡路大震災の被災者の苦悩を考えると、できるだけ災害発生直後から対策を考えていく必要があると実感する。

黒田さんは、その後、東日本大震災における避難所や仮設住宅でも、研究結果を活かし、不眠対策に取り組んだ。例えば、集会場で朝六時と午後三時にラジオ体操を行うこと、その後、皆でお茶会を行い、夜間は眠れているか、夜回りを行って確認していた。東日本大震災では、これらの取り組みを災害初期の頃から住民の方が主体になって実施していた。ここにも黒田さんの不眠対策への信念が読み取れる。黒田さんは、これらの介入が災害公営住宅でも継続していけるようにと願っていた。つまり、阪神・淡路大震災のように長期間不眠に苦しむ人が少しでも減少するように、東日本大震災では初期の頃から習慣的に行えるように実施していったのである。黒田さんは、常に、物事を意味づけることの大切さと、看護実践には根拠が必要であることを、現場で活動するすべての人々と活動を共にしながら伝えていた。睡眠に関しては、黒田さんは今後も研究結果の検証を積み重ねていきたかったであろうし、無念であったと思う。

【引用・参考文献】

黒田裕子（一九九七）仮の町、孤独死、そして生きられる町へ（柳田邦男編、人間が生きる条件、岩波書店、一六二）
黒田裕子（二〇一二）随想―災害とトイレ、神戸新聞、二〇一二年六月二九日付
黒田裕子・神崎初美（二〇一二）事例を通して学ぶ避難所・仮設住宅の看護ケア、日本看護協会出版会、四八-四九
兵庫県県民部災害対策局災害対策課（二〇一四）避難所等におけるトイレ対策の手引き、四三（https://web.pref.hyogo.lg.jp/governor/documents/g_kaiken20140407_0402.pdf）

人間としての寄り添い

2

酒井明子

寄り添う、ということはどういうことだろうか。寄り添う、という用語は何気なく使用されているが、実際、災害現場で被災者に向き合う時、寄り添うということはどういうことだろうかと、ふと考えてしまう。個々の状況によって寄り添い方は異なるので、こうすれば寄り添うことができる、と言えるものではないと思うが、黒田さんは、寄り添うことをどのように実践していたのだろうか。

黒田さんは、地域全体で、最後の一人までも見捨てることなく、一人の人間として見守ることを継続していた。その見守りは、暮らしそのものを丁寧に見守り、暮らしの改善に積極的に取り組むことだった。そこには、人間としての寄り添いがあった。

黒田さんの実践には、人間を軸に据えた思想が根底にあった。その人らしさを尊重した暮らしに「向き合う」こと、普段の地域生活の中で人間関係を培い「支え合う」こと、多種多様な人々の連携によって「繋がり合う」こと、これらのことが、一人の人間としてのいのちを重んじる寄り添いに繋がっていったように思う。

「向き合う」

黒田さんは、人と「向き合う」とは、こころとこころが寄り添うひとときであると語っている。すなわち、黒田さんの言う「向き合う」とは、今、困っている人のことをわかろうとする自分がここにいるということ、相手と向き合い、自分とも正直に向き合うことであった。そして、そのように相手に向き合い、真に聞く姿勢があれば、相手は自然に、自分で問題解決していけるだけの力があることに気づけるようになるという考えであった。黒田さんは、正直に自分に向き合うことを心がけていたと思う。このように考えている時、ふっと、メイヤロフの言葉が思い出された。

メイヤロフは、『ケアの本質』（メイヤロフ、二〇〇一）の中で、「正直」ということについて、「あるがままの相手を見つめる一方、私は、あるがままの自分をも見つめなければならない。つまり私は、自分が行っていることを見つめ、自分がしていることがその人の成長のたすけになっているか、妨げになっているかを確認せねばならない」「その人が私に向かって率直に存在してくれるためには、私自身その人に向かって率直に〝存在〟しなければならないが、そのためには、私はその人に心を開かねばならない」と述べている。

ここには、人と向き合う姿勢として、「あるがままの相手を見つめる」ことと「あるがままの自分を見つめる」ことが示されている。あるがままの相手を見つめるためには、あるがままの自分が存在していなければならない。黒田さんは、困っている人のことをわかろうとする自分がここにいるという気持ちで相手に向かって自分が率直に存在することで、相手がこころを開くようになるという。そして、真に聞く姿勢があれば、相手は、自分で乗り越えていこうとする力に自身で気づくようになると考えていた。これは相互作用であり、そこには、権力関係や強制や差別は存在しない。向き合うことによって、こころとこころが寄り添うひとときが存在するだけである。その相互作用のひとときをどのように過ごすかによって、その過程の中でお互いの存在について意味が生じてくると考えられる。つまり、寄り添えたか、向き合えたか、という結果ではなく、「困っている人のことをわかろうとする自分が今ここにいること」の認識、「率直に存在していること」の認識が重要だということである。

支援者は時に、被災者と向き合うことを躊躇する。それは、災害体験がない自身ゆえ、相手の気持ちがわからない、何を話してよいのかわからない、不用意な発言をして傷つけてしまうのではないかという言葉で表されることが多い。これは、あるがままの相手と向き合いたいと思いながらも、無知な自分や自分がどう思われるかを気にして自分のこころを開けず、ありのままの自分を表現できない状態と考えられる。

しかし、黒田さんは、自分がどのように見られるかよりも、自分が相手にとって助けになる存在であるかに重きを置き、相手に対して自分から常にこころを開いている。それゆえ、被災者は、「黒田さんとは話しやすい」と言う。「黒田さんならわかってくれる」とも言う。黒田さんは、自身が被災者である。確かに、そのことによって、被災者にしてみれば、「同じ境遇の人間だから、いろいろな話をしてもわかってもらえる、共感してもらえる」という意識が働くのかもしれない。しかし、被災者か被災者でないかは、おそらく、それほど重要ではない。多くの被災現場に黒田さんと同行してきたが、黒田さんが、自身が被災者であることを伝えるのは、関係性が築けた後であったと思う。被災者であることを伝えて人間関係を構築しようとするのではなく、真にその人の傍らにいて何ができるかを考えている。それだけなのである。自分自身のことより人のことを考えることが、自然にできるのだと思う。

『いのちをつなぐ』（川嶋、二〇一八）の中で、川嶋みどりさんは以下のような主旨の話をしている。「東日本大震災の被災地に行って、被災された方から『あなたたちわからないわよ。被災者の気持ちわからないわよ』と言われても、自身も息子を亡くしたから気持ちがわかるとは言わなかった。でも、その人の傍らにいてわかるという思いで接しられる自分がいると感じていた」と。あなたに向き合う自分が今ここにいるという、開かれたこころが大切なのだと思う。

黒田さんは、住民同士の向き合い方から多くのことを学んだという。災害発生後、住民同士の絆は「生きていてよかった」という思いが伝わり合うことで深まっていった。その後も「元気にしているか」という一言に重みがあり、同じ体験をした住民同士のこころとこころの寄り添いは、最高の癒しの時間となっていたと。この時、住民同士は、何か答えなきゃいけない、このようなことを言ってはいけない、とは思っていない。率直に今生きていることを喜び合う、こころの底から湧き上がってくる言葉だから癒されるのである。相手と向き合った時に、自分に正直にこころを開いていれば、その人と寄り添うことができる。

『事例を通して学ぶ避難所・仮設住宅の看護ケア』（黒田・神崎、二〇一二）に、黒田さんは、一人ひとりと向き合っていくことは、いのちと向き合うことであると書いている。

「阪神高齢者・障害者支援ネットワーク」（旧称）は、阪神・淡路大震災で設置された最大の仮設住宅「西神第七仮設住宅」（戸数一、〇六〇戸、居住者数一、八〇〇名）の敷地内に八〇平方メートルの大型テントを設営して、西神第七仮設住宅周辺の仮設住宅をあわせた約三、〇〇〇戸を対象に、一九九五年六月から二四時間体制で継続した支援活動を行った。西神第七仮設住宅が解消された一九九九年までの約四年間、「一人の人としていのちを重んじる」ために仮設住宅の居住者とともに過ごした。／仮設住宅の居住者への支援は、まず居住者（被災者）のニーズ調査から始めてほしい。そのことが人命救助につながる。被災者一人ひとりに向き合っていくことが大切なのである。／被災者と向き合うとは、原点として、「人間の健康」と「生活」に視点をおいてほしい。災害によって様々な苦痛を抱き、その苦痛と向き合っている被災者を、生活している一人の人間としてとらえることが、よりよいケアにつながるからである。／仮設住宅には、見守りが毎日必要な人もいれば、週三回でもよい人もいる。それぞれの居住者の状況に応じて巡回の頻度を決めるとよい（中略）。

仮設住宅で生活する高齢者は、健康におけるニーズよりも、仮設住宅での共同生活を通して生じた不安や不満、せつない思いを抱きがちだが、その反面、災害後の生活を前向きにとらえることができるようになる（二一二―二一七頁）。

私たち看護職の支援活動の原点は、どのような状況下にあっても、その人らしさを尊重し、その人の価値観を重んじながら、いまを生き切っていただくために、一人ひとりの被災者と魂を込めて向き合うことです。筆者は、「人間」と「地域」と「暮らし」が一体化するなかで、その人らしさを尊重したケアのあり方を考えることをモットーとしています。互いに「個」の人間として、その声をきっちり聞くことで、その人らしさを尊重した支援につながると信じています。

看護職の支援活動のもう一つの原点は、避難所や仮設住宅で暮らしている高齢者や障がい者は、被災者である前に人間であること、また私たち看護職も、支援者である前に一人の人間であること、を忘れないことです。支援者は、被災者と共に歩むために、その人の「人間としての声」を聴こうとして耳を澄まします。その声には重みがあり、そして様々なニーズがあります。亡くなった人の分まで「生きていかなくては」という声を心の奥深くから発しているのです。いつの日もその声に関心を寄せて、周辺の者がその声に真剣に向き合うことからケアが始まります。災害に遭っても、どのような状況下にあっても、人間対人間の関係性のなかで、その人らしく生き切っていただけるように、きめ細やかな目配り・気配りをしながら支援をすることが大切だと考えます（中略）。

相手のニーズをしっかり見ると言うことです。見えないものであっても、見えるように努力することです。そして、相手と向き合うときには、しっかり聴くことです。〝聴く〟その意味は、「あなたの真意までも聞きます」ということですから、体を前に倒し、しっかりと聴く姿勢をもって聴くことが大切です。特に災害時には、相手の話をさらっと聞き流すのではなく、相手の気持ちに関心を傾けながら、最後の一言までも聴くようにすることが重要です。「被災された人だから、かわいそう」といった見かたは、上から目線になります。〝支え合う〟ことの意味を、自分にしっかり言い聞かせることが大切です。震災とは何かを考えながら、相手と向き合うなかで、さらに共創社会の誕生を願いたいものです（五四–五五頁）

黒田さんは、被災者と向き合うとは、「人間の健康」と「生活」に視点を置いて、魂と向き合うことであると述べている。被災者の声に真剣に向き合うことからケアが始まる。そのためには、しっかり聞くこと、そして、向き合うことの意味を自分に言い聞かせることが重要だと言う。亡くなった人の分まで生きなくてはという、こころの奥から沸き上がる被災者の声に真剣に向き合うためには、相手に関心を持ちながら、きめ細やかな目配り・気配り、全身で聴く姿勢など、支援者の存在の意味が問われていると思う。

「支え合う」

黒田さんが避難所や仮設住宅で取り組んだのは、被災者相互で支え合う場をつくる、生きがいを育む場をつくるということだった。それが、仮設住宅内での集会所「ふれあいセンター」や「伊川谷工房」というサポートセンターであった。手芸教室などを開催し、生きがいが見出せる仕事を身につける就業支援を行うことで、お互いに支え合う支援がなされていた。黒田さんが「支え合う」と言うのは、単に力を出し合うことではなく、お互いに依存し合うことでもない。お互いが自立した存在となり、精神的にも安定した人の繋がりが継続できる関係性を築いていくことを意味していたと考える。被災者のうち、特に要配慮者の方々には、支え合う関係性が継続していけるような仕組みが必要なのである。サポートセンターという仕組みは、お互いが支え合うことによって、お互いの力を引き出すことに繋がっていったように思う。

黒田さんは、仮設住宅での高齢者虐待に心を痛めており、この虐待を何とかしなくてはならないと思っていた。主な原因は、介護者の疲弊であり、それは、介護者のいのちにも関わる問題だった。そこで思いついたのが、グループハウスだった(図1)。グループハウスには、認知症の方々だけが入居するのではなく、虚弱者・人工透析患者・アルコール依存症の方々が一緒に入居することで、お互いの生活を支え合った。このことにより、入居者には、家族のような感情が生まれてきたという。グループハウスという暮らしの場が、仮設住宅にいる人の生活の接点を結ぶ契機になった。疾患や症状を持ちながら、お互いの強みや弱みを知り、支え合い、人間らしく生きることで、日々の生活の中での支え合いの大切さを共に実感することができたのである。そこには、被災した仲間という、こころの繋がりも関係していたかもしれない。

我々の一生を考えてみてもわかる。人間は、常に自立した状態にあるわけではない。生まれてからの生涯は、乳幼児、児童、青

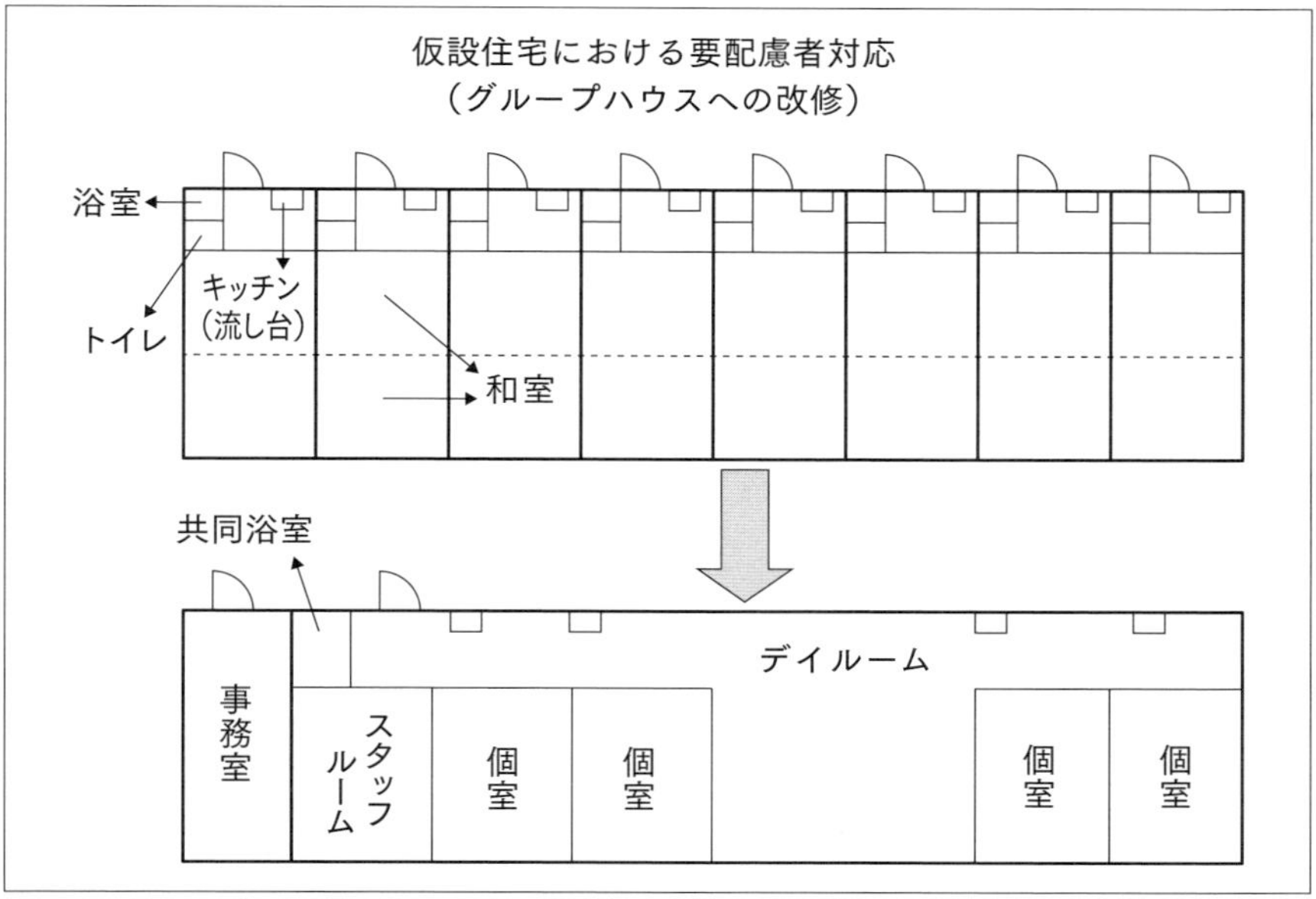

【図1】仮設住宅の一棟を改修したグループハウスは、同じような疾患や障害を持つ被災者同士が、お互いに支え合えるような構造に。ここにも黒田さんの被災者支援の思想が形となって現れている。

年、壮年、老年期と移り変わっていく。その間、親に依存し、傷病や障害により自立が脅かされ、高齢によって第三者や社会制度に依存しなければならなくなる。他者の支援を受けることを依存と捉える考え方もあるが、依存することはその人の弱点ではない。お互いに依存しながら支え合って、乗り越え、能力を引き出し高めていくことが共に生きることなのである。支え合いは、依存し続けることではなく、自分の役割を見出していくことである。佐藤恵は、『自立支援の実践知』（佐藤、二〇〇八）で、「支え合い」について述べている。支援者側があるべき生活目標・生活様式の型を用意し、それに照らして障害当事者の自己決定を「わがまま」「甘え」などと否定的に価値づけ切り捨てるのではなく、逆に差異を認め合いながら、対等な関係性を構築していく支え合いの過程において支援者が当事者の自己決定をサポートすることは、他者と出会うことで「自分探し」を行い、「自分を問い直す」ことを通じて「自分が変わる」契機を獲得できるということである。これが支え合いである。支え合いの取り組みにおいては、直ちにわかり合うことを求めず、「わからなさ」と向き合う支援技法が各局面で見られると述べている。

阪神・淡路大震災以降、黒田さんと共にボランテイア活動を継続してきた被災地NGO協働センターの村井雅清さん（本書第1章7項執筆者）は、「まけないぞう」の制作を発案し「支え合い」に取り組んでいる。今も避難所や仮設住宅では、被災者が象のタオル人形「まけないぞう」を制作している。「まけないぞう」は、阪神・淡路大震災後に、生きがい協働事業として被災地NGO協働センターが行っている取り組みである。一本のタオルを被災者が象の形をした壁かけタオルにして販売しているのである。この「まけないぞう」を購入した人はメッセージを返す。被災者は購入者からのメッセージによって、自分が誰かの役に立っていることを知る。そして、自分が行っていることの意味を再確認する。この取り組みは、被災地の方々の仕事づくり、生きがいづくり、新しい仲間づくり、新しいコミュニティづくりに繋がっていく。このような相互作用によって、自分が支えられているだけでなく、誰かを支えていると感じるようになるのである。この関係を村井さんは「支え合い」と呼んでいる。お互いの存在を認め、肯定し合うような関係である。これにより、「何で自分だけがこんなに苦しいのか」という感覚から、他者へと目を向け、「人間って苦しい中で支え合うことが重要なんだ」という感覚へと、質的な転換が起きる。支え合うということは、わからなさと向き合い、お互いに認め合い、自立していく相互関係の連続性であると言える。黒田さんの発案したグループハウスは、支え合いの中から、新しいコミュニティづくりにも発展していった。

このように、地域社会の課題を地域資源の循環によって解決していくような事業を、一般的にコミュニティビジネスという。コミュニティビジネスは、支え合いの仕組みである。被災者や障がい者・高齢者が制作した商品を全国に販売するなど、地域ニーズと個人の技能・技術を組み合わせる多様な事業である。黒田さんは、このコミュニティビジネスをとても重要視し、避難所や仮設住宅で、被災者が地域の資源を活かしながら実践していける仕組みをつくっていった。事業に参加した人は、他者との支え合いという関係を形成し、自分の固有の能力を発揮しながら、存在意味やアイデンティティを自覚していくのである。

「繋がり合う」

1 外部支援者および外部支援団体の繋がり合い

黒田さんは、災害発生時、常に被災地に身を置き、非常に多くの団体や支援者を繋ぎ合わせてきた。黒田さんは、人と人とを繋げることで活動の輪を広げていった。黒田さんは、人と人とが繋がり合うためには、相手が何を望んでいるのか、今何が必要なのかを知ることが重要だと言う。また、人と人とが繋がり合うためには、災害発生前の平時から、いろいろな人と繋がり合っておくことが重要であると。日常の暮らしの中での繋がり合いの中から、誰と誰が繋がっているのか、さらにその人のネットワークを把握しておくのである。地域の中で問題が生じた場合、どのようなネットワークの資源が現場にあるのかを知り、自然に繋がり合えるような仕組みをつくっていった。また、その繋がりは災害サイクルで捉え、災害直後の急性期や亜急性期だけでなく、慢性期や復興期にも継続可能な繋がり方を意識していた。今後の在宅医療の進展、地域住民の多様化とその置かれた状況の複雑化、地域ニーズの長期化、生活の基盤を支える地域ケアの重要性、災害時の危機的状況を考えた場合、人のいのちを守るためには、平時から地域における多様な人と人との繋がりを深めておくことである。このため、黒田さんの「ネットワーク」は行政、地域、企業、病院など広い範囲に及び、多くの人々と平時から協働することを心がけていた。

災害発生直後は、いろいろな団体が被災地で支援活動を行う。支援活動中は、誰が、どこで、どういう支援を行っているのか、全体像はほとんど把握できない。また、支援に対する考え方やアプローチの方法、住民との接し方などは、団体それぞれに異なった考え方がある。横の繋がりをしっかり意識してお互いの活動を認め合うことは重要であるが、災害現場では、そのような余裕はなく、お互いの活動を認め合うには時間がかかる。しかし、横の繋がりを持たずに単独で活動を進めることは、支援の偏りをもたらす。黒田さんは、いのちと暮らしを守るために、外部支援者から活動希望の連絡があれば、話を聞き、多くの支援団体を繋ぎ、柔軟なネットワークを構築していった。

被災地のニーズは、災害ごとに異なり多様である。被災地では、ニーズに応じて新しい団体が次々と活動を開始していく。黒田さんは、考えや支援方法が効果的である場合は、新しい団体も柔軟に受け入れていた。確かに人との繋がりが豊かになればなるほど、活動における創造性は増していく。何が正しいのか、何がよい方法なのかはわからない。少しでもよりよく、と考えることである。被災地における創造性とは、支援者個人個人の能力というより、支援者同士の繋がりから生まれるものではないかと思う。また、被災地内の支援者は被災者でもあるため、自身の問題に加えて仕事も複雑化しており、多くの外部支援者を調整する余裕はない。この場合、外部支援者は、被災地が安定するまで、団体同士が繋がり合える中間的な仕組みを考えることが大切である。黒田さんは、支援団体の状況をしっかり把握し、支援団体それぞれが、自分たちの専門性をうまく発揮できるように、中間的な立場で繋がり合えるようにと心がけていた。

2 住民同士の繋がり合い

黒田さんの中心的な取り組みは、住民同士の繋がり合いの強化であった。それは、阪神・淡路大震災で体験した孤独死問題からの教訓が大きく影響していたように思う。

『人間が生きる条件』(黒田、一九九七)に黒田さんは、次のように書いている。

九月二五日、新聞の見出しは、「仮設の『孤独死』一〇〇人超す」と伝えていた。／一〇一人目の孤独死は、無職の男性（六四歳）で、自宅の布団の上で死んでいた。この人を発見したのは、神戸水上署員であったが、これは自治会の役員が異臭に気づいて、通報したためであった。発見された時には、死後二〇日間を過ぎていた。この男性は、いつ訪問してもいない日が続いていた。／男性の部屋は、当初、空家とされていた。そのため、誰もかかわるものがいず、ひとり淋しく亡くなったのだった。／県警のデータによると、これまで仮設住宅での「孤独死」した被災者は男性六九人、女性三二人。年齢別では、五〇代、六〇代の男性が計四七人で、半数近くを占めている。／隣人と全く触れ合うことがないと言うのも仮設の特徴かもしれない。これまで、避難場所にはコミュニティができていたが、仮設住宅には隣人と触れ合う場が何もなかったのである。わたしたちはボランティアとして、西神第七仮設住宅に入った時、まずコミュニティの形成に全力投球した。それは、「淋しさ」「孤独感」「不安感」を抱かせないようにするためであった。触れ合うことが人の心を癒し、一日の生きる原動力となるからである。

黒田さんは、隣人との触れ合いの希薄な仮設住宅で二〇日間以上、誰にも発見されずに、孤独な死を迎えた男性のことを何度も語っていた。この時、自身の無力さを感じて、ボランティアを辞めようとも思ったという。そして、このようなことが繰り返されてはいけないと強く思い、コミュニティ形成に全力を投入した。これは、コミュニティの再構築という、人が繋がり合う仕組みづくりである。人間は、それぞれに別々の感情を持って生活しているので、繋がりがなければお互いの気持ちが通じ合うことは難しくなる。

黒田さんは、仮設住宅で隣人と触れ合う機会が少ないことを孤独死の原因と考え、住民同士の触れ合いの場やきっかけをつくることが、こころの癒しに繋がると考えた。孤独死については、本書第1章9項で宇都さんが詳細に述べているが、重要な点は、「孤独な生」を「地域の中での人々の繋がりの中での生」とする考え方であろうと思う。そして、仮設住宅終了後も地域に引き継がれていくように、多職種のネットワークを構築することである。

これは、住民同士の繋がり合いを地域社会の再構築によって支えていくことが、人々のこころを癒し、孤独死を防ぐことに繋がることを表わしている。

では寂しさ、孤独感・不安感など個人の感情と地域社会は、どのように関係しているのだろうか。矢守克也は『防災・減災の人間科学』（矢守・渥美、二〇一一）の中で、心の存在と地域社会の再構築について次のように述べている。「ひとりひとりの内に『心』が存在するというこの一見当然と思える前提は、十九世紀半ばになってようやく出てきた特殊な考え方であるし、素朴に日常生活を振り返っても『心』は、社会の中で取り結ぶ人間関係の現れとして現出すると考えることに何も不自然さはない。『心』が個人の内面にあるのでなく、人と人との関係において展開するという社会構成主義に基づく様々な著作で繰り返し述べられてきたことである。（中略）本来の心のケアは、被災者が生きてまた地域社会という集合体が再構築されていく過程を被災者との集合体を構築することによって支援していくものであるはずだ」

つまり、「心」は個人の内面にあるのでなく、人と人との間に存在するというのである。「心」が社会の中で取り結ぶ人間関係の現れとして現出すると考えた場合、黒田さんのコミュニティ形成への全力投球は、住民同士の繋がり合いという人間関係の強化によってこころを癒し、孤独死を防ごうとする論理であることが理解できる。そして黒田さんの実践は、お互いの気持ちが通じ合うような新たなコミュニティづくりの取り組みとして展開されていった。黒田さんが行ったことは、花壇づくりによって仮設の街を花の街にすることから始まった。花壇づくりは、人のこころを癒し、輪を広げ、安否確認にもなった。花を通しての会話、花が枯れないようにするための水やりなど、一緒に何かをすることで、お互いの気持ちを共有しようとすると、自然に会話が弾むようになる。時間を決めて水やりをするなど、ルールを決めて取り組むことで、ルールが守られない時には、不思議に思い、確認しようとする気持ちが湧く。このように言葉や文化やルールを共有することで、コミュニティが形成されていくのである。そこには、お互いのいのちを大切にしようとする感覚と、いのちを確認しようとする行動があった。繋がり合うことで個を支え合い、個を強くし合う関係性が生まれていたと言える。

黒田さんは、花の水やりを通してのコミュニティづくりは大成功、と述べている。大成功の意味は、コミュニティづくりから輪を広げ、住民同士の繋がり合いによって、住民の手でいのちを繋ぐことができたことである。

黒田さんは、暮らしの視点を失ってしまった繋がり合いは、被災者の生きる意味を失わせてしまうものになると言う。被災地には、高齢者・障がい者・アルコール依存症・認知症・在宅酸素を受けている人、人工透析を受けている人、生活保護者、母子家庭の人、失業者など、さまざまな人々が生活している。このような状況にある人々が、日々の暮らしを安楽、快適に過ごせるようにするために、繋がり合う仕組みを考えていくことである。

【引用・参考文献】

川嶋みどり（二〇一八）いのちをつなぐ―移りし刻を生きた人とともに―、看護の科学社
黒田裕子（一九九七）仮の町、孤独死、そして生きられる町へ（柳田邦男編、人間が生きる条件、岩波書店、一五六）

黒田裕子（二〇〇〇）仮設住宅でのボランティア活動 ―「人間」と「生活」を視点に―、日本災害看護学会誌、二（一）、三―九
黒田裕子・神崎初美（二〇一二）事例を通して学ぶ避難所・仮設住宅の看護ケア、日本看護協会出版会、二二―二七、五四―五五
佐藤恵（二〇〇八）4自立と支援（似田貝香門編著、自立支援の実践知―阪神・淡路大震災と共同・市民社会―、東信堂、二一八―二二二）
塩田芳享（二〇一七）食べる力、文春新書、文藝春秋
阪神・淡路大震災復興フォローアップ委員会（二〇〇九）伝える　阪神・淡路大震災の教訓
ブルーマー、ハーバード（一九九一）シンボリック相互作用論、後藤将之訳、勁草書房
南裕子（一九九六）心を癒す、講談社
メイヤロフ、ミルトン（二〇〇一）ケアの本質―生きることの意味、田村真・向野宣之訳、ゆみる出版、四六―四九
柳田邦男（二〇〇六）ボランティアが社会を変える、関西看護出版
矢守克也・渥美公秀（二〇一一）防災・減災の人間科学、新曜社、一二九

第4章

看護の再構築に向けて

1　一人の人間としてのいのちを重んじる

酒井明子
福井大学医学部看護学科教授

一九九五年一月一七日午前五時四六分。阪神・淡路大震災。この大災害で黒田裕子さんは被災し、そして、黒田さんの人生は大きく変わった。災害発生直後、黒田さんはアパートを飛び出して救援に向かい、避難所支援を行った。

避難所から仮設住宅へ活動の場が変わっても、黒田さんは約一、八〇〇人が暮らす西神第七仮設住宅で支援を継続した。抽選で決定された仮設住宅の住民の生活は大変だった。コミュニティが破壊されている状態で、他者との関係を断たれ、家族を失い、うつ状態になっている被災者、土地勘がなく、知り合いもいない被災者が多かった。仮設住宅には、さまざまな人々が暮らしており、ニーズは多様であった。黒田さんは、約四〇日間かけて、すべての人々のニーズを引き出した。その後、黒田さんは人々にこころから寄り添う支援を行った。目の見えない方々には、手紙や広報誌を声に出して読んだ。また、閉じこもる方々に対しては、一人でも多くの人のいのちを守りたいと、毎日足を運んだ。しかし、誰にも看取られずに亡くなる孤独死の報道は後を絶たなかった。黒田さんは、仮設住宅から孤独死を出さないと決め、一人暮らしの高齢者の仮設住宅を毎日回った。しかし、ある時、とうとう孤独死に出会ってしまった。遺体はミイラ化しており、鼻と口からウジ虫が湧いていた。毎日回っても、いつ何が起きるかわからない。多くの生を支えるためにはどうしたらよいのか、悩み、考え、あの手この手で被災者支援に取り組んだ。

黒田さんの活動の根底には、一人の人間としてのいのちを重んじ、その人がその人らしく生ききることを見守りたいという思いがあった。そのため、夜間も被災者からの電話相談に何時間も応じた。黒田さんが二〇年間、一日も休まず走り続けたことは、びっしり埋め尽くされた黒田さんの手帳が物語っている。しかし、黒田さんは、阪神・淡路大震災二〇年を目前にして突然亡くなった。

黒田さんが行ってきた被災地支援によって、今、被災された方々がどのように生ききっているかについては、本書第二章の「被災者の『自立』を支える種まき」を参照してほしい。黒田さんがまいた種は、被災者の方々のこころに、何かしらきっかけを与えていた。そして、被災者自身が自分で芽を出して実を結んでいる。最初、黒田さんがまいた種は土に埋もれて見えていなかったかもしれない。黒田さん自身も、まいた種が、これからどのように成長するかはわからないし、途中まで成長して枯れてしまうこともあると思っていたかもしれない。黒田さんは、出雲の病床で「一所懸命にやってきたつもりだけど、皆に嫌がられ、迷惑をかけていただけかもしれない」とも語っていた。しかし、手芸教室を継続し、人との繋がりの中で生ききっている方々や、音楽を通して人の輪の中で生き生きと暮らしている方など多くの方々のお話を伺い、黒田さんが取り組んできたことは、確実に一人ひとりの住民のこころに生き続けていることがわかった。

一人の人間としていのちを重んじるということは、その人がその人らしく生ききることができるようにすること、人間のいのちを支えるためには暮らしを見ること、そして、人々の暮らしは地域全体で見守り支え続けていくことである。人間としてのいのちを重んじるためには、人間関係を根底で支えるコミュニティや暮らし、さらにその底流にある、人間であることをどう回復していくか、どうやって再構築していくかである。黒田さんは、阪神・淡路大震災は今後の日本を物語っていたと言い、これからの時代を見据えていた。そして、その支援の方向性は、日本の未来のあり方を映し出していたように思う。

災害は日本の未来を映し出す

柳田邦男さん（本書編者）は、著書『阪神・淡路大震災』（柳田、二〇〇四）の中で、大規模災害とは、その社会が抱えているさまざまなひずみを一気に表面化するものだと述べている。災害は社会が抱えている潜在的問題を浮き彫りにし、未来の社会のあり方を問う。したがって、災害時の被災者や被災地が抱える課題の重要性を認識すれば、日本の社会全体が潜在的に持っている課題への対応策が見つかると言える。しかし、大災害が発生する度に具体的な対策の必要性は語られるが、時間経過と共に忘れ去られてしまう。そして、日本社会が潜在的に持っている課題は、歴史的に繰り返されているように思われる。しかも、単に繰り返されるだけではない。高齢化など地域社会の様相の変化と共に質的に複雑に変化しながら、課題は繰り返し迫ってくるようである。

災害の大規模化による損害の程度は、年々増大している。しかし多くの人々は、「今、災害が発生したらどうしよう」と考えているだけで、日頃から対策を講ずることはほとんどできていない。日本は、災害大国であるにもかかわらず、減災対策が十分ではないと言える。災害による被害を減じようとする発想が、日々の忙しさの中で欠如しているか、考えないようにしているかのようである。災害は個別的であり、被災された方のニーズは多様である。そのため、減災対策は、個々の人の災害に対する考え方や人々の暮らし、災害の時期に応じて考えねばならない。災害支援は、マニュアルでは対応できないことのほうが多い。つまり、過去の災害時の対応をそのまま真似しても、現実に起きている課題を解決することにはならないということである。

黒田さんは、災害時に画一的な支援は行わなかった。常に、個々の被災者の視点で物事を考えていた。ゆえに、その支援方法は多様であり、寄り添った支援であることは、支援を受けた被災者自身が実感していたのである。つまり、ここで我々が反省しなければならないのは、被災者中心の視点が欠落していないか、画一的な支援になっていないかである。災害支援においては、マニュアルやパターン、支援者が決めたルールに則った押しつけの支援ではなく、被災者に少しでも希望を与えられる支援が重要である。黒田さんは、被災者と共に避難所の環境を整えたり、不眠への対策や災害関連死対策として、朝の光を浴びてラジオ体操をしたり、お茶会などを行った。また、応急仮設住宅ではグループハウスや手芸教室や見守りなど孤独死対策を行った。このような黒田さんの支援を、いわゆる減災対策のイメージとは異なると思う人がいるかもしれない。しかし、実は、災害発生前から日本社会が潜在的に抱えている課題を見据え、今、被災者が求めているニーズに対応しながら、さらに、これから一〇年、二〇年先を見通し、被災者の自立した生き方を模索した結果の支援であろう。それは、災害の現場を見続け、自身が被災者である黒田さんの研ぎ澄まされた感覚が生み出した支援だと実感する。

さらに黒田さんには、災害時の問題は、前述の潜在的課題が顕在化してきたものであるという意識が根底にあったため、単発的な支援に終わらず、長期的な視点で課題解決に向けた要望書を提出し、行政と議論を積み重ね、政策提言をしてくることができたのである。黒田さんは、不可能という言葉を嫌った。やってみなければわからないと言う。常に、未来に向け、未来を期待した支援だった。未来への期待とは、黒田さんが死ぬ間際まで繰り返していた、「人間」と「暮らし」と「地域」の一体化を目指すことであろう。

ここで、我々は、黒田さんの言う「人間」と「暮らし」と「地域」の一体化とは何かについて考える必要があるだろう。また、一体化が困難な社会であるとするならば、なぜ、困難なのか。なぜ、繰り返し災害が発生し、いのちの危機に直面しているにもかかわらず、一体化が図れないのだろうか。黒田さんが生きていたら、もっと詳細に聞いてみたいが、今はそれができない。できる限り、黒田さんの生き様や現代の日本を思い起こしながら考えていきたい。

もしかすると、我々は、歴史的に何かを失ってきたのかもしれない、あるいは、何かを取り戻していかなければならないのではないかと思う。本書第1章5項で、室﨑益輝さんは次のように述べている。災害を受けて苦しむのも人間であり、災害から立ち上がるのも人間である。だから、「一人ひとりの人間を見ないといけないし、人間を大切にしないといけない」。社会全体の復興は、黒田さんが言うように「人間不在」であってはならないし、個々の被災者支援が「人間不在」であっては、と。

我々が失ってきたもの、取り戻していかなければならないものは「人間」であり、まず、「人間不在」

になっていないかということを反省的に振り返ることが重要ではないかと思う。地域の問題を解決していこう、現状を少しでもよりよくしていこうとする時に、たとえ、時代がどのような方向に流れても、「人間不在」になっていないか、ということを忘れてはならないのである。しかし、忘れるとか、忘れないとかいう認識の前に、我々自身が目まぐるしい時代の変化に飲み込まれ、黒田さんが繰り返し伝えてきた『人間不在』であってはならない」ということを見失いつつあるのではないかと思う。

野村幸一郎の『白洲正子─日本文化と身体』（野村、二〇一四）の中には、白洲正子の日本文化の本質に関する考え方が示されている。経済グローバリズムが蔓延していく中で、白洲はあえてそれに背を向け、土俗的な民族社会に目を向けた。グローバリゼーションは、世界の時空間、共同体のありよう、行動原理や倫理観、感性をすべて均質化してしまうという考えからである。白洲が戦後の経済復興に見たものは、日本人が日本人を喪失していくプロセス、あるいは小林秀雄の言う、日本人が動物化していくプロセスであったという。現代の日本人は、今一度立ち止まって自らの足跡を確認し、もう一度、人間を「人間」として成立せしめている「場所」や全体性を発見しなければならない、と白洲は述べている。白洲は、経済万能主義が支配する戦後日本の中で、もう一度、人間性を取り戻すことを求めたのである。

さらに、人間性を取り戻すことに繋がる考え方について触れていきたいと思う。小林秀雄の言う「美しい『花』がある。『花』の美しさはない」という言葉（小林、一九六一）は、大変興味深い意味合いを含んでいる。花の美しさとは、さまざまな美学や批評の言葉によって解釈されたり、定義されたりした抽象的な観念の塊であるという。それは、「美」そのものではない。一方、美しい花とは、一回性を語調として含意する。言葉も失い、意識も視線もそこに吸い込まれていくような、目の前にある「もの」や「こと」

を指すという。花の美しさを形容したり、説明したりするのはたやすいが、美しい花を表現することは難しいのである。黒田さんは自身の支援に対する「なぜ、このようなことが必要なのか」という問いに、「人間だから」と答える。人間はかけがえのないいのちを持ち、今の瞬間を生きている美しい花である。人間のいのちという美しい花は、説明するものではなく、人間に対する災害対策の必要性も説くものではない。黒田さんの「人間だから」の言葉には、「美しい花」の意味合いが含まれている。説明する必要性もなく、一人の人間の一回性としてのいのちを重んじることである。つまり、小林の「美しい『花』がある。『花』の美しさはない」という本質的な議論に立ち戻れば、戦後の経済復興に続く近代の日本文化における問題の発見や、人間性を取り戻す議論が可能になるのではないかと思う。

黒田さんは、人間の生の一回性、個別性を大切にし、我々が見失いつつある人間性を取り戻すことを「人間の再構築」と言った。また、今日の合理性・効率性を求める看護のあり方を批判し、生の一回性、個別性を大切にする看護のあり方を追求し、看護の再構築を願った。このことは、本書の第1章4項で似田貝香門さんが、〈生の固有性〉へこだわる実践思想、と説明している。そして、黒田さんはその実践思想の形成の中核にいた、と。似田貝さんは、生命こそ人間を人間ならしめるもの、という個々の被災者の持つ一回きりのいのちへの支援、あるいは個々の人の歩んできた生（「自分らしく生きる」）という〈生の固有性〉への支援のこだわり、と説明している。

確かに、実際に我々日本人は、震災後、何を取り戻すべきなのかを見失っているようである。大災害が知らせてくれているものは、未来の日本への警告とも考えられる。災害によって失われるいのちや暮らしがあるという事実から、目を背けてはいけないのである。今、問い直すべきものは、大災害が教えてくれている。つまり、生の一回性や個別性へのこだわりである。野村は、近代は客観的なデータや証拠を基礎にして、それからの論理的な推論に導かれ、繰り返しの批判と検証に耐ええたものだけを真理と見なす傾向が強い、と述べている（野村、二〇一四）。つまり、一回性や個別性は排除されるか削がれてしまうということである。また、科学的合理主義の時代では、歴史的に伝承された知や感性は客観的でないとされる。しかしながら、歴史的に繰り返され、時代が証明しているものは、それだけ普遍性を持つはずである。例えば災害時の教訓は、その社会が歴史的に抱えているさまざまなひずみを一気に表面化するものであるから、真理であると言える。歴史的に均一化してきた日本文化を見つめ直し、生の一回性、個別性を大切にしながら、人間性を取り戻していかねばならない。黒田さんは、災害支援を通して、日本の未来における人間としてのあり方を我々に気づかせてくれていたのだと思う。そのような黒田さんであったが、ハイチ支援では、さらに人間としてのあり方を見つめ直す機会になったようであった。

ハイチ支援から見えた日本の姿

二〇一〇年一月一二日午後四時五三分（日本時間一三日午前六時五三分）、M七・〇の地震が発生した。犠牲者数は約三〇万人、避難者数は約一五〇万人だった。黒田さんは、毎日メディアに映し出される映像を見て、阪神・淡路大震災が蘇ったという。あの日、あの時のことを思い出し、このままではいけないという思いを強くしたと語っていた。災害発生直後、何かできることはないか。何かをしなくてはいけない。何ができるか、自問自答した。そして、「国境を超えても共通するものは一つ、人間としてのいのちである」

と考え、日本財団の全面的な協力の下、災害看護支援機構として支援活動に向かった。二〇一〇年三月三〇日のことだった。

車窓から見えてくるハイチの町は、地震から三カ月経っているにもかかわらず、震災当日を思わせるような状態でそのまま放置されており、瓦礫の下から多くの人々の息が伝わってくるようであった。災害看護支援機構のメンバーは、テント村で三日間、青空診療と訪問活動を行った。予想していたマラリア・下痢・発熱・感冒・皮膚疾患・トルコモナス膣炎・不安・不眠・高血圧などで受診者が多く、対応に追われた。土の地面の上に張られただけのテント生活はかなり過酷だった。

ある家族は二・五畳ほどのテントに一三名で居住していた。食事は一日一食だけである。主食は黒豆を主体とした、日本で言う赤飯のようなものである。水は一日ポリタンク一杯で、炊事や洗濯に効率よく使用していた。支援者も支援物資も不足する中で、住民同士はお互いに支え合っていた。多くの子どもたちが路上で生活していた。牧師が子どもたちを集めて歌や勉強を教えていたが、その生活の場も青空の下、土の上であった。乳児も脱水気味になりながら、何とか生きているという感じだった。やせ細った高齢者が、倒壊したコンクリートの一角に横たわっていた。黒田さんは乳児を抱え、母親に脱水に注意するように身振り手振りで伝えた。ぐったりした高齢者には、傍に駆け寄り抱きかかえた。一方で、道端に並ぶ住民の店では、隙間なくさまざまな物が売られていた。黒田さんはハイチ報告書の中で、ハイチの人々の暮らしの裏には、「自立」「自律」の文字があるように思えて感動させられたと述べている（災害看護支援機構、二〇一一）。

また、「ハイチには自殺する人がいない」と聞いた。その時、皆で「なぜ、日本には自殺が多いのか」

と話し合った。日本は先進国の中でも自殺者が多い。人間関係の複雑さ、親の子育ての仕方、経済的問題、物の豊かさ、地域や気候の違いなど自殺の原因は複雑である。災害発生後は、財産や職や家族を失い、生きる希望を失うなどで自殺者が増加する。

では、なぜ、ハイチには自殺する人がいないのだろうか。ハイチの日本大使館の方によると、その答えは、「ハイチの人々は生まれた時から生きることに一所懸命であり、死ぬということは考えない。どうやって生きていくかしか考えていない、親が教えるわけではない」ということだった。親も生きることに一所懸命なのである。そのような環境の中、自分たちで生きることを身につけていくのである。

そう言えば、ハイチの一七歳の少女が、地震発生後一五日目に、瓦礫の下からフランスの救助隊員に助けられたというニュースがあった。地震の時、瓦礫の下敷きになった人々の生存率が極端に下がるとされるのは、発災から七二時間と言われる。では、なぜ、少女がこれほど生き延びることができたのかと、誰もが疑問に思う。しかし、これは奇跡ではないと思った。少女は生き延びたのだ。生まれた時からどうやって生きていくか、生を諦めなかった結果であり、何とか生きようと一分一分、辛抱強く粘り続けたに違いない。ハイチでは、家族のために生きることで精一杯なのである。衣食住の営みが仕事である。生きることが生きがいである。

日本では、災害が発生し、生活が困難になると、生きがいが見

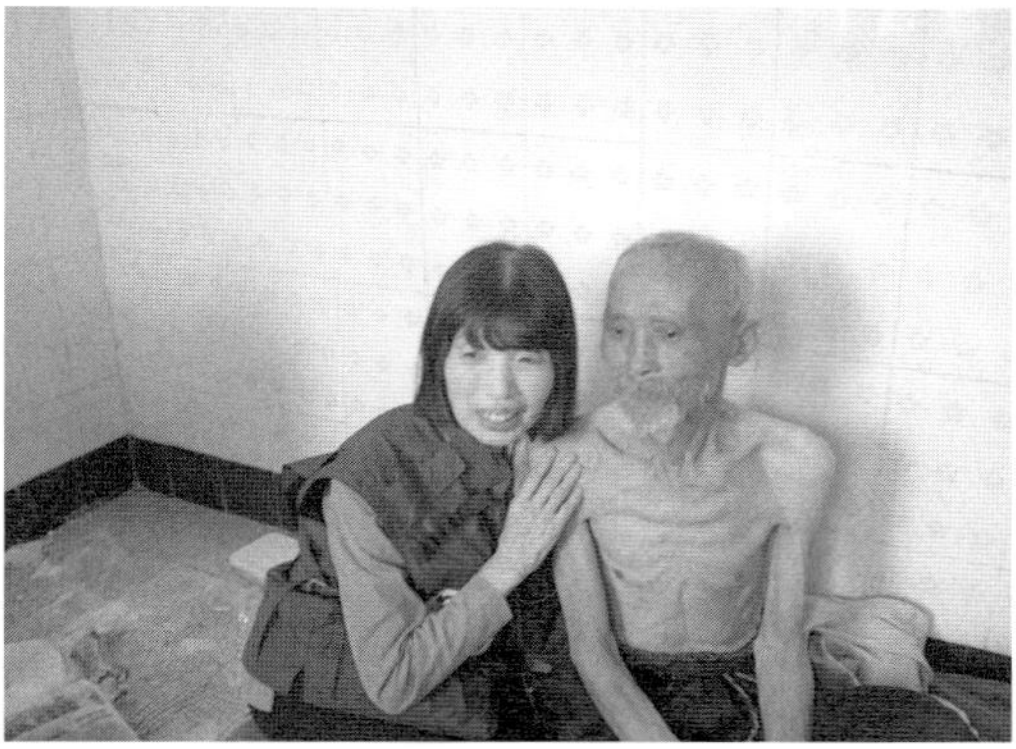

やせ細った高齢者に駆け寄り、寄り添う黒田さん。

出せなくなり、自殺問題が発生しやすくなる。豊かな日本で生活していると、生きる目的が見えにくくなるのかもしれない。とすると、これからの高齢社会においてはなおさらである。長く、豊かな時代を生きてきた人々は、災害によってすべてを失った時、何が生きがいに繋がっていくのか、見出せない状態が続くことになるかもしれない。

もう一つ、ハイチでの支援活動で学んだことがある。我々は、日本の暮らしを基準に支援のレベルを考えがちであった。そのため、支援に限界を感じることが多々あった。「十分な栄養を、身体を清潔に、緊急時は病院へ」と言っても、食料も水も病院も薬も車もない。しかし、限界があるから、人間はそのことにこだわらずに、今できることを少しでもよりよく、と考えるようになることがわかった。物に限界があるから工夫しようとする。人的に限界があるから人と協力しようとする、お金に限界があるからどのような仕事でもやろうとする、知識に限界があるから……、時間に限界があるから……、限界があることがわかると誰かに何かを求めることはできない。自分で何とか道を切り開いていくことを知る。

この、限界を知って道を切り開く強さは、震災を体験した黒田さんの生き様と重なる。しかし、貧しい国ハイチにおける地震は、さらに貧しさを増大させ、限界への挑戦を強いていた。ハイチは、世界で一番貧しい国の一つと言われる。一日一ドルで生活する国である。地震が発生し、さらに何もない状態になった。しかし、人々のこころは豊かだった。我々支援者にも、食事を分けようとするこころがあった。どんな時でも笑顔である。何とか皆で生きようとする。これだけの地震の被害であるにもかかわらず、ハイチの人々の生きることへの希求は素晴らしかった。

この、ハイチでの支援活動は、黒田さんにとって阪神・淡路大震災の直後を思い起こさせるものであり、さらに、これからの支援活動の方向性と意思を固める活動となったようである。黒田さんは、「人を大切にする」「いのちを大切にする」というハイチの人々の姿を見て、豊かな日本は見習わねばならないことだ、と言った。そして、報告書の最後は、このような言葉で締めくくられていた。「国境を超えても生きている人間・いのちはひとつです。そして阪神・淡路大震災の教訓を生かせることが沢山あります。どんな状況下に置かれようとも『人間』と『暮らし』に視点を置いた看護が問われることを実感したハイチでの支援活動でした」と（災害看護支援機構、二〇一一）。

「人間」と「暮らし」と「地域」の一体化に向けて

黒田さんは、阪神・淡路大震災で、せっかく助かった大切ないのちが失われていく現実を目の当たりにして、「何のためのボランティアなのだろう。このようなことが繰り返されるなら、ボランティアも意味がない。もう辞めてしまおう」と思ったという。しかし、黒田さんは諦めなかった。阪神・淡路大震災で亡くなった六、四三四人のためにできる限りのことを行うと決めた時の原点に立ち戻った。そして、国内外のあらゆる被災地で災害発生直後から活動を展開し、その都度、阪神・淡路大震災の教訓を活かしていった。多くの被災現場を見続け、考えたことは、被災された方々が長年の暮らしが染み込んだ地域で暮らしていくためには、新たな暮らしのあり方を考えなければならないということだった。自分たちの地域は自分たちで守ること、人間不在にならないように、その人らしい生き方を支え合う新しいコミュニティを構築すると決めた。このような黒田さんの実践や思想は、これからの地域包括ケア時代において、地域とどう向き合うかについての示唆を与えるように思う。

日本の将来を考えた場合、すべての団塊の世代が七五歳以上の後期高齢者となる二〇二五年が、もう目前に迫っており、夫婦二人世帯と単身世帯は、合わせて六五％を超えると言われている。生産年齢人口は、減少する一方である。核家族化による家族形態の希薄化に加え、単身世帯が増加する。このような方々が、病気になって入院し、元気になって退院しても、地域でのサポートがなければ、すぐに再入院になってしまう。しかし、地域医療構想による病床機能の分化で、再入院するにも病院のベッド数は削減されていく。在宅での生活の質の保障が十分でないと、健康の維持は難しい。この状態は、まさに災害時に家族や家屋を失い、仮設住宅や公営住宅で暮らす人々の健康問題や孤独死の問題と重なる。したがって、在宅で安心した生活を送るためには、今後、ますます地域の繋がりが重要になる。つまり、一〇〇万人を超える人が在宅医療を利用する時代が来た時、これから必要になってくるのは、黒田さんの言う「人間」と「暮らし」と「地域」の一体化である。

ここで、黒田さんの日本災害看護学会におけるシンポジウムの内容の一部を紹介しよう。タイトルは「仮設住宅でのボランティア活動―「人間」と「生活」を視点に―」（黒田、二〇〇〇）である。一九九九年九月二七日、西神第七仮設住宅は四年四カ月で解消した。黒田さんは、四年四カ月の間、仮設住宅で生活しながら、精力的に活動した。これは生々しい実践体験のプレゼンテーション（以下プレゼン）であった。まず、黒田さんがプレゼンの冒頭で語ったことに、その湧き上がる活動の源泉を感じる。「阪神・淡路大震災は、一瞬のうちに六千人のいのちを奪い取った。その後も関連した死亡者が発生し続けている。避難所から仮設住宅への入居が増えるにしたがって発生した社会問題に、仮設住宅の孤独死があった。多くの仮設住宅は利便性が悪く、またコミュニティが切り離され、陸の孤島であった。男性が死亡二カ月後に腐敗臭によって発見されたり、自殺者も多くなっていった」と。それは黒田さんが、いのちと正面から向き合って突きつけられた、厳しい現実の姿だった。

このように、プレゼンから伝わってくるメッセージは最初から凄まじいものだった。震災で助かったいのちが次々と消えていく現実を目の当たりにした黒田さんのこころは押し潰されそうで、災害を体験していない我々にはとうてい計り知れない思いがあったことを感じた。仮設住宅での黒田さんの活動は「人間」と「生活」に視点を置いた、ぶれのない活動だった。まず実践したことは、居住者ニーズの抽出だった。そのニーズは個別的で多様だったという。個々のニーズを引き出すことがいかに大切なことかを、我々は身をもって知らなければならない。つまり、ケアを受ける側のこころの声を聴くことである。我々は真にケアを受ける側の声が聴けているかを、常に反省的に振り返らねばならない。

災害発生時、専門的な知識と技術のトレーニングを受けた専門家が被災地に入り、ケアを提供する。しかし、ケアを提供する側の論理が先行しすぎてはいないだろうか、ニーズに合わないケアになってはいないだろうか、と内省することが必要である。例えば、本書第二章で述べた避難所運営責任者（男黒田）から学んだことで言えば、パーテーションの問題がある。平成二八年熊本地震時、避難所には、多くのパーテーションが救援物資として送られてきた。しかし、日頃から住民同士の関係づくりができている被災地域の避難所には、パーテーションは不要なこともある。プライバシー保護が必要であれば、プライバシーを保てる部屋の設置も考慮できる。重要なことは、黒田さんが主張するように、避難所での新しいコミュニティ形成が、その後の仮設住宅や災害公営住宅のコミュニティ形成に大きく影響するということである。

災害発生直後から復興期を見通した支援が重要になってくるため、災害初期のパーテーションの導入の有無が、その後のコミュニティ形成や健康問題にも発展する課題であることを認識しなければならないのである。実際、避難所運営責任者（男黒田）が、導入の要否について被災者に直接聞いたところ、避難所の住民はいらないと答えたため、パーテーションは導入しなかった。その避難所では、寝ている人がいると静かに歩いたり、誰かが大正琴を弾けば拍手をしたりして、思いやりのある和やかな避難所となった。そして、住民は避難所解消後も、「この避難所で生活できてよかった」と言っていた。ケアは相互行為であるため、ケアを提供する側の一方的な論理の下に、よいケアがあるわけではないということを考えねばならない。個別性・地域性のある災害被害に対して、「このようにすべき」という、迷いを失った押しつけの画一的なケアは、黒田さんの言う人間不在のケアとしか言いようがない。だからこそ、黒田さんが時間をかけて実施した居住者ニーズの抽出が重要なのである。そして、その後、黒田さんは、人々のニーズに対して、丁寧で繊細な活動を展開している。その実践例は次のようであった。

仮設住宅の棟番号は、高い位置に、非常に小さい字で表示されているので読み取れない。仮設住宅敷地内では、同じような棟が並んでいて、高齢者には自身の住宅を探すのが大変だった。時には、仮設住宅内を二回、三回と回り、それでも自分の住宅がわからずに野宿となってしまい、いのちを失いかけた人さえいる。仮設住宅内には一本の木もなく、夏の体感温度五〇度が続く中で、自分の住宅を探し回る高齢者には脱水となる危険が潜んでいる。そこで、黒田さんは、仮設住宅の両側の壁の目の高さの位置に大きな表示を掲げた。また、高床の仮設住宅で大きな段差がある場合は、階段や橋を造った。仮設住宅では隣人の生活音が容易に伝わる。壁からの音によって精神的なストレス状態に陥る住民には、ふれあい訪問を行った。天井の隙間から光が差し込み、雨が入り、畳の隙間からは草が顔をのぞかせ、虫が入ってくるため、ガムテープで目張りをしたり、古新聞を押し込んで補修したりした。これらは、仮設住宅の被災者のＱＯＬを高めるケアである。その他、医療相談・福祉相談を行った。内科的疾患を有し緊急性のある方であれば、日常の健康状態を記録し、その記録用紙を受診時に持参してもらって適切な診断が受けられるようにしたり、慢性疾患を有する方には自己コントロールできるように暮らしの見守りや内服薬の服薬確認を行ったりした。

一方、行政サービスだけでは、加速する高齢社会における問題から被災者を守り抜くのは困難と考え、ボランティアの立場でできる福祉サービスを実践した。例えば、病院に行きたいが乗り物が利用できない、タクシーはお金がかかるという方にはカーボランティア、ヘルパー不足に対してはホームヘルプサービス、加えて引っ越しサービスや住宅街に一戸建てを借りたデイサービスを提供し、さらにはグループハウス、アルコール依存症の方の中間施設、震災で職を失った方のために「工房」をつくった。

最も重要と考えたのは、新しいコミュニティづくりだった。人々のコミュニティづくりのきっかけとして、各棟に設置したプランターに花を咲かせ、花を通して会話の輪を広げた。「このお花、きれいね」「このお花、何て言うんだろう」「どこで被災に遭ったの？」「家をちょっと、のぞいてくるわ」と、関係づくりが深まっていった。仮設住宅の中のふれあいの場には、喫茶室をつくった。巨大な仮設住宅の中の出会いの場が、支え合い、助け合う生活に繋がっていった。コミュニティの場が、健康づくりにも、生きがいづくりにもなることを再確認した。このように、黒田さんの仮設住宅での実践は、これからの日本の社会の問題を先取りした実践であった。

黒田さんが、シンポジウムのプレゼンの最後に語ったことは、今後の日本のあり方だった。まず、日本では高齢化率が、二〇二〇年には二五・五％、二〇五〇年には二八％を超える超高齢社会になると推計されている（当時。二〇一七年現在では、高齢化率二六・七％、二〇六〇年三九・九％と推計されており、既に日本は超高齢社会に移行している：内閣府調査）。仮設住宅の高齢化状況は、目前に迫る日本社会を前倒しにしたものであると語った。超高齢社会型災害と言われた阪神・淡路大震災であったが、このプレゼンで、その意味を強く認識することとなった。そして、黒田さんは、自立を軸にした地域コミュニティと連携の重要性について次のように述べた。

「仮設住宅設置当初より支援を続けてきたが、復興へ向けての状況の変化と共に支援のあり方も自立支援、高齢社会への実践的対応と変化している。仮設住宅が収束の段階に来た今、仮設住宅にあった問題が地域社会の問題になっている。ちなみに、一九九六年二月当初の兵庫県の調査によると、仮設住宅入居者の高齢化率は三〇・三％、独居率は五一・二％である。災害公営住宅においては、新たなコミュニティづくり活動を、公営住宅住民、行政、地域ボランティアと共に行っている。特に、高齢者・障がい者へは、医療・保健・福祉の連携による支援体制を早急につくるべきである。震災後、在宅看護の需要が急速に高まり、看護師も地域の中に、より深く関わっていくことが求められている」と言い切った。この力強いメッセージの根拠が、四年四カ月の仮設住宅における実践にあり、その実践の動機づけとなったのは、阪神・淡路大震災における黒田さん自身の災害体験であることは言うまでもない。

筆者は、このシンポジウムの直後、偶然、駅のプラットホームで黒田さんに出会った。筆者と黒田さんとの初めての出会いである。黒田さんは、「私は被災者です。阪神・淡路大震災が発生した時、私は、たまた原稿を書いていて、起きていました。だから私は助かったのです。私の背中には、六、四三四人のいのちがかかっています。これからは、助かった自分のいのちを人々のために捧げていきたい」と語った。その時、黒田さんの頬には涙が光っていた。そして、これからも想定外の災害が発生し続ける。災害が発生していなくても、高齢化、人間関係の希薄化が進み、単独世帯、失業者、孤独な状況に置かれる人などは増えていく。そして、災害が発生すると、その現象が浮き彫りになっていく。阪神・淡路大震災で顕在化した問題を地域で解決していかなければ、これから災害による問題はさらに複雑化していくように思えてならないと、これからの課題について語り続けていた。この出会いの瞬間は忘れられない。

今、改めてシンポジウムを振り返ってみると、黒田さんは、この頃から「人間」と「暮らし」と「地域」の一体化を軸に考えを深めており、多くの取り組みがなされていたことに気づかされる。それは、さらに『災害看護』（黒田・酒井、二〇〇四）で執筆された「監修にあたって」の黒田さんの文章からも読み取ることができる。

「阪神・淡路大震災から一〇年を迎えることとなった。大都市の直下で起きた大規模地震は未曽有の被害をもたらしただけでなく医療、福祉、地域社会、暮らしのあり方にも大きな変革をもたらした」という文章から始まる。そして、黒田さんは、避難所から仮設住宅、さらには終の棲家である公営住宅への転居というコミュニティが破壊された状況で、その時を生きた人々と暮らしを共にしてきた中で見えてきたことについて、ここでも「今後の日本を物語っていた」と記している。そして、身体的・精神的・社会的・霊的な苦痛に日々悩む人々に対して、コミュニティの構築に力を入れ、その人がその人らしく生きるための支援に全身全霊で関わる必要があると述べている。「人間」と「暮らし」と「地域」を原点にして考える時、生きることは多種多様な人々との「連携」であるので、問題が生じた場合、まず、地域にどのようなネットワークがあるかを考えることだという。地域には、さまざまな社会資源がある。この資源を有効に活用しながら、困っている人々が安心・安全・快適に暮らせるように調整していくことであると。

また、支援者は、問題に向き合った時に、一人で解決しようと思いがちであるが、決して一人で行わなくてもよいという。支援者にとって馴染みのない土地では、地域の社会資源を有効に活用することが重要となる。地域のさまざまな人と連携していく中で問題を解決していくことが一番効果的なのである。例えば、避難所における災害時のケアとしては、避難所は、特に高齢社会の縮図と考えられるため、災害初期から要配慮者専用の避難所や避難室を設置し、社会資源を活用することを薦めている。また、仮設住宅支援の経験からは、米屋などの商店、郵便を配達する郵便局、学校、住民が主体となる自治会、住民の安全を守る消防・警察などが一体になって見守ることの大切さや、医療職が地域社会をもっと知ろう、などと提言している。一人ひとりの力は弱くてもコミュニティでお互いに助け合う仕組みをつくり、行政だけに頼るのではなく、地域の人たちの助け合いが重要であること、「機能化」「分業化」から「地域の総合化」に取り組んでいこうなど、「人間」と「暮らし」と「地域」の一体化を軸にした考えが貫かれていることがわかる。このような黒田さんの取り組みは、今後の地域包括ケアを見据えた看護の再構築への提言に繋がっていくと思われる。

これからの災害看護 2

酒井明子

これからの災害看護を、黒田さんは、どのように思い描いていたのだろうか。黒田さんとの関わりや著書や講演から見えてきたことから考えていくと、やはり、平時においても災害時においても、災害看護は「人間」と「暮らし」と「地域」の一体化を目指す看護実践にあるということにたどり着く。

これからも国内外問わず、いわゆる想定外の災害と呼ばれる大災害が発生する可能性は高い。しかし、黒田さんが言うように、国が違っても、どのような状況にあっても、「人間」と「暮らし」に視点を置き、「地域」で支え合えるように連携して支援することが災害看護である。

例えば、日本ではこれまでに体験したことのない超高齢社会に入ったため、高齢者を中心に考えてみたい。この、高齢化が、昔と今と今後で大きな変化をもたらしていることだからである。高齢者への虐待、認知症、高齢独居、介護負担などの増加は、そのまま災害時の問題に直結する。阪神・淡路大震災は高齢社会型災害と呼ばれ、死者の半数が高齢者であり、生き残った多くの被災者も高齢者だった。その後に発生した東日本大震災も同じである。高齢者の中には、劣悪な避難所の環境で寒さに震える日々を過ごし、在宅で何の支援も受けられず二次犠牲者となった方々もいた。平時における問題に加えて、災害時には過酷な暮らしが待ち受けているのである。災害による被害や生活上の問題の全体像を理解した上で、個への支援と地域への支援をどのように行うかについて、地域で支え合う視点を基に考えることである。地域で支え合える仕組みづくりの根底は、人間を不在にしないこと、高齢者を尊重すること、高齢者自身が自立した生き方ができるように模索すること、あるいは、自立してきちんと社会と関わっていることが実感できるように見守ることである。黒田さんの言葉を借りれば、いのちを重んじて人間を中心に置き、地域全体で暮らしを守ることである。

また、長期的に暮らしを守るためには、災害初期から中長期を見据えねばならない。避難所は、いのちを守り、生活する空間である。与え続けるのではなく、被災者が自らやっていこうとする力を支えることが大切である。しかし、超高齢社会にあって、支援を必要とする高齢者は増加するばかりである。高齢者の災害関連死や孤独死を招く原因や背景は複雑である。身体機能の低下や慢性疾患などの身体的問題、引きこもりなどの精神的問題、失業などの経済的問題、核家族化、コミュニティ崩壊などの社会的問題がある。劣悪な避難所環境では災害関連死など、さらに健康問題は深刻化する。避難所環境を整えることがいのちを守ることに繋がる。そして、個々の問題に向き合うためには被災者の言葉に、しっかりとこころを傾けることである。さらに重要なことは、コミュニティである。コミュニティの繋がりがなければ、死に直面する事態にもなり兼ねない。避難所の初期の段階から、中長期を見据えた新しいコミュニティ形成を考えることである。福祉避難所も設置の仕方に配慮を要する。家族やペットと分断された状態では、精神的問題が悪化する。一般避難所の中に福祉避難室を設けるなど工夫する。

仮設住宅や公営住宅では、被災者のこころや繋がりが置き去りにされ、孤独死が問題となる。故郷を奪われた時、どう生きていけばよいのか、山や樹木、見慣れた街並みと自分との間には深い関係がある。その関係が突然分断され、新しい土地で人生を立て直せと言われても、そう簡単に気持ちはついていけない。被災者は、このように災害発生後、長期間に及ぶ生活の破たんや健康の阻害、人生の決断に長期的に向き合っているのである。自ら訴えるには、あまりにも重い現実であり、簡単に言葉に表せないものがある。人は誰でも生きたいという本能を持っている。しかし生きられない現実と葛藤し続け、限界を感じることもある。黒田さんは、「暮らしに土足で入ってはいけない。何気ない寄り添いが求められる」と言う。だから、地域を基盤とした二四時間見守り支援が必要だったのである。黒田さんは東日本大震災時、気仙沼市面瀬中学校仮設住宅で二四時間見守り支援を継続した。多くの人が連携した二四時間見守り支援によって、細やかな変化を敏感に察知することができ、孤独死予防など、いのちと暮らしを守る実践が可能となった。

黒田さんは、災害看護において、地域の中で人々の暮らしを支えるには、医療だけでなく、さまざまな人々や機関を繋ぐことが必要になるという。つまり、連携がいのちを守るという考えである。このため、連携を促進するためのハブとなる場をつくり出していた。黒田さんは、仮設住宅の集会場を皆が集う場として考えるなど、常に連携の中心となる拠点づくりを行った。

秋山正子は、「その人がどこに暮らし続けたいかという希望を大事にしながら、どうするのがよいのかと組み立てていくのが地域包括ケアだと思います」と述べている（秋山、二〇一六）。地域包括ケアの最も基本的な理念は、「尊厳の保持」と「自立生活の支援」であり、「行政、受け手側の住民、サービスを提供する側の三者が同じ方向を向くことが大事ですよ、いろいろ話し合って地域でのケアを組み立てていきましょう」とも提起する。黒田さんの活動は、被災者の希望を基に皆が同じ目的の下で支援が継続できるような連携を重視した関わりであった。「人間を不在にしない」ということ、「暮らしをみる」こと、「地域コミュニティを再構築し見守る」ことを訴え、多くの人を巻き込みながらの実践であり、秋山が言う、「関係者が同じ方向を向き地域ケアを組み立てていく」という考え方と共通するように思う。

黒田さんは、災害看護は、「人間」と「暮らし」と「地域」が一体化した中で、一人ひとりの生活を見守り続ける看護に視点を置くことの重要性を一貫して訴え続けた。病に倒れ、病床で傾眠状態になっても、聞き取れないような声になっても、「人間」と「暮らし」と「地域」が一体化になった中で、一人ひとりの生活を見守り続ける、と唇は動いていた。凄まじい精神力だった。それだけ、被災者への思いは強く深かった。この最期の姿を見て、黒田さんのこの情熱が、今後の災害看護の根幹となると思った。マニュアルのとおりに実施するのではない。既存の知識をそのまま適応しようとするのではない。その人が、その人らしく生きることを見守りたい「人間だから」という情熱が、災害看護には必要なのだということを、黒田さんは身をもって教えてくれた。

看護の中核はケアである。人間が人間をケアするのである。災害時のように人間と人間が助け合うことである。黒田さんは、ケアする者は、その人の「いのち」の重みを考え、その人が生きることができるよう勇気づけ、言葉のみに終わることなく、目の前の「今」を捉えた実践をすること、ケアする者にとって大切なことは、寄り添い、向き合い、助け合いなどである、と述べている。そして、災害看護には、見えないものを見る力、聴く力が求められると言う。『星の王子さま』に書かれていた「肝心なことは目に見えないいんだよ。こころの目で見るんだよ」という言葉のようにである。

災害看護とは、真から暮らしに寄り添う看護であり、究極的には地域が人間と暮らしを持続的に守る社会となり、人々が希望を持って暮らしていけることに目的がある。このことを実現するために重要なことは、過去の教訓から学び、未来へ繋いでいくこと、そして死後生を大切にすることである。

【引用・参考文献】

秋山正子（二〇一六）つながる・ささえる・つくりだす在宅現場の地域包括ケア、医学書院

黒田裕子（二〇〇〇）仮設住宅でのボランティア活動―「人間」と「生活」を視点に―、日本災害看護学会誌、二（一）、三-九

黒田裕子・酒井明子（二〇〇四）災害看護 人間の生命と生活を守る、メディカ出版

小林秀雄（一九六一）モオツァルト・無常という事、新潮文庫、新潮社

災害看護支援機構（二〇一一）ハイチ地震後の被災地支援活動報告書、災害看護支援機構

ながた支援ネットワーク（一九九五）ボランティアと呼ばれた一九八人、中央法規出版

野村幸一郎（二〇一四）白洲正子―日本文化と身体、新典社

柳田邦男（二〇〇四）阪神・淡路大震災、岩波新書、岩波書店、一一

矢守克也・渥美公秀（二〇一一）防災・減災の人間科学、新曜社

おわりに

黒田さんの好きな言葉『人生の旅の荷物は夢ひとつ』

本書を通して、黒田さんの人生の旅のほんのひとときだが、共に歩むことができたと思う。黒田さんは、夢、そして将来に向けての希望を最期まで持ち続けることを諦めなかった。そして、夢一つを荷物として旅立っていった。肝臓全体ががん化し、肝臓はほぼ機能していない状態で全身苦痛も強かったが、病床では災害看護を語ることをやめなかった。筆者は、最期の時間を黒田さんが望むような豊かな時間にしたかったし、語りたいだけ語れるように一時間でも、一分でも、一秒でも、長く生きていてほしかった。物理的な時間がどんどんと過ぎ去っていき、下半身が麻痺し身体が徐々に動かなくなっても、こころは、過去と未来を自由に駆け巡ることができる。そして、夢も語れる。語ることが、今、黒田さんが豊かに生きることに繋がると思った。

出雲の病院で、柳田邦男さんは静かに黒田さんに問いかけた。「黒田さん、あなたがやろうとしている社会活動、あるいは1・17のイベントは一緒にやってきた人が代わってすることができる。しかし、黒田さんにしかできないことがある。黒田さんの生きてきた歩みと思い、あえて言えば黒田さんの精神性、考えていること、語り伝えたいことを言葉にして表現して、これからを生きる人に伝えること。それが最後に残された黒田さんにしかできない仕事ではないですか?」と。黒田さんはうなずき、傾眠状態になりながらも、ゆっくり、少しずつ語り始めた。

出雲の小学校では、鼻たれ小僧で、男の子とも女の子とも、よく喧嘩した。負けず嫌いだった。中学校で

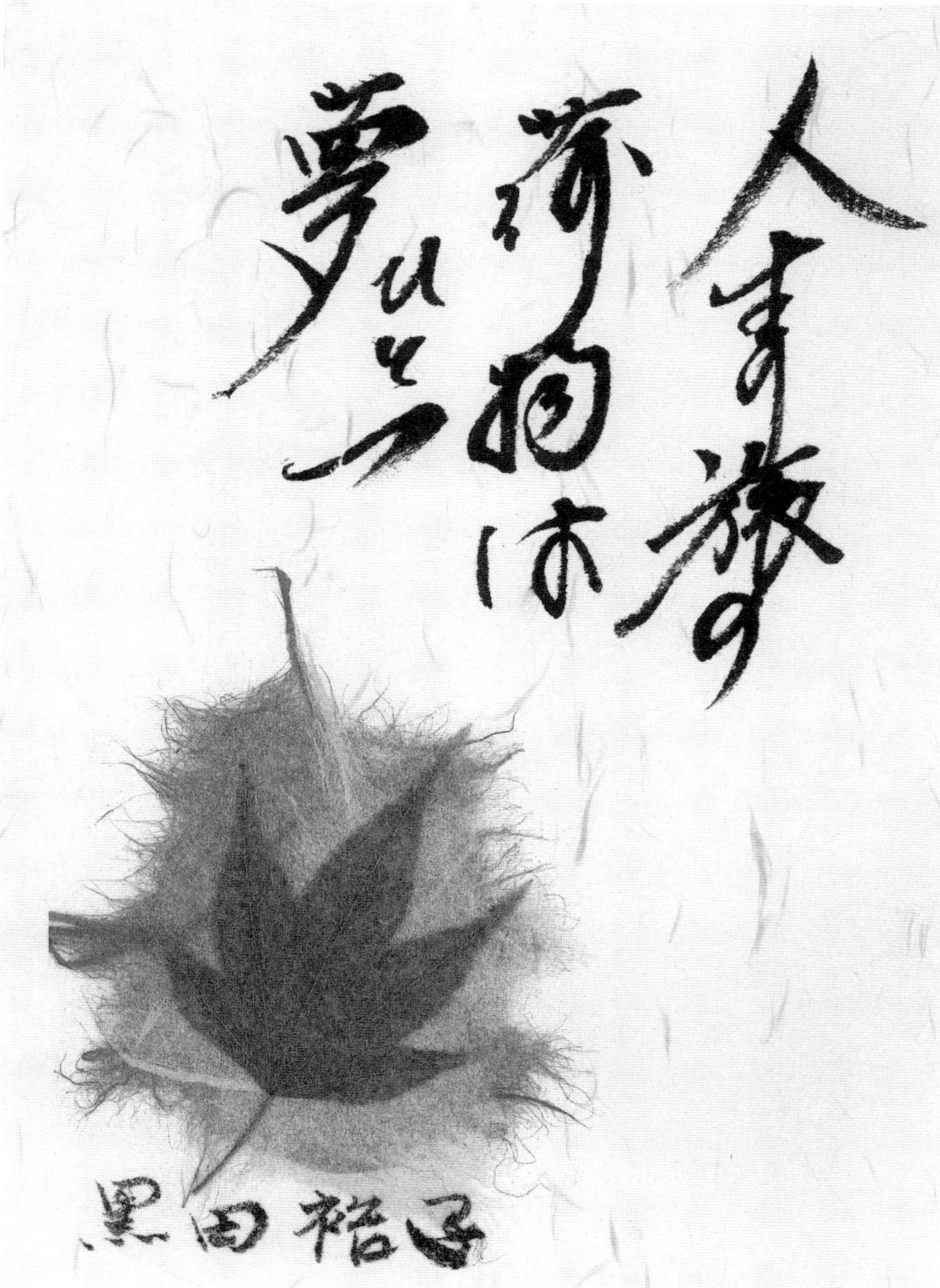
荷物は
夢ひとつ

はバレーボールや陸上で県大会にも出場した。砲丸投げもやった。周囲からは、ボール遊びばかりしていると言われた。中学校を卒業し、京都の准看護学校へ行き、その後、兵庫医科大学病院で働いた。五年間、老人看護の勉強をし、ミシガン大学でも老人看護を学んだ。東京で看護管理の勉強もした。その頃から、徐々に災害看護に関心を持ち始めていった。

一九九五年一月一七日午前五時四六分、阪神・淡路大震災が発生し、被災した。被災地では、眠れない人が多かった。眠れないのは生活の問題なのに、なぜ、眠剤を処方するのかが疑問だった。何をするにしても意味づけをして、根拠をもって実践することが大切だと実感し、睡眠については博士課程で学んだ。やりっぱなしではだめで、検証して、次に活かして、意味づけをすることが必要だと思った。本物の看護、本物のケア。解決策は現場からしか出てこない。社会や制度を変える力は現場にしかない、と前向きに取り組んできた歩みや思いを語った。しかし、今、病室にいる現実に引き戻された時、「でも、私がいったいどんな悪いことをしたというのだろう。一所懸命に生きてきただけなのに。やりたいことがいっぱいあるのに、時間がないのが悔しい」とも語った。

黒田さんが、自分よりも人のために、一所懸命に生ききったことは誰もが認めるであろう。自分のことよりも人のために多くの時間を使い、多くの人のいのちを救った。多くの人の生きがいづくりを支え、希望を叶えた。そして、未来を見据えながら、真の災害看護を実践し、牽引した。一所懸命に生きた証は確実に多くの人のこころに刻まれている。特に、黒田さんのことを語る被災者の方々は、皆とても元気で前向きだった。黒田さんとの思い出は、悲しみではなく、とても楽しい思い出ばかりだった。黒田さんが見ていてくれるからと、黒田さんの写真に話しかける人もいた。黒田さんやナイチンゲールのような人になりたいという小学生の子どももいた。黒田さんは、皆のこころに生きる希望を与え続けてきたようだった。このことは、第2

章「被災者の自立を支える種まき」で理解していただけたと思う。

本書を通じて、「やりたいことがいっぱいあったのに悔しい。もっと体験を伝えていきたい」という黒田さんの願いや思いを叶えることができたかどうかはわからない。なぜなら、黒田さんは偉大すぎた。筆者は、本書に取り組み始めた頃、これまで黒田さんのほんの一面しか見ていなかったという現実に直面した。黒田さんのことを知れば知るほど、その活動の多様性や深さ、人間関係の豊かさがどこまでも広がっていき、本書では語りつくせないことを思い知った。

筆者の願いは、柳田さんが病床の黒田さんに色紙に書いて送った言葉「死後生――いのちの精神性は永遠です。後を生きる人々の中で生き続け、新しい人生を膨らませるのです。黒田裕子さんは永遠です――」のように、黒田さんの精神性が、これからも永遠に人々のこころの中に生きていくことである。多くの人の精神性や魂や多くの支えがあって、今ここにいる。今はもう亡き人々が自分のこころの中で生きていることを感じながら、その人々と共にこれからも歩んでいくのである。黒田さんの精神性や魂は、黒田さんと関係の深かった方々の執筆（第1章「黒田裕子語録に秘められた魂」）によって、黒田さんの実践と思想として意味づけられたと思う。筆者も、黒田さんと共に活動した事実の一コマ一コマを黒田さんの実践にできるだけ近い言葉で置き換え、物語のように再現するようにした。しかし、阪神・淡路大震災の現実など、黒田さんと共に体験してきた方々からは、もっとこのようなことがあったとお叱りを受けるかもしれないが、お許し願いたい。

最後に黒田さんの著書『ナースコールの向こう側』（サンルート・看護研修センター、一九九六）に書かれている一文を紹介してペンを置くことにする。そこには、常に現場に身を置いてきた黒田さんの姿勢と看護への願いが込められている。

あの震災で家を失い、あのプライバシーも何もない避難所の中で過ごしておられたのですから、仮設住宅にあたるということは大きな喜びでした。しかし、それはあくまでも震災の終息を意味しないのです。仮設住宅での孤独死や自殺が絶えないのがそのことを証明しています。外から見た映像と中身の落差、これを常に意識してほしいと思うのです。皆さんの仕事も同じです。ナースコールの向こう側にいらっしゃる患者さんの思い、それはナースコールのこちら側でその言葉を聞いているだけではわからないのです。そこには大きな落差があるのです。常にそれを意識して患者さんのそばに行き、一歩中に踏み込み、その真意を理解する努力をしていって頂きたいと思うのです。

黒田 裕子

二〇一八年二月

酒井 明子

災害看護《さいがいかんご》の本質《ほんしつ》

語《かた》り継《つ》ぐ黒田裕子《くろだひろこ》の実践《じっせん》と思想《しそう》

2018 年 6 月 20 日　第 1 版第 1 刷発行　〈検印省略〉

編集………柳田邦男《やなぎだくにお》・酒井明子《さかいあきこ》

発行………株式会社 日本看護協会出版会

〒 150-0001 東京都渋谷区神宮前 5-8-2 日本看護協会ビル 4 階

〈注文・問合せ／書店窓口〉TEL/0436-23-3271　FAX/0436-23-3272

〈編集〉TEL/03-5319-7171

http://www.jnapc.co.jp

装丁………臼井新太郎

印刷………壮光舎印刷株式会社

ISBN 978-4-8180-2123-5

資料

【論文概要】

阪神淡路大震災後17年経過時における被災者の生活リズム、睡眠健康、心的外傷後ストレス障害に関する疫学的研究

【業績】

総合序論

阪神・淡路大震災や東日本大震災など、日本では、大震災が比較的頻繁に発生する。その度に、突然家族や住居を失うなど大きな損失を被ることとなり、それがこころの傷となって長く残る。この心的外傷後ストレス障害（Post Traumatic Stress Disorder：以下、PTSD）と呼ばれる症状は長く被災者を苦しめることとなる。時には気分障害などの基礎疾患と相乗作用の形で被災者のこころの健康を奪う。この場合、多くは精神科的療法によって、即ち、向精神薬や睡眠薬の処方のみによる治療の行われているのが現状である。このため、いわゆる“薬漬け”によって生活の質（Quality of Life：以下、QOL）が失われていく場合が少なくなく、災害看護の現場に長年働く筆者の経験によって認められてきた。本研究の目的はこのような現状を打破するべく、リーフレット「早寝、早起き、朝ごはんで3つのお得！」を作成し、朝型生活の導入によってPTSDの症状を緩和し、薬を使わずに被災者の精神健康度を向上させることに収斂する。

従って、本稿はまず、「第1部：災害被災者を巡る災害看護学的論考」によって災害に遭われた方々がどのような状況に置かれるのかについて、阪神・淡路大震災や東日本大震災を例にとりながら、災害看護学的論考を試みる。それを受けて、「第2部：阪神淡路大震災後17年経過時における被災者の生活リズム、睡眠健康、心的外傷後ストレス障害に関する疫学的研究」では、朝型生活の導入によってPTSDを緩和出来るかどうかを、疫学的手法によって検証する。

第1部

災害被災者を巡る災害看護学的論考

序章

災害が発生し被災者になれば、何らかの衝撃を受けることにより、生活リズムが乱れ、睡眠障害、PTSDに陥る。本稿は、これらを疫学的にとらえて不眠について立証することで、身体に与える影響を最小限にとどめることを考察したい。

不眠を訴える人々への対策は、即「こころのケア」とされるのが現状である。多くの人々は、突然に襲う災害において様々な症状を経験する。そのこと自体は異常ではないが、異常と扱われる。また、災害時においては、様々な悲嘆に襲われることもあり、その程度は人によって異なる。睡眠障害は、入眠から覚醒に至る過程に何らかの異常のある状態を指すが、災害時の場合、これを異常としてひとくくりには出来ない。一方、これまでに災害と不眠について検証している研究は見当たらない。不眠の原因について検証しないままに、すべてがPTSD症状の一つとされている。そして、その次に薬漬けにされることが多々ある。睡眠障害は、集中力低下、記憶力低下、社会生活力低下、抑うつ傾向、不安、ひいてはQOL低下や交通事故増加をも引き起こす。また、安易に薬剤を服用させることは、更に健康を損ねることにもつながりかねない。

日本は災害大国と言われるように自然災害の多い国である。戦後初めての大規模災害と言えば、阪神・淡路大震災である。6,434名という死者の多くが高齢者であった。そのため、この震災につけられた別称が「高齢社会型災害」であった。多くの被災者が日々の生活の中で苦しんでいることの一つに不眠がある。この不眠についても異常のように扱われているが、決して異常ではない。東日本大震災は、日本でもまれに見る大規模災害であった。超巨大地震・巨大津波・燃料不足による物流の途絶・原発事故と幾重にも重なり合って多くのいのちを奪った。そして、未だ発見されずにいる行方不明者がいることにはこころが痛む。残された人々にも、日々の生活を生き切ることの出来ないほどの喪失感がある。被災した人々が経験した多くの喪失には、愛する人の喪失、所有物の喪失、環境の喪失、役割の喪失、社会的安全の喪失といったさまざまな喪失がある。

また、それまでは大きな家で暮らし、個室という逃げ場もある生活をしていた人々が、混然一体となった避難所での暮らしを強いられるようになれば、そこは逃げ場のない空間であり、そのような狭い空間の中では、当然、こころを痛めることも多い。避難所から仮設住宅、そして最後の棲みかに移っていくのであるが、それぞれの段階において、様々な環境の中で多種多様な苦痛が存在する。

その苦痛の一つとして、東日本大震災においても不眠者は多数出ている。そのような人々に対して、異常扱いすることなく、しっかりした根拠のもとで相手に対して向き合わなくてはならない。こころのケアと片付けることなく、その人にとって今、必要なことに目を向けることが重要であるが、対象の話を十分に聞く間もなく、すべてを異常扱いにしているのが現実である。

被災15年後の睡眠健康・生活リズム・精神衛生・経済状況・人間関係（コミュニティ）・居住状況・家族環境の変化がどのように関係しているのかを探り、科学的な根拠のもとで、今後起こりうる南海トラフ地震後の被災者ケア対策についても疫学的に検証したいと考える。

最後の終章で本稿の検討が従来の議論に対して何を付け加えることになるのか

をまとめ、災害と不眠について更に残された課題について、触れることとする。

第 1 章……災害と不眠症

1-1 避難所という場

災害が起きてから、どんな状況で人々が不眠になっているかを述べる。

今回の東日本大震災の現状から避難所の空間を記してみることにする。東日本大震災は、激甚災害に指定された大規模災害であった。

避難所での集団生活は右を見ても左を向いても顔・顔の状態である。入眠の時もいびき、歯ぎしり、寝言など様々な声・音が聞こえるのである。そのような中での生活が継続することでストレスが高まる。

災害が発生すると多くの人々は初動のみに視点を置くことが多いが、災害対応は初動だけではない。「災害サイクル」に示されるように、初期〜中期〜長期〜人生再建期〜そしてまた初期という流れの中での様々な苦痛（身体的・社会的・霊的・精神的）が見られる。被災者の多くは、避難所に居住する（自宅が倒壊・流された人々の中で日々の生活が出来ない人々が居住するのが避難所である）。避難所の空間は狭く、身もこころも押しつぶされそうである。

1-2 避難所における集団生活でのストレス

通常、避難所の中は、幼児から高齢者まで 500 人程度の人々で混沌としている。こうした状況下では、医療・福祉の連動した避難所づくりがストレスを緩和出来るものと考えられる。プライバシーの問題・環境の問題、要配慮者であること、集団の中で感染が発生することへの不安などが、不眠の原因になると考えられる。震災でこころを痛めている状況において、日々の生活の中で安定感を得ることが一番大切である。特に、感染症対策及び要配慮者対策は重要である。避難所では、まず避難所全体に視点を向ける。

避難所の入口に入るなり目についたのが、ゴミの山であった。トイレには、使用した後のティッシュが段ボール箱の中に捨てられていた。この 2 点から、感染症対策をまず考えた。そして、避難所での災害関連死予防に力を注いだ。

震災発生から 1 カ月間の主な団体の医療支援者数は次のとおり、日本赤十字社：約 2,700 人、全日本民医連：1,840 人、日本医師会：約 1,800 人、DMAT：約 1,500 人、徳洲会と関連団体：626 人と発表されていた（4/16 読売新聞）。しかし、災害関連死予防に当たっては、各避難所のすべてに医師が張り付くことが出来ていれば、いのちはもっと救えたのではないかと、容易に考えられる。

一般の避難所には、地域の人々が身の安全を求めて駆けつける。その中には、要配慮者（高齢者・障害者・乳幼児・妊婦・外国人）・在宅療養者（在宅酸素療養者・胃ろう・人工呼吸器装着者など）・健常者が入り乱れている。健常者は、いち早く

良い場所を確保し安住しているが、避難所の中心部や廊下及び入口の寒い所など、高齢者にとっては居心地の悪い場所しか確保出来ないのが要配慮者たちである。「この方たちのための避難誘導の確立を」と言われながらも、実態は追いついていないのが現実である。東日本大震災においても各避難所を巡回したが、避難所の状態はそれぞれであり、環境が悪く、今にも二次災害が発生しそうなところもあれば、綺麗に整えられた避難所もあった。が、いずれにしてもプライバシーはほとんど何もない状態であった。女性にしてみれば、着替えの出来る場が欲しいと思ってもそれすらなく、トイレで着替えたりしている。子どもの遊ぶ場もなく、避難所の中を走り回っている。そのことがストレスとなり、イラついたり、不眠につながっている。

要配慮者たちの避難所での生活は、本人も狭い空間の中で動きの悪さからストレスが高じ、気持ちが下降してしまう。また、不眠もあるが、この人々と一緒にいる他者にとってもストレスが多くある。また、ある程度経てば福祉避難所に移動することもあるが、今だに福祉避難所の指定は、自治体ごとに差があり、整備は不十分である。一般避難所に一時期入居することが多いが、その時の移動に当たっての優先順位を、以下のように実施している。

① 自らが行動に難渋する高齢者（例えば、生活弱者・情報弱者等）
② 杖歩行者・車椅子生活者・片麻痺歩行困難者
③ 環境に慣れず不穏状態の人
④ 聴覚障害及び視覚障害の方で環境に慣れない人
⑤ がん患者で抗がん剤使用及び末期患者（在宅療養が多くなってきている現状では、なかなか病院に入ることが出来ず、また、かかりつけ医が災害によって機能していない場合）
⑥ 免疫力低下の状態の人等

最近の災害において注意すべきところは、在宅医療の進化に伴って在宅で療養しているが、避難所に行くことが出来ずに支援を待っている人々が多くなっていることである。また、がん治療においてもがん対策基本法の成立後、急性期が終われば在宅療養へと移行されるようになった。そのため、抗がん剤を投与しながら、また輸血を必要とする人々で在宅療養している場合が多くなってきている。

これからの要配慮者の避難支援においては、

① 福祉関係部局・防災関係部局・疾病対策部局などとの連携を図りながら避難行動がスムーズに取れるように整備されることが重要である。
② 個人情報保護法と情報との関係性の中で、法があまりにも強く、人間のいのちを救うための情報が取れずに、いのちが見失われそうになっている面がある。
③ 福祉避難所及び避難支援者の体制が整えられていないことから支援行動に難渋する。

④ 病院においても有事のことを想定して患者と向き合い、病院が機能していない時には、どこに行けば良いか等、組織全体で共有しておく必要がある。特にライフラインが途絶えた環境においては、要配慮者の健康状態を維持するに当たって困難が多く、また、健康レベルの高い者においても容易に体調を崩しやすい。そのような状況での危機管理も十分に考慮しておかなければならない。

1-3 仮設住宅での生活状況について

避難所から仮設住宅に移行する際に、緊急避難所で緩やかに形成されたコミュニティは、再びゼロに戻る。東日本大震災では、阪神・淡路大震災の教訓が活かされないままに、抽選によって仮設住宅へと移動している。

仮設住宅には、様々な人々が、様々な地域から移動して居住することとなる。災害救助法では建築終了後から2年間が貸与期限とされているが、これまで災害で設立された仮設住宅の終わりを見ていると3年間が一番早い。阪神・淡路大震災では最高5年とされていたところもあった。

1-4 仮設住宅での24時間体制支援の目的

避難所生活から仮設住宅に移住するに当たって、住み慣れない仮設住宅であっても、その人にとっては安心出来る場である。日常生活が快適に過ごせるような環境を整備する必要がある「仮設住宅」における中期支援活動の目的は、「孤独死をさせない」「自殺を出さない」「うつ状態をつくらない」「住みやすいコミュニティをつくる」であった。この4つの目的は、次の住まいとなる「復興住宅」につながる目的でもある。

阪神・淡路大震災時も、この目的を掲げて実践活動することで孤独死を3人にとどめることが出来ている。その教訓を活かして、東日本大震災の現地においても上記の目的を持って介入している。1年9カ月になるが、現在まで孤独死は出ていない。

1-5 仮設住宅に居住する住民の現状

先にも述べたように東日本大震災における仮設住宅での生活が始まってから1年9カ月が過ぎようとしている。住民たちは避難所の生活から移動してきた時には、「仮設住宅ではプライバシーが守れるのでとても良い。良く眠れるようになった」と話していたが、仮設住宅に慣れた頃には、「隣の音がうるさい、畳の足音が聞こえて、気分が悪い」と様々な訴えが出てくるようになっている。仮設住宅は構造上、隣家との境が薄い板1枚であり、音・気配などは伝わりやすい。長く居住していると、時には、畳と畳の間から草が生えてきて家の中で草取りをするようになる。高齢者では、花粉を虫と思ってストレスが蓄積することで認知症にな

る人も出てきた。高齢者の一人暮らしも多いが60～69歳が一番多い。仕事を失った人、定年退職した人、様々な人々が居住している。また、津波に流されて未だ遺体が発見されていない家族もいる。そんな中での支援活動を紹介する。

1-6 日々の活動内容

見守り巡回活動、寄り合い所（喫茶）、健康相談窓口（こころのケアを含む）、生活相談窓口、地域関係者（自治会・老人会・地元ボランティア団体等）と個人・クリニック・福祉関係・行政をはじめとする公的機関との円卓会議設置、買い物代行、移送サービス、小学校での絵本の読み聞かせ・中学校でのいのちをテーマとする講義、地区自治会・民生委員・ボランティアへの講義・生活相談、仮設住宅におけるコミュニティビジネスとしての物づくり、子育て支援・子どもたちのこころのケア、その他、必要に応じての支援などである。仮設住宅では健康管理として、①異常の早期発見、②認知症の増加予防と安全管理、③アルコール依存症への対応、④ストレスへの対応、⑤こころのケアを行っている。

孤独死の予防として、①「安否確認」、②「見守り活動」の2点においては、チェック表を活用しながら強化し、全世帯が漏れることのないように安否確認を行っている。訪問時不在の場合は、夜間電灯が点いているのか、いないのかを家の外から見守っている。電灯が点灯していない場合は、朝5時30分頃、不在であった家の前を訪問しながら生活の臭いをかいで歩く。朝食の用意をされている場合は、生活の匂いがある。そのことから、生きていることの証しがつかめるからである。このようにして、一人の人としてのいのちを守っている。

この活動内容は、阪神・淡路大震災でも実施・検証している。

1-7 仮設住宅での健康問題

仮設住宅では、慣れない居住空間の中で2世代・3世代が一緒に住んでいる。住民の声を挙げると、「避難所から移る時には、プライバシーが守られると良いと思った。が、……」「津波の前は、お部屋も家族分とお客さま用があって、嫌なことがあれば自分たちのお部屋に逃げることも出来た。また、畑にも行けたが……」と、その狭さに辛さを重ねていることがわかる。ここでは、居住空間の環境の変化から来る健康問題を述べることにする。仮設住宅の住民は、9割近い方が何らかの健康問題を抱えている。

東北の特性とも言えるのではないかと思うが、疾患別に述べると心疾患・糖尿病など、いわゆる生活習慣病（成人病）の割合が高く、特に高血圧は8割と多い。また、地震の後遺症でもある消化管疾患・呼吸器疾患・整形外科的疾患が多くなってきている。また、環境の変化及びストレスから来たと思える認知症、ストレスから来る精神疾患、アルコール依存症も多い。震災前から罹患しているがん患者の多いことも特徴的である。

これに対し、専門ボランティアが24時間常駐することで異常の早期発見に努めるようにしているため、仮設住宅に入居した頃は、病院に行きたくても通院が困難であった方が、現状では、思うように病院に通院することが出来るようになっている。

アルコール依存症の方の異常については、ゴミ箱から早期発見が出来る。ゴミ箱の中のアルコールの缶・ビンは健康状態を教え、その仮設住宅全体の暮らしが詰まっている。仮設住宅での関連死も出さないように努めている。1年6カ月にもなれば様々な疾患が表れているため、日々の生活の中で危機管理を十分に行ないながら健康問題と向き合う必要がある。

高齢者の虐待も多い。虐待にも様々な種類がある。

このような事例がある。狭い空間の中で3人の家族が居住しているが、夜間にお年寄りは頻回にトイレに通うことから、65歳の息子は「眠れない」と言って、寝る時には母親に紙おむつをさせている。おむつをさせられた母親は、歩いてトイレに行ける。足もしっかりしている。ゆえに、この状態を嫌悪している。阪神・淡路大震災では高齢者の虐待問題と関わり、仮設住宅の中で要配慮者の住まうグループハウスをつくった。その結果、家族も本人も状態が改善され、人間らしい生活が出来るようになった。

今回も、その時の経験から仮設住宅において空室を利用して、お互いが数時間でも安らかに過ごせるための空間の確保を提唱している。今後、各仮設住宅においても1～2室の部屋を確保し、家族間で難しい状態の時にはいつでも、この、少し距離をおいておける空間を確保しておくことも、今後の大きな課題である。

震災の後には様々な死がある。災害関連死も避けることは出来ない。

健康問題を悪化させず、災害関連死も出さないために、今を生き切るための思索として、身近なところから始めたのが連携の仕組みである。

第2章……睡眠障害が免疫機能に与える影響について

人は、深刻なストレス下にあると不眠になる。その典型が抑うつ状態であり、逆に眠れるようになれば、抑うつの軽快とさえ言われるのはよく知られている。原因となるストレスの最たる例が大地震による災害である。軽度の不眠も含めれば、ほとんどの被災者に不眠が見られることを、東日本大震災を含めて世界各地に発生した大地震の被災者支援に従事した筆者は経験している。ここでは、災害と睡眠障害について、主に免疫機能とその与える影響について考察する。

睡眠障害は、入眠から覚醒に至る過程に何らかの異常のある状態を指す。国際疾病分類（ICD-10）は、「F 51 非器質性睡眠障害」で「非器質性不眠症」「非器質性過眠症」「非器質性睡眠・覚醒スケジュール障害」「睡眠時遊行症［夢遊病］」「睡眠時驚愕症［夜驚症］」「悪夢」「その他の非器質性睡眠障害」「非器質性睡眠障害、

詳細不明」と分類している。被災者に見られるのは「非器質性」の不眠症で、「睡眠時驚愕症」は小児に目立ち、「睡眠時遊行症」も見られる。睡眠障害によって、集中力低下、記憶力低下、いらつき、社会生活力低下、抑うつ傾向、不安、ひいてはQOL低下や交通事故増加が見られる。また、睡眠障害には多くの合併症が生じるとされ、慢性疼痛や慢性閉塞性肺疾患、更年期障害、アトピー、むずむず脚症候群、抑うつなどが挙げられる。しかし、実際にはそれらの病態からも睡眠障害を来すので、原因か結果かの判別は困難である。

心身の不調から睡眠障害につながる疾患群が、生活習慣病と免疫異常である。睡眠障害は著しいストレスであり、交感神経を亢進させて、アドレナリンとノルアドレナリンを分泌させ、代謝や体温、心拍を上昇させる（Bonnet and Arand, 2010）。こういった交感神経系の亢進は高血圧症への危険性を増し、後に触れる免疫系の異状とともに心血管系疾患を増加させる。また、インスリン抵抗性を増し、結果として耐糖能異常、ひいては糖尿病発生の危険性を増す（小路, 2009）。

一方、ストレスを自律神経系、内分泌系、脳との関係で見ると、視床下部－下垂体－副腎皮質系が知られる。急性のストレスは適度であれば、視床下部－下垂体－副腎皮質系の活性化を導き身体防衛的に働く。そして、ストレス順応過程を経て快復する。しかし、急性ストレスも心身の順応反応で耐えられる限度を超えたり、ストレスが持続したりすると、視床下部－下垂体－副腎皮質系は継続的に活性化され、免疫機能を妨げ身体攻撃的に働くようになる。その心身症版が、急性ストレス障害（Acute Stress Disorder：以下、ASD）、さらにはPTSDを引き起こす（谷田, 2011）。病態生理の面からは、向炎症性サイトカインが心身の不調を来し、その作用は抗炎症性サイトカインや成長因子、グルココルチコイド、バゾプレッシンなどの神経ペプチドに制御される（谷田, 2011）。通常、人はかなりのストレスに対しても、ストレス順応過程を経て快復する。しかし、今回の東日本大震災のような巨大な災害に対しては順応限度を超えてしまい、様々なストレス障害を発症する。

大災害後の被災者には、ストレスをはじめとして心身の異状を来す様々な要因があり、それらの影響は弱者に、より強く現れる傾向がある。例えば台湾地震の経験では、精神症状が遷延しやすい群は女性や高齢者、低所得者、低学歴者であった（Chen et al., 2007）。阪神・淡路大震災の後に、「こころのケア」の必要性が叫ばれ、被災者支援のあり方が体系化されてきた。東日本大震災においては、その備えが発揮されたと言える。しかし、マニュアルは適切でも、それらに従い適切なケアがなされたところもあれば、逸脱して、かえって被災者の被害を増強させたところもある。なお、今回の東日本大震災の場合、死亡原因は津波によるものがほとんどであり、傷害者支援を目的とした救急医療の働く余地は少なかった。被災者支援には、柔軟に対応出来る備えが必要であることを再認識されられた経験である。

大災害後の睡眠障害は、ASD と PTSD に伴って生じることが多い。米国国立 PTSD センターによると PTSD は不安障害の一種で、米国精神医学会基準（DSM-IV-TR）による PTSD の定義を簡潔に記すと「身体的侵襲性外傷への暴露」「恐怖、無力感への反応」「心的外傷を思い起こしたり、悪夢を見たり、再現を仮想したり、気が立ったりなどの追体験を伴うこと」「心的外傷を思い出させる会話や活動を避け、心的外傷の記憶を失い、重要な活動に無関心になったり、離脱感や人との違和感を覚えたり、将来性が狭められたりといった回避と情緒的麻痺」「不眠や焦燥感、怒り、短気、集中出来ない、神経質、過度に敏感といった症状」などの存在である。ASD は、心的外傷の進行中あるいはその直後の非現実感（離脱感も含め）が強調され、それに加えて上記の PTSD の定義がすべて揃った時で、それらが少なくとも 2 日間、長くても 4 週間以上にならない期間継続することを言う。外傷や被害を受けた時はそれらの症状を覚えるのは当然なので、すべての条件が揃わない限り ASD とは見なされない。ASD が 4 週間以上に継続する場合は、PTSD を考慮することになる（Chen et al., 2007）。

こういったストレス障害に伴う睡眠障害では、前述の自律神経系、内分泌系と視床下部－下垂体－副腎皮質系の異状も加わり、身体への悪影響が倍加する。その典型例が四川大地震の被災者において報告されている（Li et al., 2010）。すなわち、5 割弱の被災者が過敏性腸症候群に罹患しており、その 84％が睡眠障害を伴っていた。睡眠障害によって向炎症性サイトカインが誘導され、自律神経系、内分泌系、サイトカイン系を介して生体の正常機能を阻害する。その結果、心血管系疾患では向炎症性サイトカインが動脈硬化症を促進するなど、すべての疾患が増加する（Motivala, 2011）。台湾の経験でも心血管系疾患による死亡が多い（Chen et al., 2010）。その他、高血圧も増加するという報告が多い。

急性の睡眠障害を実験的につくり出すと、向炎症性サイトカインが増加して (Motivala, 2011)、CRP など炎症指標の増加を引き起こす。向炎症性サイトカインは軽度の変化であっても、遷延すると身体的障害につながる。睡眠障害は正常日内変動を阻害することによって、それに依存している免疫細胞の機能も抑制すると考えられる。最近の研究では、日内変動を司る末梢の体内時計と中枢の体内時計の双方を睡眠障害は阻害すると報告される (Bollinger et al., 2010)。このように、覚醒・睡眠の状態は免疫系と密接に関連する。すなわち、睡眠障害とストレスは双方向的に悪影響を及ぼし、悪循環系を形成する。その結果、感染症や悪性腫瘍、線維筋痛症、大うつなどを引き起こす。通常の生活でも、免疫細胞は疲労し、液性免疫も細胞性免疫も機能が低下する。その疲労を取るのも睡眠であり、睡眠障害は免疫機能にとって大敵となり、免疫機能が阻害されると睡眠障害に至るという双方向性に関連する。したがって、不眠の治療によって免疫機能は改善される。

ASD や PTSD への対応はかなり難しい。傾聴と共感が基本であり、専門的治療では認知行動療法が適応となる。また、トラウマへ徐々に慣れさせる心理的な脱

感作療法とも言える「眼球運動脱感作・再処理法（EMDR)」も用いられる。集団療法や家族療法も有用である。避難所における急性期での不眠への対応は、被災直後の不眠や不安はあって当然と認識するのが始まりである。したがって、睡眠薬や抗不安薬などの向精神薬は必要ない。不眠が何日にもわたって日常生活が困難になる時に、短期的に睡眠薬を用いる。急性期の心的外傷反応に対しても、それら反応の多くは心的外傷体験による通常の反応なので、薬物療法を要しない。病ではないという心理教育、傾聴や共感などの支持的な精神療法、呼吸法などのリラクセーションで対処することが望ましい（国立精神・神経医療研究センター精神保健研究所成人精神保健部，2011)。

第３章……連携及び社会資源の連携

1-1 ネットワークの構築が重要である理由

ネットワークの構築は、いのち・暮らしを継続していく上において重要であり、災害時だけでなく、日常の中から構築していく必要性がある。災害時には様々なニーズがある。これらのニーズに対応するためには、ネットワークの中で、それらに適した人々の関係性を構築することが大切である。ネットワークを災害時に急に構築することは不可能に近い。普段の地域生活の中で、人間関係を培い構築されてくるものである。連携の図り方で一人の人としてのいのちが、どのように重んじられるかが異なる。不眠を訴える人々が仲間をつくり、お互いの現状を語り合うことでこころの安定を得、夜の不安が解消できたという例もある。

不眠の場合、地域の中で、ピアサポーターを探すことも良いのではないかと考える。

1-2 自治組織との連携

地域の中には、様々な人々がその担い手として存在しているが、それらの人々との連携が、あまり提唱されていないのが現実である。阪神・淡路大震災時の連携の実態を以下に示す。

① 支援者のネットワークの構築を図り、行政の関係機関・警察署・消防署・見回り支援員・自治会・企業と連携を図った。企業以外の各機関とは毎月連絡会を持ち、被災者の人々が安全に、しかも安心して生活するための協議を行った。この連絡会は、現在も各地の地域見守りに受け継がれている。

② 仮設住宅におけるコミュニティの再構築を図った。２軒に１個のプランターの花を枯らさないように交代で水遣りすること、年に６回のイベント、ふれあいセンターでの６日/週の喫茶、内職による仕事づくりなど、人と人が集える場づくりを多数行った。これらの活動を体験した被災者の中から、仮設住宅から復興住宅に移行した後に、自分たちの問題として、自発的に

実践しようとする人々が出てくることになった。さらに、仮設住宅には独居高齢者・自立生活困難者も多く、仮設住宅内に「グループハウス」を設立し、認知症者だけでなく自立生活困難者も生活を共にし、復興住宅における再々度の新しい生活への備えをした。復興住宅も地域の中に存在しているからである。

いざという時には、地域住民同士の助け合い、支え合いが大切である。地域には民生委員もいる。民生委員は民生委員法第15条で、個人に関する秘密を守らなければならないことが規定されている。民生委員が守秘義務に則って個人情報を守ることは当然であるが、一方、現状では自治組織やその他の支援者との連携が欠くべからざるものになっていることも重い事実である。民生委員法が成立して90周年を迎えるが、民生委員その人が高齢者となり、一人が50人を担当するのは過重である。目が行き届かないことも十分ある。そして、危機管理も一人では出来ないこともあることを心しておくべきである。

この連携は、一番重要である。また、自治会もまだ縦割りであり、今後の課題として、組織内の縦と横との連携が出来るようにすることが重要である。以上のように、支援者相互も信頼関係を基に、必要な情報の共有化も視野に入れたネットワークを築くべきであろう。

今、地域の中には、老人会（老人会とは言わなくなってきた。それぞれの地域で名前を付けている）を見守るためのピアカウンセリングを始めているところもある。そして、一人暮らしで困っている時には、老人会のお助けマンに無理を言って依頼することもある。また、一人暮らしの人が入院している時には、時に見舞いに行って洗濯などもしている。こうしたことを地域に住む者（ピアカウンセラー）が網の目のようになって様々な連携をとる中で、最後の一人の人までが安心して暮らせる社会が実現可能となる。

地域ぐるみの連携とは、向こう三軒両隣り、「あそこのお宅には足の悪い方がいらっしゃるから何とかしなくては」と思うようになれる程に、身近なところからネットワークを構築することから始まる。例えば、今日は隣家に電灯が点いていたのか、洗濯物がどうであったか、2日間同じものが、同じように干してある時には、「あれ」と思って声をかけてみるなど、次の手段を考えることである。

視点の置き方によっていのちを重んじることが出来ることを、改めて考えさせられたのが阪神・淡路大震災であった。このことは、どこの地域においても、共通することである。

それぞれの地域でどんな社会資源があるかを良く知り、社会資源を有効に活用することが、これからの社会には問われている。医療も、医療だけで「いのち」を救うのは難しい時代が来る。地域の中に介入していくことが必要だ。

地域の中でのネットワーク構築は、ピアの介入で随分とこころの安定ともなり、夜間も良く眠れることがある。

第2部

阪神淡路大震災後17年経過時における被災者の生活リズム、睡眠健康、心的外傷後ストレス障害に関する疫学的研究

序章

ここ10年間で、数多くの研究が、PTSDについて行われてきた。例えば、台湾で台風“Morakot”の被害によって自宅から立ち退いた思春期の生徒たち271名を対象に疫学的研究が行われた。その結果、研究協力者の25.8%がPTSDと診断され、PTSDの生徒たちはそうでない生徒たちに比べて、より多くの頻度で深刻な抑うつを訴え、内面的事象、外観的事象、社会性、思考や注意力に問題を生じていた（Young et al., 2011）。ギリシャのParnithaで起こった大地震の4年後に行われた調査では、被災生存者のうちの22%が主観的苦痛や地震中の激しい恐怖の想起を訴えた。また、救出作業への参加の度合いとPTSDの重篤度の間に正の相関関係があった（Livanou et al., 2005）。例え地震の震度が中程度であっても、地震による心理学的な影響は深刻であり、また長期間継続するかもしれない（Livanou et al., 2005）。

受けた地震の震度よりも地震後早期の手当がPTSDの程度を決めてしまうという研究例もある。中国北部で1998年にあったマグニチュード6.2の大地震の後、震源から離れた比較的軽度の被災村と震源から近く重度の被災を受けた村との比較研究では、震災後の様々なサポートが手厚かった重度の被災を受けた村の方が、被災は軽かったもののサポートが薄かった被災村よりPTSDが軽度であった（Wang et al., 2000）。UCLAの研究チームによる調査では、複数の災害時に、何の精神医学的診断も治療も行われなかった思春期の子どもたちのPTSD症状は深刻化、長期化する恐れがあることを指摘している。

こうして見ていくと、例え凄惨な災害に見舞われても、迅速な医学的治療とケアを行えば、早期にPTSDの芽を摘むことが出来ると考えられる。実際、BAM地震の半年後に、中程度のPTSDを訴える思春期の子どもたちに認知行動療法を行った結果、有意にPTSD症状が改善されたという報告がある（Mahmoudi-Gharaei et al., 2009）。

森（2005）は、スマトラ沖地震・津波災害後に米国国立 PTSD センターに提供された援助活動への指針の内容（Norris, 2005）を要約している。

1. 家族の重要性。子どもへのケアには親へのケアとサポートが有効。
2. 個々の対処方法より、被災者が、自らに対処能力があると感じていること（自己効力感）が重要。
3. 精神衛生サービスは被災者を脅かさない形で提供されねばならない。被災者の心理的基盤を奪わないようにすることが重要。
4. 外部からの社会資源が自然に存在する援助ネットワークに取って代わってはならない。人々の日常的社会活動が、メンバーのニーズをつかむ場、経験を分かち合う場、社会的に根付いている感覚を維持する場となる。

20 名のベトナム戦争体験者で戦争関連 PTSD と診断された患者の場合、3 つの 8 時間（8 時 -16 時、16 時 -24 時、24 時 -8 時）の時間帯に採取された尿検体のカテコールアミン濃度を測定し、8 名の戦争非体験者と比較したところ、ノルアドレナリン活性が（本来抑制されるべき）夜間に抑制されず、睡眠の中断が見られ（Mellman et al., 1995）、異常な交感神経系の亢進状態が見られた。

PTSD を発症している暴力犯罪被害者の場合、PTSD 症状の緩和を目的とした認知行動療法の適用によって PTSD 夜狂や不眠が改善し、昼間の PTSD 症状が緩和されたという報告がある（Germain et al., 2006）。台湾で起きた震度 7.3（Rishter scale）の大地震では、地震後 3.5 年の時点で、PTSD を訴える被災者の割合が 23.8％であり、PTSD の程度と QOL の間に明確な負の相関関係が認められた（Tsai et al., 2007）。

2001 年 9 月 11 日に発生した、ハイジャック民間飛行機激突による米国ワールドトレードセンター崩壊事件は、その被害者たちに PTSD 症状を引き起こした。事件後 1 年経過後に行われた、インタビューによるある調査（The diagnostic and statisticalmanual of mental disorders, Fourth Edition：DSM-IV）によれば、PTSD 症状が見られたのは女性や若い成人に多く、自尊心が低く、社会的援助を受けていない人に多く見られた。また、事件でより凄惨な経験をした人や事件前に気分障害（抑うつ）などの既往症があった人にも PTSD 症状が目立って見られた（Boscarino and Adams, 2009）。また、この事件後 4 カ月の時点で調査を行ったところ、喫煙量が増えた人が 69％に上り、そのうち 23％が喫煙量増加に伴って PTSD 症状が増え、28％が喫煙量増加に伴って抑うつを訴える頻度が増えた（Nandi et al., 2005）。米国ワールドトレードセンター崩壊事件後 18 カ月経過後、ニューヨークの下町に住む中国人労働者約 150 名を調査したところ、PTSD 症状を訴える人の割合が約半数に上った。PTSD 症状を訴えた人のほとんどは被災後、内科医の診察を 1 回以上受けており、何らかの薬の処方を受けていたが、カウンセラーへの相談を希望しているにもかかわらず、数％の被災者のみがカウンセリングを受けるにとどまっていた（de Bocanegra et al., 2006）。

阪神・淡路大震災は、1995 年 1 月 17 日午前 5 時 46 分、M7.3 の規模、淡路島北部を震源地として発生し、震度 7、死者 6,434 名、負傷者 4 万名を超え、住宅被害は 40 万戸にも及ぶ、戦後最大の被害をもたらした大災害であった（中村, 1995）。

震災後すぐ、精神保健相談を開始した大阪市立大学医学部精神神経医学講座のスタッフの調査によれば、活動初期の 1 月 25 日から 2 月末には、震災前から精神科に通院していたケースが相談者の 3 分の 2 以上を占めていた。震災を契機に今回反応性の抑うつ状態や PTSD などの精神症状が発症した者は、1 日平均 3 ～ 5 名とほぼ一定で、なかには入院治療を要する場合もあり、震災後 5 カ月経った時点でも遷延する抑うつ状態、アルコール依存症の問題、子どもたちの PTSD など、多くの精神医学上の問題が山積みであった（古塚と山上, 1995）。阪神・淡路大震災に被災した女子大学生約 1,000 名の調査によれば、震災直後に示した PTSD 症状の多くのものが 3 月には軽減消滅したが、特に家屋全壊や全焼の甚大な被害に遭った学生で、震災直後には見られなかった“自分が生きていることへの罪悪感”が生じ、10 月にもそれが維持されていた。また、震災直後に見られた“震災の恐怖場面への不安感”が、3 月には“感情的な混乱”に置き換わっていた（兵頭と森野, 1999）。

竹島ら(1996)は、阪神・淡路大震災直後の 1995 年 1 月 25 日～ 30 日に、神戸市立摩耶兵庫高等学校に避難している被災住民のうち協力を得られた 76 名、及び同高校と湊小学校の避難所で自ら被災しながら世話係をしている学校教師 23 名（平均年齢 54.1 歳）を対象に調査を行った。被災者の精神的健康度を GHQ28 項目版を用いて検討したところ、対象者の 81.8% が GHQ 得点のスクリーニングのカットオフポイントである 7 点以上であり、精神的不健康の状態にあることが示された。避難所で世話係を務める人々に、より心身の負担がかかりやすく、心理的ストレスの軽減には、より多くの支援ネットワークを持つことが有効であり、質的には個人的な援助だけでなく公的援助などの支援ネットワークが有効であった。

城と小花和（1995）は、地震発生当日から約 1 カ月間に、10 代から 80 代までの 748 名の被災者に発現した精神身体的ストレス症状の実態を調査し、避難所生活者は避難所以外での生活者よりも高いストレスを自覚していること、性別・世代ごとに比較すると 60 代の女性が最も高いストレスを自覚していることが明らかになった。また地震発生当日から約 3 カ月間に、3 歳から 5 歳までの子ども 1,005 名とその母親に発現したストレス症状を調査したところ、子どもと母親は物理的ダメージが大きい場合に強いストレス症状を示し、母親にとっては避難状況や家屋に受けた物理的ダメージ以上に、子どもの示すストレス症状の特徴が、母親へ強いストレスとして働くことがわかった。

被災者でもあり、同時に援助者である立場の人たちについてはどうであろうか。高田ら（1996）は、看護職者が、被災者でありながら被災地域で看護活動をして

いた実態を報告している。被災による心的反応のPTSDは、1年3カ月後の時点でも看護師たちの間で持続しており、何らかの対応が必要であることが示された。

被災後の活動内容によって看護職者の心的な反応に差があることが明らかになった。すなわち、直接被災患者のケアを行った群では、そうでなかった群に比べ、1年3カ月後の時点でもPTSD値は有意に高く、直接被災患者のケアをした看護職者のこころの傷は、1年以上経過しても癒されていない可能性があることが示唆された。また、被災地域の看護職者には、こころのケアに関するニーズがあることが明らかになり、実際に介入していくことが期待された。

睡眠障害はPTSDにおける4大症状の1つであり、PTSD患者の主症状である(Germain et al., 2006；Mellman, 1995；Wang, 2011)。PTSDの程度は改定出来事インパクト尺度（IES-R：Impact of Event Scale-Revised）によって評価されてきた。しかしながら、PTSDを概日タイプとの関連で評価しようとした研究はこれまで皆無であった。

概日タイプの中でも、夜型生活者が24時間型社会化によって日本で増えている傾向がある（原田ら，2012)。夜型生活者は平日“遅寝・早起き”の生活習慣になりがちである。学校や仕事場に向かうため、どうしても朝は早起きにならざるを得ない。就寝時刻は遅くなりがちになり、結局睡眠時間が短くなってしまう。睡眠の終盤に多く出現するREM睡眠が夜型生活者には不足している。このREM睡眠不足によって、記憶の定着や整理がうまくいかない可能性がある。PTSD患者にとって、フラッシュバックなど、震災の恐怖を伴った記憶を消し去ってくれる可能性がREM睡眠にはある。

従って、仮説として、夜型ほどPTSDの症状が重くなってしまうと考えられる。また、夜型は、朝食でタンパク質を摂る頻度が低くなり、どうしても昼間の松果体でのセロトニン合成量が少なくなり、日中の意欲低下や抑うつの原因になり得る。さらに夜型は2つの体内時計のカップリングが悪く、精神衛生度が低い。これらのことは、精神衛生度が低くなることで間接的にPTSD症状を悪化させる可能性がある。

これらの理論的背景をもとに“朝型生活者はPTSD症状が緩和される”という仮説の検証を疫学的手法によって行う。第1章では現状として、阪神・淡路大震災から16年経過した時点で、被災者の方々のうち、比較的重度な被害を受けた地域に居住していた方々と比較的軽度な被害を受けた地域に居住していた方々の比較によって、夜型とPTSD傾向の間に関係があるかどうかを質問紙調査によって明らかにする。第2章では、被災された方々に対し、「早寝、早起き、朝ごはんで3つのお得！ 被災者の皆さんへのメッセージ！」と題したリーフレットの内容に20日間取り組む介入フィールド実験を行い、取り組みによる朝型化によってPTSD症状が緩和されるかどうかを検証する。

第1章……阪神淡路大震災後17年経過時における被災者のPTSDスコアと概日タイプ及び睡眠習慣との関係についての基礎質問紙研究

1-1 研究協力者と方法

総合質問紙が兵庫県在住467名（38～92歳、平均年齢64.8歳）の研究協力者に2011年8月に配布され、223名（女性：142名、男性：78名、性別不明：3名）から回答を得た。総合質問紙は、年齢、性別など基本的な属性についての質問項目、睡眠習慣や睡眠の質についての質問項目、Torsvall-Åkerstedt（1980）版簡易型朝型夜型質問紙、改定出来事インパクト尺度日本語版（IES-R：Impact of Event Scale-Revised：Kasugai, 1999）から構成された。改定出来事インパクト尺度はPTSDスコア（Wilson and Keane, 2004）として扱うことが出来、再体験・侵入的想起項目（8項目）、回避項目（8項目）、覚醒亢進項目（6項目）の計22項目から成った。

得られたデータはMann-Whitney U-testsやPearson's correlation analysisによって検定分析された。統計解析は統計解析ソフトSPSS 20.0 statistical softwareを用いて行われた。朝型夜型度のスコアは平均±標準偏差によって表示された。

研究協力者は、倫理的配慮から、筆者が阪神・淡路大震災から長年の災害看護師としての活動を通して絶対的な信頼関係が得られている方々となっている。神戸市の各区には信頼関係の築けている方々は限られている中で、本研究での標本抽出に選択の余地はほとんどなかった。また、質問紙から災害の程度に関する質問項目など、被災者の心的外傷を増幅させるような質問項目は取り除かれており、十分な倫理的配慮がなされた。

研究協力者は震災当時の居住場所によって高被害群（High Damage Group：HDG）と低被害群（Low Damage Group：LDG）に分けられた。死者が400～1,500名に上った東灘区、灘区、中央区、兵庫区、長田区、須磨区や、家屋の半壊が約9,000戸に上った垂水区のいずれかに在住する被災者は高被害群に、死者約10名、家屋の全壊500戸以下、半壊約3,000にとどまった西区や北区の在住被災者は低被害群に分類した。

本研究は、人間を研究対象者とした研究遂行に当たっての倫理指針（時間生物学の国際的専門誌“Chronobiology International”策定：Portaluppi et al., 2010）に沿って行われた。質問紙配布前に、研究協力者は、詳細な研究指針・目的や、質問紙回答は学術研究目的以外には使用されない旨の説明を文書によって受けた。これらの説明の後、すべての研究協力者が本研究の提案に協力することを全面的に同意した。本研究は、「特定非営利活動法人阪神高齢者・障害者支援ネットワーク倫理委員会」「高知大学大学院総合人間自然科学研究科環境生理学研究室倫理委員会」により質問紙の内容に倫理上の問題がない旨の検討結果を得て行われた。

1-2 結果

高被害群の PTSD スコア（平均値：21.9 ポイント）は、低被害群のスコア（17.1 ポイント）より有意に高かった（Mann-Whitney U-test：z＝−2.270, p＝0.02）。高被害群の PTSD スコアは再体験・侵入的想起項目（8 項目）、回避項目（8 項目）、覚醒亢進項目（6 項目）の 3 つのカテゴリーのいずれにおいても、低被害群の値より高い傾向にあった（Mann-Whitney U-test, 再体験・侵入的想起項目：z＝−2.304, p＝0.02；覚醒亢進項目：z＝−1.807, p＜0.01；回避項目 z＝−2.752, p＝0.006）。PTSD の症状が重篤であるかどうかの目安となる基準値とされる 25 ポイント（Kasugai, 1999）以上を示した高被害群の割合は 34.8% で、低被害群の割合である 24.5% より高い傾向にあった（χ2-test：df＝1, χ2-value＝2.443, p＝0.118）。

高被害群でのみ、朝型夜型度と PTSD スコアの間に有意な負の相関関係（夜型ほど PTSD スコアが高く、PTSD の程度が高い）が示された（Pearson's correlation test：r＝−0.353, p＝0.001 in HDG；r＝0.010, p＝0.920 in LDG：図 1）。高被害群、低被害群共に、主観的睡眠悪質スコア（the Subjective Sleep Quality Scale；スコアが高いほど睡眠の質が悪い）と PTSD スコアの間に有意な正の相関関係（睡眠の質が悪いほど PTSD スコアが高く PTSD の程度が高い）が示された（高被害群：r＝0.536, p＜0.001；低被害群：r＝0.319, p＝0.001：図 2）。

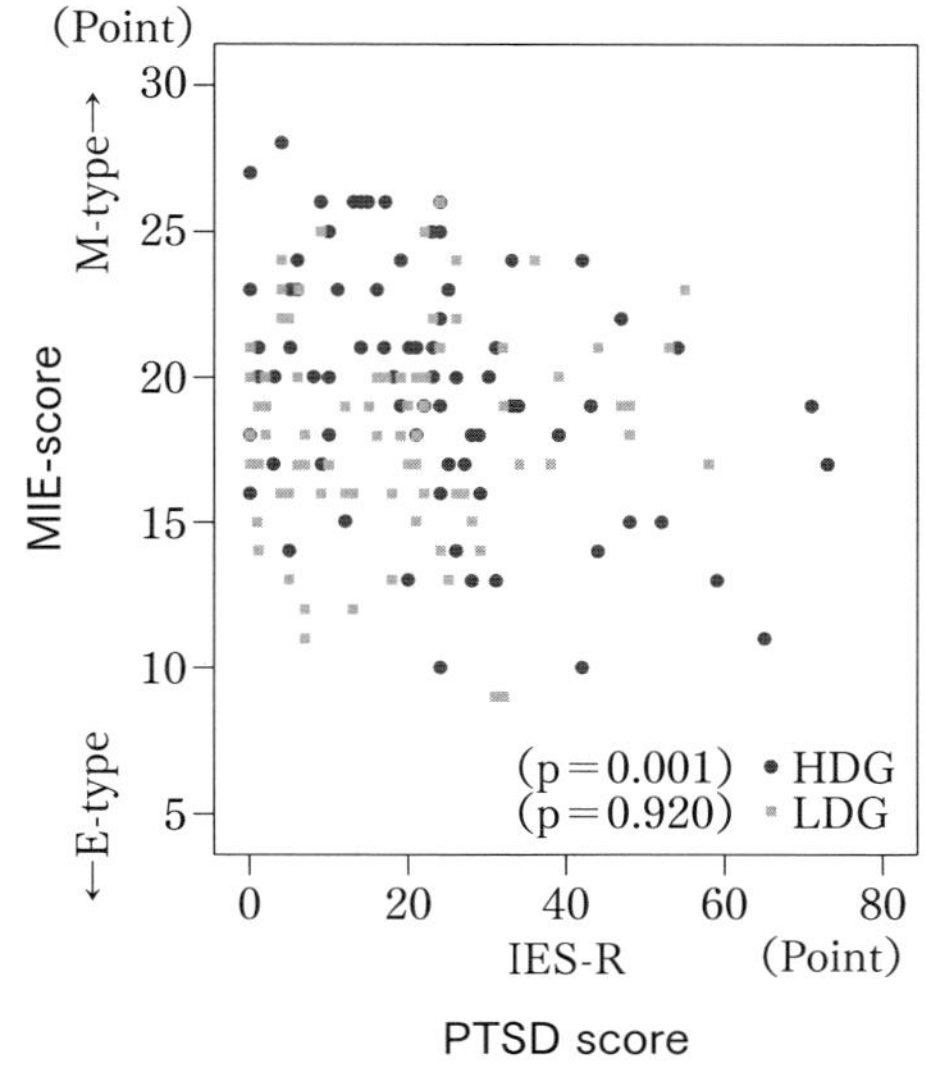

図 1：PTSD スコア-ME スコア相関関係（2011 年 11 月時点）における、阪神・淡路大震災（1995 年 1 月）高被害群（HDG：High damage group）・低被害群（LDG：Low damage group）間比較

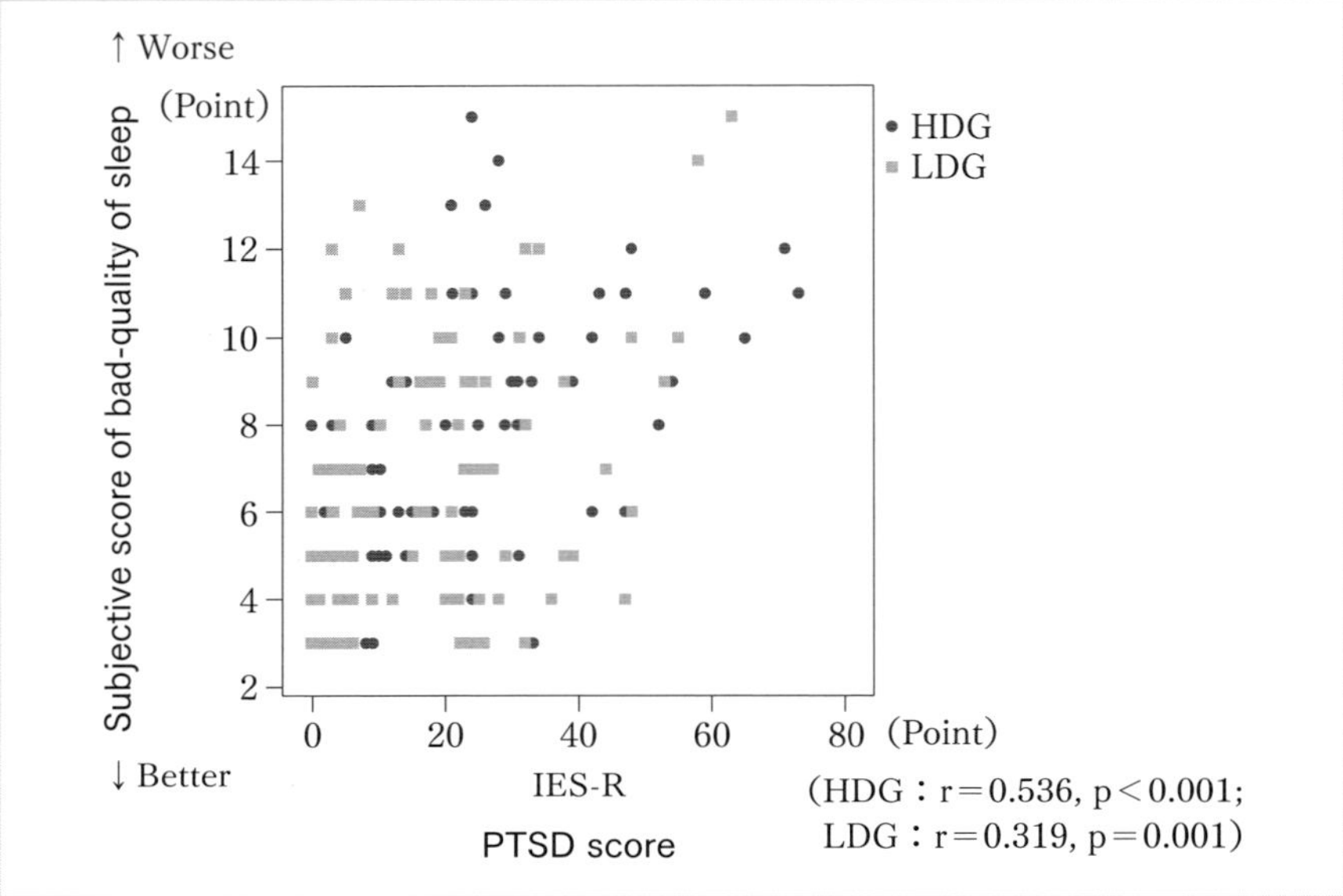

図 2：PTSD スコア - 主観的睡眠質評価値間の相関関係（2011 年 11 月時点）における、阪神・淡路大震災（1995 年 1 月）高被害群（HDG：High damage group）・低被害群（LDG：Low damage group）間比較：縦軸は主観的睡眠悪質評価値となっており値が大きいほど睡眠の質が悪い

第 2 章……リーフレット：「早寝、早起き、朝ごはんで 3 つのお得！被災者の皆さんへのメッセージ！」を利用した、阪神・淡路大震災被災者対象介入フィールド実験

2-1 研究協力者と方法

成人後に被災した研究協力者 45 名（回収数 30）に、2012 年 6 月の最初の 20 日間にわたって、既出のリーフレットの内容（1. 早朝の太陽光曝露、2. 朝食での高タンパク質摂取、3. 朝食後の太陽光曝露、4. 夜間 TV 視聴の制限、5. 白熱灯色の夜間照明使用）への取り組みを依頼し、取り組み直前、直後、終了後 1 カ月時の総合質問紙調査を行った。また、取り組み中には睡眠日誌の記録と取り組み実施内容の質問紙調査を行った。

本介入フィールド実験では、より一層の倫理的配慮が必要であった。筆者は、阪神・淡路大震災後 17 年間、看護師として最も深い信頼関係を築いてきた 2 つの被災地域コミュニティを選択し、倫理上の問題なく、この介入プロジェクトを進

めた。本研究対象者の特殊性を考えた場合、データ取得と倫理的配慮の両立を実現するためには、今回の研究対象群選抜以外に選択の余地がなかった。

2-2 取り組み直前実施総合質問紙

生年月、性別、身長と体重（Body Mass Index：BMI 算出が目的）の基本項目と、睡眠習慣に関する質問として、平日の就床時刻や起床時刻、睡眠の質に関する質問として、入眠潜時、入眠困難度、熟睡度、目覚めた時の気分を聞く項目、中途覚醒の有無や長さを聞く項目、朝型夜型度質問紙として Torsvall and Åkerstedt（1980）版の簡易型朝型夜型質問紙、PTSD の診断基準である再体験、回避、覚醒亢進を測定する尺度である改定出来事インパクト尺度（Kasugai, 1999）で構成され、38 項目から成った。

2-3 取り組み 1 カ月後実施総合質問紙

取り組み前に行った質問紙項目に介入期間後 35 日間の取り組みに関する 5 項目を加え、計 44 項目から成る質問を実施した。取り組みに関する 5 項目とは、1. 早朝の太陽光曝露、2. 朝食での高タンパク質摂取、3. 朝食後の太陽光曝露、4. 夜間 TV 視聴の制限、5. 白熱灯色の夜間照明使用について、35 日中何日間取り組めたかを問い、介入期間後、光環境、朝食の内容、夜間の TV 視聴に対する注意度の変化について質問した。

2-4 取り組み期間中実施睡眠日誌

6 月初旬から 3 週間の介入期間中には、起床、就床、睡眠時間、食事時刻、5 項目についてその日取り組めたか（1. 早朝の太陽光曝露、2. 朝食での高タンパク質摂取、3. 朝食後の太陽光曝露、4. 夜間 TV 視聴の制限、5. 白熱灯色の夜間照明使用について）などの項目から成る睡眠日誌への毎日の記入を依頼した。

2-5 取り組み度合によるグループ分け

日誌のデータより、2 選択のもの（早朝の光、朝食後の光、白熱灯）は、○（取り組みをしている）を 1、×を 0 点とし、3 選択のもの（TV）は○を 1、△を 0.5、×を 0 点とし、4 選択のもの（朝食）は◎を 1、○を 0.66、△を 0.33、×を 0 点として点数化した。5 つの各取り組み別に 1 週間ごとに計算すると、それぞれ 0 点から 7 点の、3 週間全体では 0 点から 21 点の分布になる。5 つの取り組みをまとめると、1 週間毎の集計では 0 点から 35 点、3 週間全体では 0 点から 105 点の分布になる。取り組み別、全 5 取り組みにおいて、群内の人数がおよそ 50% 対 50% になるところで高取り組み群、低取り組み群の 2 群に分けた。

2-6 統計解析

得られたデータは Wilcoxon-test や Pearson's correlation analysis によって検定分析された。統計解析は統計解析ソフト SPSS 20.0 statistical software を用いて行われた。

2-7 倫理的配慮

本研究は、人間を研究対象者とした研究遂行に当たっての倫理指針（時間生物学の国際的専門誌"Chronobiology International"策定：Portaluppi et al., 2010）に沿って行われた。質問紙配布前に、研究協力者は、詳細な研究指針・目的や、質問紙回答は学術研究目的以外には使用されない旨の説明を文書及び口頭によって受けた。これらの説明の後、すべての研究協力者が本研究の提案に協力することを全面的に同意した。本研究は、「高知大学大学院総合人間自然科学研究科環境生理学研究室倫理委員会」により質問紙の内容に倫理上の問題がない旨の検討結果を得て行われた。

2-8 結果

全研究協力者全体のデータでは、取り組み後に IES-R 得点は取り組み前より有意に低く（P＝0.002：**表 1**）、PTSD の程度が緩和されていた。取り組み度合を指数化し、中央で分け、高取り組み群と低取り組み群に分けると、5 つの取り組み項目ごとに見ても、低取り組み群でさえ、有意に IES-R 得点の低下が見られた（**表 2**）。また、高取り組み群では起床時刻が有意に早くなり（**表 3**）、入眠潜時や覚醒潜時にも変化が見られた（**表 4**）。

表 1：研究協力者全体における PTSD スコア (IES-R score) の取り組み前（事前）と取り組み 1 カ月後（事後）の比較：取り組み 1 カ月後に有意にスコアが低くなっている

	事前 IES-R	事後 IES-R
平均値	21.27	14.98
度数	41	45
標準偏差	17.248	13.390
Wilcoxon-test		Z＝－3.067 P＝0.002

5 月 31 日に事前調査（5 月の生活）；5 月 31 日～ 6 月 21 日に介入（取り組み）；7 月 25 日に事後調査（7 月の生活）

表 2：全取り組みスコア低取り組み群における PTSD スコア (IES-R score) の取り組み前（事前）と取り組み 1 カ月後（事後）の比較：取り組み 1 カ月後に有意にスコアが低くなっている

	事前 IES-R	事後 IES-R
平均値	20.27	13.83
度数	11	12
標準偏差	14.171	12.561
有意差 (Wilcoxon)		Z＝−2.092 P＝0.036

5 月 31 日に事前調査（5 月の生活）;5 月 31 日～6 月 21 日に介入（取り組み）; 7 月 25 日に事後調査（7 月の生活）

表 3：全取り組みスコア高取り組み群における PTSD スコア (IES-R score) 及び起床時刻の取り組み前（事前）と取り組み 1 カ月後（事後）の比較：取り組み 1 カ月後に PTSD スコアが低くなる傾向があり、起床時刻が有意に早くなった

	事前 IES-R	事後 IES-R	事前起床時刻	事後起床時刻
平均値	24.60	16.56	6.1750	5.7593
度数	10	9	10	9
標準偏差	25.522	14.328	1.08044	1.00039
有意差 (Wilcoxon)		$z=-1.355$ $p=0.176$		$Z=-2.02$ $p=0.043$

5 月 31 日に事前調査（5 月の生活）; 5 月 31 日～6 月 21 日に介入（取り組み）; 7 月 25 日に事後調査（7 月の生活）

以下に、取り組み項目別に低取り組み群と高取り組み群に分けた場合別に得られたデータ解析結果のうち、有意差または傾向差が見られた項目に限り記述する。全研究協力者による、PTSD スコアの取り組み直前と取り組み 1 カ月後の時点間比較. 取り組み 1 カ月後の時点で PTSD の程度が有意に緩和されている（図 3)。

表 4：全取り組みスコア高取り組み群と同低取り組み群間の入眠潜時及び覚醒潜時の取り組み前（事前）と取り組み 1 カ月後（事後）のそれぞれで比較：入眠潜時は低取り組み群で事後に有意に長くなったが、覚醒潜時は両群共に短くなる傾向があった

	事前入眠潜時		事後入眠潜時		事前覚醒潜時		事後覚醒潜時	
取り組み	高	低	高	低	高	低	高	低
平均値	33.00	27.50	40.00	46.00	28.50	11.33	23.22	5.82
度数	10	12	9	11	10	12	9	11
標準偏差	20.575	33.063	20.000	104.594	26.879	9.698	17.985	5.326
Mann-Whitney U-test	Z=1.312 P=0.203		Z=2.198 P=0.031		Z=1.934 P=0.059		Z=2.476 P=0.012	

5 月 31 日に事前調査（5 月の生活）；5 月 31 日～ 6 月 21 日に介入（取り組み）；7 月 25 日に事後調査（7 月の生活）

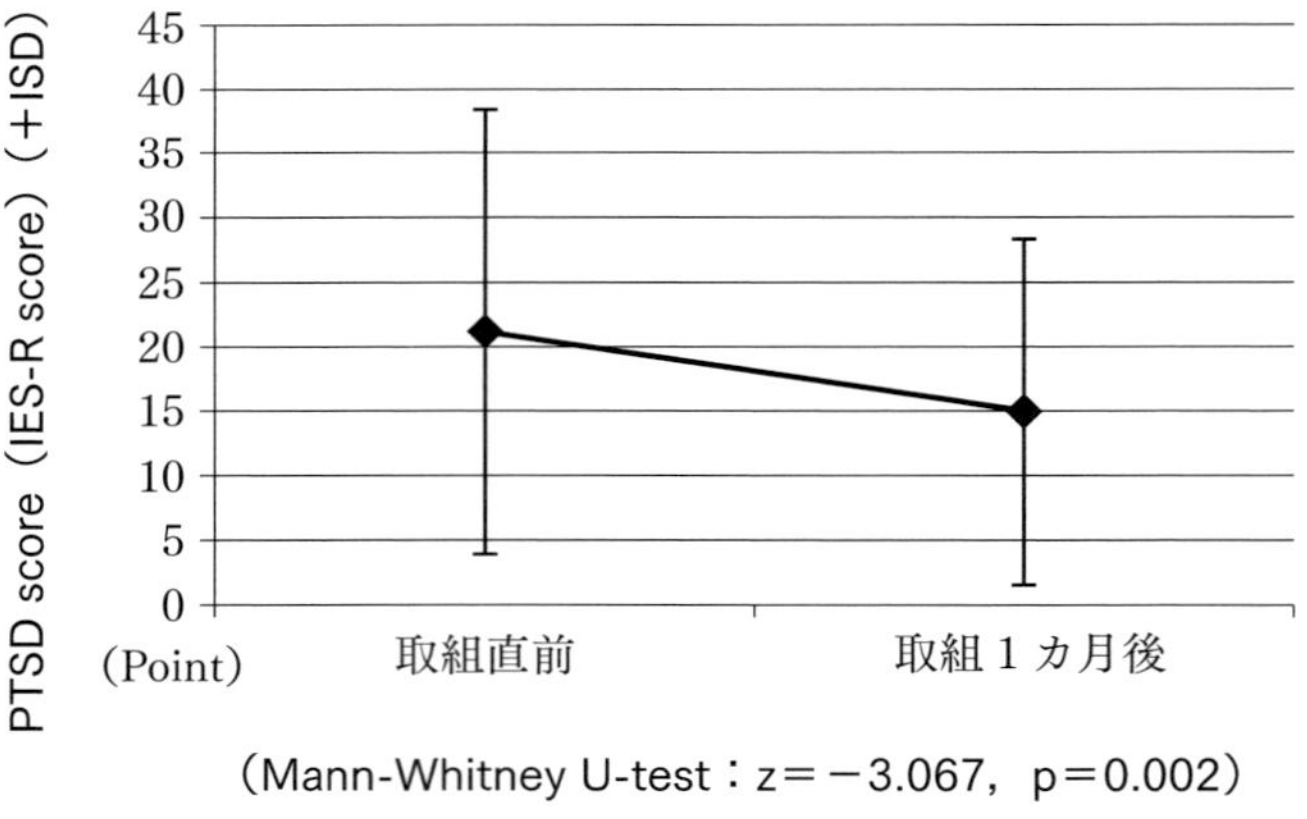

図 3：全研究協力者による PTSD スコアの取り組み直前と取り組み 1 カ月後の時点間比較：取り組み 1 カ月後の時点で PTSD の程度が有意に緩和されている

2-8-1　介入項目 1：早朝光（太陽光）曝露

低取り組み群では、PTSD スコア（IES-R score）は、取り組み前は平均 25.38 ポイントであったが、取り組み 1 カ月後には 17.92 ポイントと有意に緩和され(Wilcoxon-test：z＝－2.005, p＝0.045)、覚醒潜時も、取り組み前に 12.31 分であった平均値が、取り組み 1 カ月後には 5.92 分へと有意に短縮していた（z＝－2.023, p＝0.043）。

高取り組み群では、PTSD スコア（IES-R score）は、取り組み前に平均 19.00 ポイントであったが、取り組み 1 カ月後には 12.50 ポイントと有意に緩和され(Wilcoxon-test：z＝－2.199, p＝0.028)、起床時刻は、取り組み前に 5.92 時であった平均値が取り組み後 1 カ月には、5.40 時へと有意に早まっていた（z＝－2.404, p＝0.016）。

2-8-2　介入項目 2：朝食での高タンパク質摂取（主菜：肉類、魚、卵、豆類など）

低取り組み群では、PTSD スコア（IES-R score）は、取り組み前は平均 22.73 ポイントであったが、取り組み 1 カ月後には 15.00 ポイントと有意に緩和された(Wilcoxon-test：z＝－2.105, p＝0.035：図 4)。高取り組み群では、就寝時刻が取り組み前は平均 21.36 時であったが、取り組み 1 カ月後には 22.07 時と有意に遅くなった（z＝－2.000, p＝0.046）。

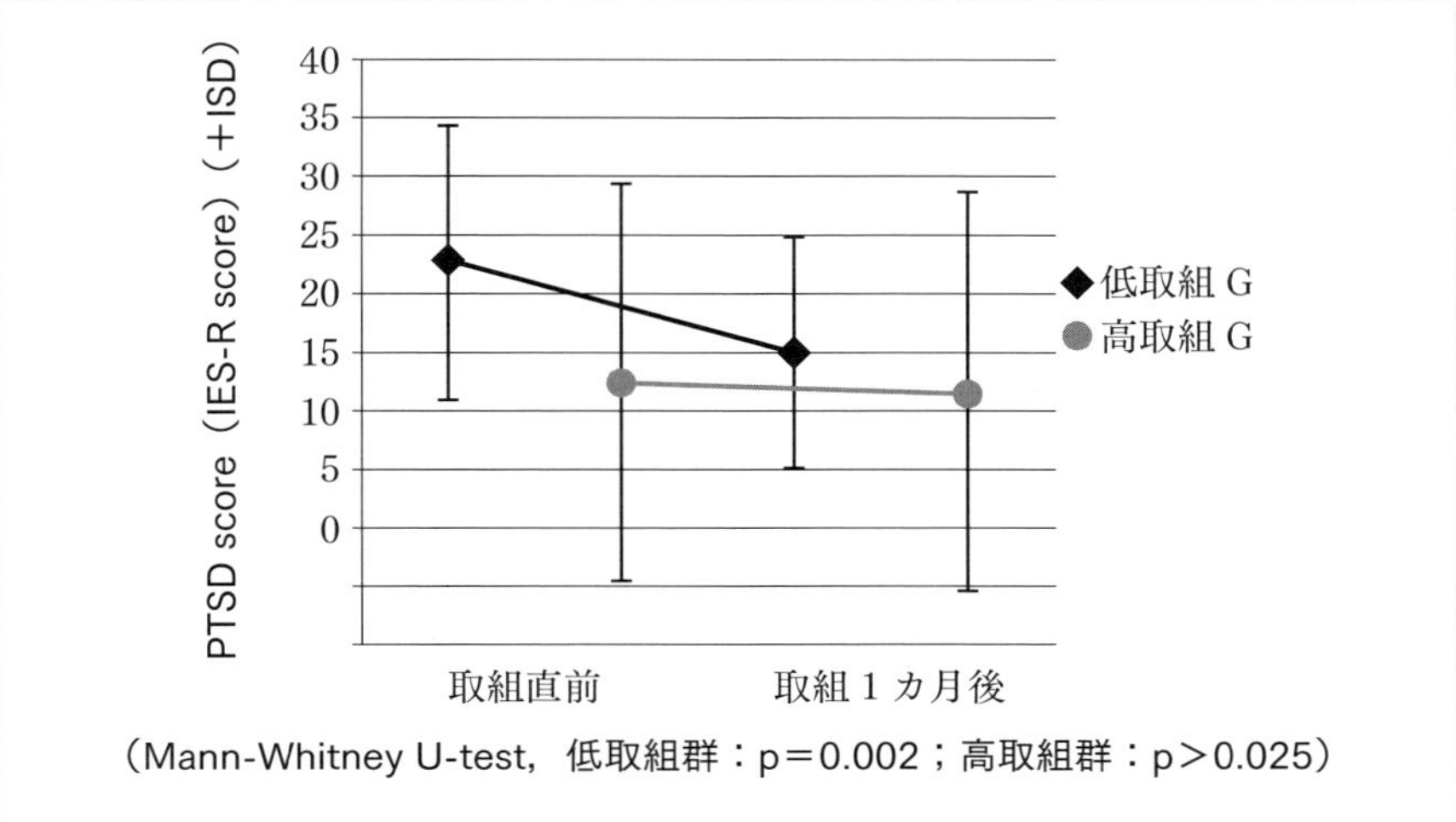

図 4：PTSD スコアの取り組み直前と取り組み 1 カ月後の時点間比較：本図における、高及び低取り組み群とは、朝食高タンパク質摂取の取り組みについて高取り組み群約半数と低取り組み群約半数を示す。低取り組み群のみ、PTSD の程度が有意に緩和されている

取り組み前に、朝食低取り組み群と朝食高取り組み群間で朝型夜型度（ME-score）を比較すると、有意に高取り組み群（平均値：23.14）が低取り組み群（18.70）より高く、朝型であった（Mann-Whitney U-test：z＝2.023, p＝0.043）。取り組み1カ月後に同様に朝型夜型度を比較すると、高取り組み群が平均23.57ポイントと、低取り組み群の19.10より有意に高く、朝型であった（z＝2.825, p＝0.003）。取り組み前に、PTSDスコア（IES-R score）を高取り組み群（平均値：12.43）と低取り組み群（22.73）で比較すると、低取り組み群の方がスコアが有意に高く、PTSDの症状が重かった（z＝－2.178, p＝0.027）。

2-8-3 介入項目3：朝食後の太陽光曝露

朝食後の太陽光曝露における高取り組み群、低取り組み群共に、取り組み（介入）前より取り組み1カ月後に有意にPTSDの症状が緩和されていた（高取り組み群取り組み前IES-R score平均値：19.00ポイント；同取り組み1カ月後平均値：12.09ポイント；Wilcoxon-test, z＝－2.103, p＝0.035）（低取り組み群取り組み前IES-R score平均値：24.93ポイント；同取り組み1カ月後平均値：17.85ポイント；Wilcoxon-test, z＝－2.083, p＝0.037）。朝食後の太陽光曝露高取り組み群では、取り組み1カ月後（5.67時）の時点で起床時刻が取り組み前（5.95時）に比較して有意に位相前進していた（Wilcoxon-test：z＝－2.229, p＝0.026）。朝食後の太陽光曝露低取り組み群では、取り組み1カ月後の覚醒潜時は平均5.92分と取り組み前の13.57分より有意に短かった（Wilcoxon-test：z＝－2.023, p＝0.043）。

2-8-4 介入項目4：夜間TV視聴の制限

夜間TV視聴制限低取り組み群では、取り組み（介入）前より取り組み1カ月後に有意にPTSDの症状が緩和されていた（取り組み前IES-R score平均値：20.20ポイント；同取り組み1カ月後平均値：13.00ポイント；Wilcoxon-test, z＝－2.313, p＝0.021）。夜間TV視聴制限高取り組み群では、取り組み1カ月後（5.78時）の時点で起床時刻が取り組み前（6.15時）に比較して有意に位相前進していた（Wilcoxon-test：z＝－2.020, p＝0.043）。

2-8-5 介入項目5：白熱灯色の夜間照明使用

白熱灯色の夜間照明使用低取り組み群では、取り組み（介入）前より取り組み1カ月後に有意にPTSDの症状が緩和されていた（取り組み前IES-R score平均値：19.60ポイント；同取り組み1カ月後平均値：11.80ポイント；Wilcoxon-test, z＝－1.960, p＝0.050）。白熱灯色の夜間照明使用高取り組み群・低取り組み群共に、取り組み1カ月後（高取り組み群：5.62時；低取り組み群：5.25時）の時点で起床時刻が取り組み前（5.86時, 5.89時）に比較して有意に位相前進している傾向が見られた（Wilcoxon-test：高取り組み群, z＝－1.811, p＝0.070；低取り組み群,

z＝－1.841, p＝0.066)。白熱灯色の夜間照明使用高取り組み群の取り組み1カ月後の入眠潜時は平均65分と異常に長く、低取り組み群の16.78分より有意に長かった（Mann-Whitney U-test：z＝－2.005, p＝0.046)。取り組み前には、両群の入眠潜時に有意差は無かった（p＞0.05)。

低取り組み群での改善は、行動そのものの変容より、介入プロジェクトへの参加そのものが心理的に好影響を与えた可能性も考えられる。

第3章……考察

阪神・淡路大震災から17年経過してもなお、PTSDの症状が被災者の方々に依然として残っている現実がある。この大災害の被災者のうち、重いPTSDを訴える方々は夜型で睡眠の質が悪いことが本研究で明らかとなった。夜型のライフスタイルとPTSDの間に明瞭な関係があることを、本研究は世界で初めて示した。

概日タイプとPTSDの関係を説明する生理的機構とは、どのようなものであろうか。この生理機構には3つの仮説が考えられる。

1つ目は、REM睡眠中の夢見による脳内の記憶系統の整理（Karni et al., 1994；Hornung et al., 2007）を通して、地震による恐怖を伴う記憶を消去するというものである。

2つ目は、朝型生活者においては、栄養学的に充実した高タンパク朝食を通して高いセロトニン合成が起こり、それによってやる気や集中力が生じて、心的外傷後ストレスを間接的に緩和する効果が期待出来るというものである（Harada et al., 2007；Nakade et al., 2009, 2012)。Van Praag（2004ab）は、脳内のセロトニンレセプターへの情報伝達の減衰がPTSD患者に見られる認知障害と関係していると述べている。従って、松果体での十分なセロトニン合成は、部分的にPTSD患者の脳内セロトニンレセプターの不足を補償出来る可能性がある。

3つ目の生理機構は、朝型生活者における主時計と第2時計の強固な内的同調及び光、温度、社会的同調因子への同調を通してもたらされる精神衛生度の高さが間接的に心的外傷を緩和させるというものである（Takeuchi et al., 2002, Harada, 2008；Harada et al., 2012)。

第2および第3の仮説は、いずれも精神衛生度を改善させることを通じての間接的効果と言えよう。しかしながら、これらの仮説は全く検証されておらず、今後の研究課題となる。いずれにしても、睡眠の質や朝型生活を誘導するような介入によって心的外傷後ストレスを緩和出来る可能性がある。第2章では、この可能性を検証すべく介入研究を行った。

全研究協力者で、取り組み前と取り組み1カ月後で比較すると、概ねPTSDスコアや入眠潜時を除く睡眠習慣の改善が見られた。しかし、5つの取り組み項目別に高取り組み群と低取り組み群で比較すると、高取り組み群で際立った改善が

見られているという結果は得られなかった。

朝食での高タンパク質摂取では、低取り組み群はもともとPTSDスコアが高く、PTSDの程度が高かったのが、取り組み後1カ月には、もともとPTSDスコアの低かった高取り組み群と同じレベルに下がっていた。この低取り組み群での改善は、行動そのものの変容より、介入プロジェクトへの参加そのものが心理的に好影響を与えた可能性も考えられる。

このようにリーフレットを用いた短期間の介入によって、わずかながら、睡眠健康や精神衛生上の健康改善が得られたことは、さらに長期間にわたる取り組みへの期待が高まる。

1点特筆すべきは、白熱灯色の夜間照明使用に積極的に取り組んだ群で、入眠潜時が逆に長くなり、オレンジ色照明が入眠を妨げるという被災者特有の現象が見られたことである。阪神・淡路大震災被災者の中には、夜間蛍光灯を点灯したままでないと不安で寝付けないという例も聞く。被災者独特の心理学的問題を踏まえた上で、取り組みを再検討する必要があろう。

いずれにしても、3週間程度の介入では、取り組みによる際立ったPTSDの緩和、朝型化や睡眠習慣の決定的改善をもたらすことは困難であることを示している。今後、1～3カ月にわたる長期的な介入とその効果の検証が課題となる。

総合考察

朝型生活の導入によって、PTSDを一定程度、緩和出来る可能性を本博士論文研究は示唆している。本研究で作成した、リーフレット「早寝、早起き、朝ご飯で3つのお得！ 被災者の皆さんへのメッセージ！」による介入研究やその波及効果についての今後の可能性について考察する。

朝型生活の導入によるPTSD症状緩和の理論的根拠は、REM睡眠増加による震災時記憶の消失効果である。これを科学的に証明するには、睡眠脳波が健全である若い被災者に協力を願い、介入前後に睡眠脳波を測り、介入後の脳波でREM睡眠量が多い被災者ほどPTSDスコアが低く、症状が緩和されていれば検証可能である。

本リーフレットを活用した同様の介入研究は東日本大震災被災者にも適用可能であり、本研究の再現性や、何より被災者のPTSD症状緩和に寄与出来る可能性がある。

最後に、今後遠からず襲いかかってくるであろう東海・東南海・南海大震災に備え、災害看護師、消防救助隊、災害医師など被災者の健康を支える人々に、本リーフレットの内容について、事前に配布の上、理解を促すことで、震災の初期からの生活環境改善による、被災者の心的外傷の軽減に寄与出来る可能性を示して、本稿を閉じたい。

引用文献

[第 1 部]

Bollinger, T., et al. (2010). Sleep, immunity, and circadian clocks: a mechanistic model. Gerontology 56, 574-580.

Bonnet, M. H. and Arand, D. L. (2010). Hyperarousal and insomnia: state of the science. Sleep Medicine Reviews 14, 9-15.

Chen, C. H., et al. (2007). Long-term psychological outcome of 1999 Taiwan earthquake survivors: a survey of a high-risk sample with property damage. Comprehensive Psychiatry 48, 269-275.

Chen, K. L., et al. (2010). Habitual sleep duration and insomnia and the risk of cardiovascular events and all-cause death: report from a community-based cohort. Sleep. 33, 177-184.

小路眞護(2009). 3) 糖尿病（特集：不眠症－基礎・臨床の最新研究, 日本臨床 67, 1525-1531）

国立精神・神経医療研究センター精神保健研究所成人精神保健部（2011)）東日本大震災 被災地での心のケアチーム活動マニュアル Ver.2.（http://www.ncnp.go.jp/pdf/mental_info_careteam.pdf）

Li, M. Y., et al. (2010). An analysis of gastrointestinal symptoms and sleep disturbance in disaster area after the Wen-Chuan earthquake. Zhonghua Nei Ke Za Zhi. 49, 1032-1034.

Motivala, S. J. (2011). Sleep and inflammation: psychoneuroimmunology in the context of cardiovascular disease. Annals of Behavioral Medicine 42, 141-152.

谷田憲俊(2011). 患者と家族の緩和ケアを支援する精神的ケア. 大阪保険医雑誌 533, 22-27.

[第 2 部]

Boscarino, J. A. and Adams, R. E. (2009). PTSD onset and course following the World Trade Center disaster: findings and implications for future research. Soc Psychiatry Psychiatr Epidemiol 44: 887-898.

de Bocanegra, H. T. and Moskalenko, S. and Kramer, E. J. (2006). PTSD, depression, prescription drug use, and health care utilization of Chinese workers affected by theWTC attacks. Journal of Immigrant and Minority Health, 8: 203-210.

古塚大介・山上榮（1995). (6) 阪神淡路大震災 心のケアについて考える. 219-220（特集—阪神大震災・第Ⅲ報 生活衛生（Seikatsu Eisei). 39, 203-220）

Germain, A., Shear, M. K., Hall, M., & Buysse, D. J. (2006). Effects of a brief behavioral treatment for PTSD-related sleep disturbances: a pilot study. Behaviour Research and Therapy, 45, 627-632.

Harada, T. (2008). Diurnal rhythm and sleep habit of infants, school pupils and students–Focusing on environmental factors in life including 24 hours commercialization society in Japan. Chronobiology, 14, 36-43.

Harada, T., Hirotani, M., Maeda, M., Nomura, H., & Takeuchi, H. (2007). Correlation between breakfast tryptophan content and morningness-eveningness in Japanese infants and students aged 0-15 yrs. Journal of Physiological Anthropology, 26, 201-207.

Harada, T., Nakade, M., Wada, K., Kondo, A., Maeda, M., Noji, T., & Takeuchi, H. (2012). Mental health of children from a chronobiological and epidemiological point of view (Chapter 22). 439-458. In: (ed) Olisah V. Essential Notes in Psychiatry, INTECH, Rijeka, Croatia.

Hornung, O. P., Regen, F., Danker-Hopfe, H., Schredl, M., & Heuser, I. (2007). The Relationship between REM sleep and memory consolidation in old age and effects of cholinergic medication. Biological Psychiatry 61, 750–757.

兵頭恵子・森野礼一（1999）阪神・淡路大震災による精神的身体的影響に関する調査研究－女子大学生における地震直後，2か月後，9か月後の状態．The Japanese Journal of Psychology 70, 104-111.

城仁士・小花和尚子（1995）．阪神大震災による災害ストレスの諸相．The Japanese Journal of Experimental Social Psychology．35, 232-242.

Karni, A., Tanne, D., Rubenstein, B. S., Askenasy, J. J., & Sagi, D. (1994). Dependence on REM sleep of overnight improvement of a perceptual skill. Science, 265, 679-682.

Kasugai, N. (1999). Anxiety disorders and posttraumatic stress disorder (PTSD). Psychiatry 28 (supplement) : 171-177. (in Japanese)

Livanou, M., Kasvilis, Y., Başoğlu, M., Mytskidou, P., Sotiropoulou, V., Spanea, E., Mitsopoulou, T., & Voutsa, N. (2005). Earthquake-related psychological distress and associated factors 4 years after the Parnitha earthquake in Greece, European Psychiatry, 20, 137-144.

Mahmoudi-Gharaei, J., Mohammadi, M. R., Yasami, M. T., Alirezaie, N, Naderi, F. & Moftakhari, O. (2009) The effects of a short-term cognitive behavioral group intervention on Bam earthquake related PTSD symptoms in adolescents. Iranian Journal of Psychiatry 4: 79-84.

Mellman, T. A., Kumar, A., Kulick-Bell, R., Kumar, M., & Nolan, B. (1995). Nocturnal/Daytime urine noradrenergic measures and sleep in combat-related PTSD.Biological Psychiatry, 38, 174-179.

森茂起（2005）．自然災害後の「心のケア」―研究と実践． 学術の動向 10（6），26-31.

Nakade, M., Takeuchi, H., Taniwaki, N., Noji, T., & Harada, T. (2009). An integrated effect of protein intake at breakfast and morning exposure to sunlight on the circadian typology in Japanese infants aged 2-6 years. Journal of Physiological Anthropology, 28, 239-245.

Nakade, M., Akimitsu, O., Wada, K., Krejci, M., Noji, T., Taniwaki, N., Takeuchi, H., & Harada, T. (2012). Can breakfast Tryptophan and Vitamin B6 intake and morning exposure to sunlight promote morning-typology in young children aged 2-6years? Journal of Physiological Anthropology, 31, 11 (open access: http://www.jphysiolanthropol.com/content/31/1/11).

中村保（1995）．（3）安全で安心して暮らせるまちづくり．211-212．特集―阪神大震災・

第Ⅲ報 生活衛生（Seikatsu Eisei）. 39, 203-220.
Nandi, A., Galea, S., Ahern, J. and Vlahov, D. (2005) Probable cigarette dependence, PTSD, and depression after an urban disaster: results from a population survey of New York city residents 4 months after September 11, 2001. Psychiatry 68, 299-310.
Norris, F. H. (2005). Psychological consequences of natural disasters in developing countries: What does past research tell us about the potential effects of the 2004 Tsunami? http://www.ncptsd.va.gov/facts/disasters/fs_tsunami_research.html
Portaluppi, F., Smolensky, M. H., Touitou, Y. (2010). Effects and methods for biological rhythm research on animals and human beings. Chronobiology International, 27, 1911-1929.
高田昌代・新道幸恵・松田宣子・川畑摩紀枝・大久保功子・高谷嘉枝(1996). 阪神淡路大震災における、被災地域の看護職者の心的反応の経時的変化. 日本看護科学学会誌 16, 404-405.
竹島早苗・松原六郎・佐々木雅代（1996）. 兵庫県南部地震における被災後のストレスについての一考察. こころの健康 11, 72-79.
Takeuchi, H., Morisane, H., Iwanaga, A., Hino, N., Matsuoka, A., & Harada T. (2002). Morningness-eveningness preference and mood in Japanese junior high school students. Psychiatry and Clinical Neurosciences, 56, 227-228.
Torsvall, L., & Åkerstedt, T. (1980) A diurnal type scale: Construction, consistency and validation in shift work. Scandinavian Journal of Work, Environment & Health, 6, 283-290.
Tsai, K. Y., Chou, P., Chou, F. H.-C., Su, TT-P., Lin, S-C., Lu, M-K., Ou-Yang. W-C., Su, C-Y., Chao, S-S, Huang, M-W., Wu, H-C., Sun, W-J., Su, S-F., Chen, M-C. (2007). Three-year follow-up study of the relationship between posttraumatic stress symptoms and quality of life among earthquake survivors in Yu-Chi, Taiwan. Journal of Psychiatric Research 41, 90-96.
van Praag, H. M. (2004a). Can stress cause depression? Progress in Neuro-Psychopharmacology & Biological Psychiatry, 28, 891-907.
van Praag, HM. (2004b). The cognitive paradox in posttraumatic stress disorder: a hypothesis. Progress in Neuro-Psychopharmacology & Biological Psychiatry, 28, 923-935.
Wang, X., Gao, L., Shinfuku, N., Zhang, H. et al. (2000). Longitudinal study of earthquake-related PTSD in a randomly selected community sample in North China.The American Journal of Psychiatry 157, 1260-1266.
Wang, L., Zhang, J., Shi, Z., Zhou, M., Huang, D., Liu, P. (2011). Confirmatory factor analysis of posttraumatic stress symptoms assessed by the impact of event scale-revised in Chinese earthquake victims: Examining factor structure and its stability across sex. Journal of Anxiety Disorders, 25, 369-375.
Wilson, J. P., & Keane, T. M. (2004). Assessing Psychological Trauma and PTSD, second edition p. 668., The Guilford Press, New York.
Young, P., Yen, C-F., Tang, T-C., Chen, C-S., Yang, R-C., Huang, M-S., Jong, Y-J., & Yu, H-S. (2011). Posttraumatic stress disorder in adolescents after Typhoon Morakot-associated mudslides. Journal of Anxiety Disorders, 25, 362-368.

●業績

【著書】

年　月	事　項
1995年10月	退院後のがん患者支援ガイド（共著：p.10-15）プリメド社
1996年 9 月	一般病棟・病院における緩和ケア・癒しの看護〈下〉（共著：p.228-233）日総研出版
1999年 6 月	固定チームナーシングの導入と実際 看護の継続性と高質のケアを提供するために（単著）サンルート・看護研修センター
2000年 4 月	ホスピス入門 その“全人的医療”の歴史、理念、実践（共著：p.28-32、85-87）行路社
2004年 7 月	退院後のがん患者と家族の支援ガイド（共著：p.136-139、144-146、171-173、196-199、205-208）プリメド社
2011年 9 月	ルポ・そのとき看護は ナース発 東日本大震災レポート（共著：p.456-458）日本看護協会出版会
2012年 7 月	事例を通して学ぶ避難所・仮設住宅の看護ケア（共著：p.11-27、32-55、82-94、103-106、110-134）日本看護協会出版会
2014年 7 月	そこが知りたい在宅療養Q&A（共著：p.195-200）診断と治療社

【論文】

年　月	事　項
1997年 5 月	書評「死」と向き合うことは「生」と向き合うこと（アルフォンス・デーケン著『「死」とどう向き合うか』）（単著：p.416-417）「心の看護学」Vol.1 No.4
2012年12月	博士論文「阪神淡路大震災後17年経過時における被災者の生活リズム、睡眠健康、心的外傷後ストレス障害に関する疫学的研究」（高知大学大学院総合人間自然科学研究科黒潮圏総合科学専攻）

【賞罰】

年　月　日	名称および内容	実　施　者
1995年12月25日	サンタクロース大賞	フェリシモ
1996年 8 月23日	厚生大臣 感謝状	厚生省
1996年11月	西神第6、19住宅自治会 感謝状	西神第6、19住宅自治会
1997年12月	国際ソロプチミスト神戸 表彰状	国際ソロプチミスト神戸
1997年	第51回社会賞	神戸新聞社
1999年 7 月11日	西神第7仮設住宅住民有志一同 感謝状	西神第7仮設住宅住民有志一同
2000年 3 月11日	神戸市西区長 感謝状	神戸市西区

2000年12月7日	神戸都市問題研究所宮崎賞・地域経営活動賞	神戸都市問題研究所
2002年9月6日	神戸市社会福祉協議会 感謝状（阪神高齢者・障害者支援ネットワークとして）	神戸市社会福祉協議会
2002年10月	社会ボランティア賞（阪神高齢者・障害者支援ネットワークとして）	ソロプチミスト日本財団
2004年	朝日社会福祉賞	朝日新聞社
2005年5月3日	兵庫県震災復興功労賞	兵庫県
2005年10月1日	井植文化賞〈社会福祉賞〉	井植記念会
2008年8月	日本災害看護学会功労賞	日本災害看護学会
2008年9月5日	防災功労者防災担当大臣表彰	内閣府
2009年6月21日	神戸市市政功労者表彰	神戸市
2010年7月6日	兵庫県看護功績賞	兵庫県
2011年11月8日	兵庫県社会賞	兵庫県
2013年6月5日	日本看護協会長表彰	日本看護協会
2014年9月18日	兵庫県知事 感謝状	兵庫県
2014年9月23日	兵庫県社会福祉協議会・ひょうごボランタリープラザ 感謝状	兵庫県社会福祉協議会
2016年1月8日	東京弁護士会人権賞	東京弁護士会

【学会ならびに社会活動等】

年　月	事　項
1996年6月～1999年12月	神戸市・市民のすまい再生懇談会 委員（ボランティア代表）
1997年4月～1999年3月	日本看護研究学会 本部世話人、近畿・北陸地方会世話人
1997年4月～2005年3月	兵庫県・生活復興県民ネット 企画委員
1998年11月～2014年9月24日	兵庫県介護保険審査会 委員
1999年3月～	日本死の臨床研究会 近畿支部世話人
1999年4月～2000年1月	（三重県）防災ボランティアコーディネーター養成検討委員会 委員
2000年1月～2002年3月	三重県准看護師試験問題作成委員
2000年4月～2003年3月	神戸市市民福祉調査委員
2001年10月～2004年3月	神戸地域ビジョン委員会 委員
2002年4月～	がん患者グループ「ゆずりは」代表

2002年 4 月〜	兵庫県・NPOと行政の協働会議 世話人
2002年 5 月〜	「あじさい会」事務局長（がん患者および家族へのサポート会：がん患者および家族へ情報提供し、電話相談を受ける24時間電話相談を実施）
2002年 6 月〜 2009年 3 月	日本看護管理学会 評議員
2002年 9 月〜 2009年 3 月	日本災害看護学会 評議員、監事（2008年3月〜）
2003年 2 月15日	日本死の臨床研究会近畿支部大会 大会長
2003年6月28、29日	第11回日本ホスピス・在宅ケア研究会全国大会in神戸 大会長
2003年 4 月〜 2006年 4 月	兵庫県・参画と協働推進委員会 委員
2003年 9 月〜 2004年 3 月	国連防災世界会議地元推進協力委員会 委員
2004年 1 月〜 2006年 3 月	三重県・さくら病院 顧問
2005年 8 月〜 2006年 3 月	内閣府・災害時要援護者の避難対策に関する検討会 委員
2005年 4 月〜	内閣府・防災ボランティア活動検討会 委員
2005年 4 月〜	日本災害看護学会 教育委員
2005年 8 月〜	災害福祉広域支援ネットワーク・サンダーバード 理事
2005年10月〜 2012年 3 月	兵庫県看護協会災害看護支援ネットワーク検討プロジェクト委員
2006年 2 月〜 2009年 3 月	神戸市・地域密着型サービス運営委員会 委員
2006年 4 月〜 2014年 9 月	災害救援ボランティア活動支援関係団体連絡会議 委員
2006年 6 月25日	第14回日本ホスピス・在宅ケア研究会全国大会in神戸 実行委員長
2006年12月〜	兵庫県・ひょうご対がん戦略会議 委員
2007年 4 月〜 2014年 9 月24日	ひょうごがん患者会連絡会 副会長、会長（2010年4月〜）
2008年 4 月〜	先端医療と市民の協働を考えるシンポジウム実行委員会 副委員長
2008年 4 月〜 2010年 3 月	兵庫県・いのちと生きがいプロジェクト企画委員会 委員
2008年 4 月〜	日本災害看護学会被災地先遣隊 委員
2008年 7 月〜 2010年 3 月	中国・北京師範大学災害復興プロジェクト 委員
2009年 2 月 8 日	日本看護管理学会近畿ブロック例会 責任者

2009年2月21、22日	日本死の臨床研究会近畿支部年次大会 大会長
2009年 4 月～	財団法人ひょうご震災記念21世紀研究機構 理事、評議員（2010年5月～）
2009年7月29日～	神戸市・市民福祉調査委員
2009年8月8、9日	日本災害看護学会第11回年次大会 大会長
2009年12月18日～	日本看護研究学会 評議員
2010年 3 月～	兵庫県・ひょうご対がん戦略会議「がん診療連携推進専門委員会」委員
2010年 4 月～	関西学院大学災害復興制度研究所 研究員
2010年 4 月～	日本災害看護学会用語集 検討委員
2010年6月6日～	がん患者団体支援機構 副理事長

●略歴

【学歴】

年　月	事　　項
1978年 3 月	武庫川高等看護学院 卒業
1990年	アメリカ・ニューヨークにてホスピス研修 修了
1991年	ホスピス・ホームケアワーカー養成講座 修了
1992年	アメリカ・ミシガン大学老年期セミナー 修了
1995年	オーストラリア・ホスピス研修 修了
2000年 3 月	佛教大学通信教育部社会福祉学科 中退
2013年 3 月	高知大学大学院総合人間自然科学研究科黒潮圏総合科学専攻（博士課程）修了
2013年 3 月	学位取得 博士（学術）

【職歴】

年　月	事　　項
1974年 4 月	兵庫医科大学附属病院看護部勤務
1984年 3 月	宝塚市立病院設立準備のため退職、同院看護部勤務
1989年	同院副総看護婦長
1995年 1 月	宝塚市健康推進部老人保健施設準備室（事業主幹）に異動するも阪神・淡路大震災（1995.1.17）で被災し、被災者支援活動を開始
1995年 7 月	被災者支援に専念するため宝塚市を退職。阪神高齢者・障害者ネットワーク立ち上げに参加。副代表を経て同NPO法人理事長